医学类本科生针灸临床选修课教材

针灸学

ZHENJIU XUE

（第二版）

主　编　李　宁　吕建琴
副主编　冯睿智　文　谦
编者（按拼音排序）
　　　　冯睿智　韩晓霞　李　宁　刘梦阅
　　　　鲁凌云　吕建琴　潘　慧　王成伟
　　　　王任杰　文　谦　徐　旭　杨　扬
　　　　赵　雨

U0251640

四川大学出版社

项目策划：梁　平　周　艳
责任编辑：周　艳
责任校对：谢　瑞
封面设计：墨创文化
责任印制：王　炜

图书在版编目（CIP）数据

　　针灸学 / 李宁，吕建琴主编 . — 2 版 . — 成都：
四川大学出版社，2021.3
　　ISBN 978-7-5614-9249-9

　　Ⅰ . ①针… Ⅱ . ①李… ②吕… Ⅲ . ①针灸学－高等
学校－教材 Ⅳ . ① R245

　　中国版本图书馆 CIP 数据核字（2021）第 042370 号

书名	针灸学（第二版）
主　　编	李　宁　吕建琴
出　　版	四川大学出版社
地　　址	成都市一环路南一段 24 号（610065）
发　　行	四川大学出版社
书　　号	ISBN 978-7-5614-9249-9
印前制作	四川胜翔数码印务设计有限公司
印　　刷	郫县犀浦印刷厂
成品尺寸	185mm×260mm
印　　张	13.5
字　　数	312 千字
版　　次	2021 年 3 月第 2 版
印　　次	2021 年 3 月第 1 次印刷
定　　价	39.00 元

◈ 读者邮购本书，请与本社发行科联系。
　电话：(028)85408408/(028)85401670/
　(028)86408023　邮政编码：610065
◈ 本社图书如有印装质量问题，请寄回出版社调换。
◈ 网址：http://press.scu.edu.cn

四川大学出版社
微信公众号

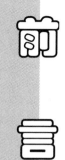

前言

　　由于指导认识现象的思维方式不同，医学领域形成了对身体认识的东西方不同观点，基于东方传统思维方式的针灸医学与养生健康医学是从中华传统文化思维角度出发认识身体，进而产生对身体认识的独特概念体系，如经络、腧穴等，并依此基础形成了独特的针灸操作治疗技术及养生保健方式，数千年来深受广大劳动人民的欢迎，对中华民族的繁衍昌盛作出了巨大的贡献。

　　2008年，在"以胜任力为导向、整合为策略"的医学课程综合改革中，为引导学生从哲学方法、中华文化、自然科学、中西比较、针灸医学现代研究进展等方面进行多元知识融汇，使学生能够生动、形象、客观、科学地了解针灸医学在防治疾病和保健养生中的特色、优势，促进学生由被动学习变为主动学习、思考和运用针灸学知识，我们开设了一个"针灸医学知识的补充教育专题讲座"，并由此产生了针灸学的选修课。在针灸学选修课程中，我们通过8个独立专题讲座介绍了针灸学的现代临床应用及作用机制的研究现状及研究方法，并在四川大学校编教材立项项目的支持下结合针灸学授课内容在2013年出版了与针灸学授课内容配套的针灸学教材。

　　这几年来针灸学的内容不断更新发展，而且在授课过程中发现越来越多的不同专业学生开始关注针灸与养生保健，为了让非医学专业的学生也能更好地进行针灸学与养生健康医学的学习，我们结合最新的研究进展，在保留原书部分内容基础上进行了部分授课内容的更新。

　　本教材的特点：①在原版的针灸学教材基础上适当修改了针灸与养生的顺序，增加了针灸学的相关基础知识内容，重点突出各种常见针灸与养生操作技术的运用介绍，以推动学生在实践运用中体会身体变化，进而提出研究问题。②将针灸学教材分为上、中、下三篇，上篇主要是介绍针灸学的相关基础知识，包含了临床常用的腧穴的概念和介绍，刺法、灸法、电针疗法、揿针等针灸临床常用方法的介绍。中篇主要介绍针灸在临床的具体运用，包含了针灸治疗总论及针灸在不同系统疾病中的具体运用。我们更改了教材中一些内容的顺序，将针灸与养生的内容放在下篇，作为针灸学教材的延伸。③用生命科学与循证医学的语言讲解针灸学的作用机制也是针灸医学未来发展的趋势，先进的理念与科学计算结合，高概念大数据真实世界研究为针灸医学推广提供了广阔的前景和澎湃的动力，受到国家重点研发计划（2017YFB1002303）课题的支持，本书在附录部分除特别摘录了一些关于针灸临床研究的循证方法以及针灸论文书写发表要求规范外，重点结合中医药尤其是中医针灸与真实世界大数据的发展介绍中医针灸与大数据研究的相关最新前沿内容。

本书由中西医结合科针灸专业 10 余位长期从事中医针灸临床、教学与科研工作的中青年专家集体编著。正是他们的辛勤努力，热心于西医院校中医学教学的改革，致力于教材编写的创新，为本书的更新出版打下了坚实的基础。也十分感谢我的研究生麦吉么吾甲、资刘、王雪玲、赫英、栗浩、胡航绮在本书的校对过程中付出的辛勤劳动。当然，由于综合院校的针灸学教育的特殊性以及编写人员经验、水平所限，本书所提供或阐述的思路与方法尚有不成熟的地方，期望读者提出指正意见，以便以后予以修订，使本书的质量不断提高，从而更好地适应综合院校临床医学的中医学教育教学改革与创新的需要。

李 宁

2020 年 6 月

目录

上篇　针灸学基础

中篇 针灸与临床

下篇 针灸与养生

上篇　针灸学基础

第一章 特定腧穴简介

一、腧穴概念的形成与发展

腧穴是人体脏腑经络气血出入的特殊部位，取穴是针灸临床治疗的关键环节之一，是针灸学理论与实践的重要组成部分，是中国古代医家通过长期观察，在内外联系的观念下，提出的一个有趣命题。考察历代流传下来的文献可以得知，在腧穴概念形成之前，古人对针灸部位并无详细记载，有刺灸脉者、有刺肉者、有刺筋者……故早期医家对"腧穴"的概念的认识是很宽泛的，往往不局限于一个固定的点，其定位也较笼统。随着长期深入的观察思考与实践经验的积累，对腧穴的描述越来越具体：《黄帝内经》称之为"节""会""气穴""气府"等；《素问·气府论》解释腧穴是"脉气所发"；《灵枢·九针十二原》说是"神气之所游行出入也，非皮肉筋骨也"；《针灸甲乙经》称之为"孔穴"；《太平圣惠方》又称之为"穴道"；《铜人腧穴针灸图经》统称之为"腧穴"；《神灸经纶》则称之为"穴位"。

随着越来越多实践与经验的积累——特别是近年来传统与现代、中医与西医知识的结合，人们越来越认识到，刺激同一个有效部位（穴位），其主治病证，更多地取决于针尖所及的位置，而不是体表的进针点，所以"腧穴"（穴位）的概念，正经历从平面到立体、从静态到动态的转变。换而言之，腧穴并不是孤立于体表的点，而是与深部组织器官有着密切联系、互相输通的特殊部位。"腧"通"输"，"穴"即是空隙的意思。且"输通"是双向的，从内通向外，反映病痛；从外通向内，接受刺激，防治疾病。从这个意义上说，腧穴又是疾病的反应点和治疗的刺激点。

因此，未来腧穴的发展不是发现越来越多的新穴、奇穴，而是发现同一穴位在不同层次、不同针刺方向时所表现的不同作用性质及其与疗效间的关系，更精确的针刺方向的研究正越来越受到重视。

二、腧穴分类

关于腧穴的分类，根据功能及其所属的经脉，可有多种不同的分类法，而最基本的分类则是分为"经穴""奇穴"与"阿是穴"三大类。

（一）经　穴

经穴又称十四经穴，是分布于十二经脉和任、督二脉上的腧穴，是全身腧穴的主要组成部分。腧穴归经后能够反映出腧穴与经脉的联系，便于临床按经辨证，循经取穴。目前经整理共有 361 个穴位归入十四经组成经穴。

（二）奇　穴

奇穴又称经外奇穴，是既有一定的穴名，又有明确的部位及治疗作用，但尚未归入十四经系统的腧穴。由于腧穴归经标准以《黄帝明堂经》记载内容为准，要求纳入归经的腧穴必须有"脉气所发"，即要求穴位主治与经络、藏象学说密切相关，且刺灸方法随不同部位表现出明显规律。而奇穴不能表现出上述特征，故目前有大量未归入十四经的经外奇穴存在。

（三）阿是穴

阿是穴又称压痛点。它既无具体的名称，又无固定的位置，是以压痛点或其他反应点作为腧穴用以治疗的。事实上，"阿是穴"是为弥合穴位与部位之间的缝隙而提出的一种概念，因为在临床上，刺穴与刺部各有其适用范围，有明确的边界，相互补充，而不是相互取代。

总之，腧穴虽有分类，但它们之间又是相互联系的，从而共同构成腧穴体系。

三、腧穴的特异性与针灸的特异性

腧穴主治是否具有特异性，是一个争论了几十年的热点问题。鉴于针灸疗效的产生取决于穴位、刺激方式及机体反应性三个因素，从穴位方面分析，取穴不准固然疗效不确，但若取穴正确，而"刺之不及其分"，也难以获得预期疗效；从刺激方式方面分析，目前针灸刺激手段多样，包括毫针、艾灸等，其各有所宜，如果治疗时机不适宜，即使选择了适宜的针具与刺激方法，也会明显影响疗效。此外，临床上还存在对于相同症状的患者取相同的腧穴，或有效或无效的情况，这与机体反应性和病情的不同有关。例如，合谷穴治疗普通牙痛有效，但对心肌梗死、心绞痛引起的牙痛就无效了。所以，对于同一穴位，不同的治疗时机，不同的刺激方式，不同的针刺层次，不同的刺激量与刺激时间，会产生不同的治疗效应。因此，目前学者多倾向于腧穴主治具有特异性的调节作用，但其存在一定的限定条件的观点。目前所指主治作用则是以普通针法，在适宜的治疗时机，以常规刺激量与刺激时间针灸单个腧穴，针对一般敏感程度的人体所产生的治疗作用。

经穴主治的经脉特异性迄今尚未获得明确的实验证据，只是在少数穴主治特异性研究上获得较多实验证据，如足阳明经上的足三里穴与胃、上巨虚穴与阑尾的特异性联系等。

此外，尽管腧穴的立体概念逐渐形成，但现阶段腧穴的特异性主治研究还多停留在最常用的层次（肌层）——毫针直刺的基础主治研究上，还难以在腧穴立体多层次及不同针刺角度与方向层面开展研究。至于同一腧穴在给予不同刺激形式的疗法时，疗效究竟有没有差异，以及有什么样的差异，也是未来针灸学亟待研究的一个重大课题。

四、特定穴

特定穴是指十四经上具有特殊治疗作用的腧穴。由于这类腧穴的分布和作用不同，因此各有其特定的名称和含义。

（一）五输穴

手足三阴三阳经在肘膝关节以下各有五个重要腧穴，分别为井穴、荥穴、输穴、经穴、合穴，统称五输穴。五输穴按井、荥、输、经、合的顺序，从四肢末端向肘膝方向依次排列，并有具体的含义。古代医家把在经脉中运行的经气，比作自然界的水流，以说明经气的出入和经过部位的深浅及其不同作用。如经气所出，像水的源头，称为"井"；经气所溜，像刚出的泉水微流，称为"荥"；经气所注，像水流由浅入深，称为"输"；经气所行，像水在通畅的河道中流过，称为"经"；最后经气充盛，由此深入，进而汇合于脏腑，恰像百川汇合入海，称为"合"。

（二）俞、募穴

俞穴是脏腑之气输注于背腰部的腧穴，募穴是脏腑之气汇聚于胸腹部的腧穴。它们分布于躯干部，与脏腑有密切关系。

（三）原、络穴

原穴是脏腑元气所过和留止的部位。十二经脉在腕或踝关节附近各有一个原穴，合称"十二原"。在六阳经上，原穴单独存在，排列在输穴之后；六阴经则以输代原，输穴即为原穴。络脉在由经脉别出的部位各有一个腧穴，称为络穴。络脉由正经别出，网络于周身，因此络穴具有联络表里两经的作用。十二经脉的络穴皆位于四肢肘膝关节以下，加之任脉络穴（鸠尾）位于腹，督脉络穴（长强）位于尾骶部，脾之大络（大包）位于胸胁部，共十五穴，故称"十五络穴"。

（四）郄　穴

"郄"作空隙之解，郄穴是各经经气深聚的部位。十二经脉及阴阳跷脉、阴阳维脉各有一个郄穴，共有十六个郄穴。多分布于四肢肘膝关节以下。

（五）下合穴

下合穴又称六腑下合穴，是六腑经脉下合于下肢三阳经的六个腧穴。下合穴治六腑疾病卓有奇效，主要分布于下肢膝关节附近。

（六）八会穴

八会穴，是指脏、腑、气、血、筋、脉、骨、髓所汇集的八个腧穴，分布于躯干部和四肢部。

（七）八脉交会穴

奇经八脉与十二正经脉气相通的八个腧穴称为八脉交会穴，又叫交经八会，这八个穴位主要分布于肘膝关节以下。

五、部分腧穴介绍

本部分介绍的腧穴主要来源于《针灸大全》记载的《千金十一穴》针灸歌赋中的内容，重点介绍歌赋中的十一个临床常用腧穴的定位、类属、适应证（附临床应用举例）及操作等内容。

《千金十一穴》针灸歌赋全文："三里、内庭穴，肚腹中妙诀；曲池与合谷，头面病可彻；腰背痛相连，委中、昆仑穴；胸项如有痛，后溪并列缺；环跳与阳陵，膝前兼腋胁。可补即留久，当泻即疏泄。三百六十名，十一千金穴。"

（一）足三里 ［ Zusanli（ST36），出《素问》《灵枢》］

1. 定 位

（1）部位：在小腿前侧，犊鼻下 3 寸，犊鼻与解溪连线上（图 1-1）。

（2）取穴：垂膝正坐，或仰卧，犊鼻下 3 寸，在胫骨前肌上取之。

2. 类 属

足阳明胃经经穴，五输穴之合穴。

3. 适应证

古云："三里功多数不清"，临床上主治脾胃、肠病。用于胃脘痛、呕吐、呃逆、腹胀、腹痛、肠鸣、泄泻、便秘、脚膝肿痛、虚劳诸症。可作强壮保健穴，常用于保健灸。为胃大部切除术、胆囊切除术、阑尾切除术等腹部手术的针麻用穴。

临床运用举例：

（1）治腹暴胀，按之不下，针足阳明经三里二穴。（《针经摘英集》）

（2）肚腹三里留。（《四总穴歌》）

（3）耳内蝉鸣腰欲折，膝下明存三里穴。（《席弘赋》）

（4）身重肿，坐不欲起，风劳脚痛，灸三里五十壮，针入五分补之。（《千金翼方》）

（5）忽然气喘攻心肋，三里泻之须用心。（《针灸玉龙歌》）

（6）电针足三里穴可以调节功能性胃肠疾病患者胃电节律紊乱，改善胃排空障碍。［胃肠病学和肝病学杂志，2008，17（7）：561-562，565］

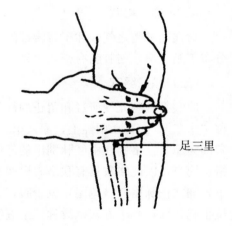

图 1-1 足三里穴定位

（7）中风后遗症：取足三里、下巨虚，针灸疗法。[陕西中医，1993，14（10）：465]

（8）针刺足三里穴对胆固醇、三酰甘油（甘油三酯）、β脂蛋白均有明显下降作用。[新中医，1993，25（11）：33-34]

（9）应用辣椒素贴剂刺激足三里穴对腹式全子宫切除术后有镇痛作用。[Anesthesia & Analgesia，2006，103（3）：709-713]

（10）电针刺激足三里、支沟穴可以有效缓解粘连性肠梗阻患者的临床症状。[中国针灸，2012，32（11）：961-965]

4. 操 作

直刺 1.0~2.0 寸。

（二）内庭 [**Neiting（ST44），出《灵枢》**]

1. 定 位

（1）部位：在足背第 2、3 趾间，趾蹼缘后方赤白肉际处（图 1-2）。

（2）取穴：当第 2 跖趾关节前外方凹陷中取之。

2. 类 属

足阳明胃经经穴，五输穴之荥穴。

3. 适应证

临床上主治头面、胃肠病证。常用于齿痛，咽喉肿痛，鼻出血，口眼歪斜；腹胀，食欲缺乏，泄泻；足背肿痛；发热。

临床运用举例：

（1）腹痛而胀，夺内庭以休迟。（《通玄指要赋》）

（2）小腹胀满气攻心，内庭二穴刺须真。（《针灸玉龙歌》）

（3）治牙痛，刺手阳明经合谷二穴，在手大指次指岐骨间陷中，针入三分。次阳明经内庭穴。在足大指次指外间陷中，如虫食疼者。（《针经摘英集》）

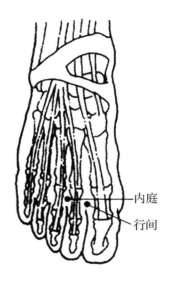

图 1-2 内庭穴定位

（4）一切气逆气喘，肠鸣走注攻心：灸膻中，刺大陵、足三里，俱泻之，内庭、气海。（《针灸集要·盘石金直刺秘传》）

（5）小儿疟久不愈者，灸足大指次指外间陷者中各一壮，炷如小麦大，内庭穴也。（《太平圣惠方·明堂》）

（6）化脓性牙周炎：合谷穴、颊车穴、内庭穴，针刺治疗。[上海针灸杂志，1987，6（3）：47]

（7）神经性呕吐：针灸内关、内庭穴治疗。[贵阳中医学院学报，1999，21（4）：31]

（8）小儿吐乳症：针刺内庭穴。[针灸学报，1992，8（5）：40]

（9）减肥：改善胃肠实热型单纯性肥胖患者过旺的食欲，减少食物摄入，内庭穴针

刺。（钱鑫，广州中医药大学，2011 年硕士论文）

（10）磨牙症：内庭穴针刺。[中国针灸，2004，24（8）：536]

4. 操 作

直刺 0.3~0.5 寸。

（三）曲池 [Quchi（LI11），出《灵枢》]

1. 定 位

（1）部位：在肘区，尺泽与肱骨外上髁连线的中点处（图 1-3）。

（2）取穴：90°屈肘，肘横纹外侧端外凹陷中。

2. 类 属

手阳明大肠经经穴，五输穴之合穴。

3. 适应证

临床上主治口齿部、咽部病证，是治疗皮肤病证的要穴。常用于手臂痛，上肢不遂；湿疹，瘾疹；咽喉肿痛，牙痛，目疾；发热。

临床运用举例：

（1）两肘拘挛，刺曲池，疼泻麻补。（《针灸集要·盘石金直刺秘传》）

（2）治绕踝风，刺手阳明经，曲池二穴。（《针经摘英集》）

（3）瘾疹，灸曲池二穴，随年壮，神良。（《千金翼方·卷二十八》）

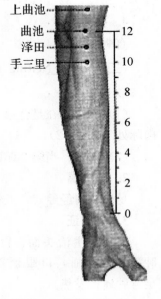

图 1-3 曲池穴定位

（4）腰背若患挛急风，曲池一寸五分攻。（《肘后歌》）

（5）忽中风，语言謇塞，半身不遂，宜于七处一齐下火，灸三壮。如风在左灸右，在右灸左：一百会、二耳前发际、三肩井、四风市、五三里、六绝骨、七曲池。右件七穴，神效极多，不能具录，无不获愈。（《太平圣惠方·明堂》）

（6）复发性口疮：曲池穴、足三里穴。[上海中医药杂志，1985（8）：34]

（7）肩周炎：肩髃穴、曲池穴。[四川中医，1987，5（7）：44]

（8）痤疮：合谷穴、曲池穴。[新中医，1986，18（5）：36-37]

（9）原发性高血压：电针曲池穴。[中华物理医学与康复杂志，2009，31（2）：114-116]

（10）慢性荨麻疹：针刺双侧曲池穴。[上海针灸杂志，2005，24（8）：44-45]

4. 操 作

直刺 0.8~1.5 寸，可灸。

（四）合谷 ［**Hegu（LI4），出《灵枢》**］

1. 定　位

（1）部位：在手背，第2掌骨桡侧的中点处（图
1-4）。

（2）取穴：在第1、2掌骨之间，约当第2掌骨之
中点处取之。

2. 类　属

手阳明大肠经经穴，原穴。

3. 适应证

临床上主治口面部、咽部病证。常用于齿痛，目
赤肿痛，鼻出血，咽喉肿痛，口眼歪斜，头痛，耳聋；
中风失语，上肢不遂；恶寒发热，无汗，多汗；痛经，
闭经，难产；亦作为拔牙术、甲状腺手术等多种五官
及颈部手术针刺麻醉常用穴。

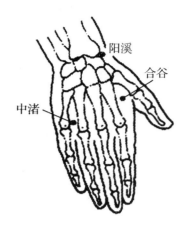

图1-4　合谷穴定位

临床运用举例：

（1）若遇头面诸般疾，一针合谷妙通神。（《针灸玉龙歌》）

（2）治腰脊内引痛，不得屈伸，近上痛者，刺手阳明经合谷二穴。（《针经摘英集》）

（3）耳聋气闭无闻，盖肾经虚败，攻于两耳，闭塞虚鸣如锣声，如蝉鸣，如热报
叫：泻合谷、足三里。（《针灸集要·盘石金直刺秘传》）

（4）手拳背急不能握物：刺合谷，痛则泻之，麻则补之。（《针灸集要·盘石金直刺
秘传》）

（5）徐文伯针刺堕胎：泻足三阴交，补手阳明合谷，应针而落。（《铜人腧穴针灸图
经》）

（6）难产：针补双侧合谷穴、泻双侧三阴交穴，有加强宫缩、催产的作用。［四川
中医，2002，20（7）：75-76］

（7）面肌痉挛：风池穴，合谷穴，温针疗法。［中国针灸，1988，8（5）：22］

（8）牙痛：针合谷。［上海针灸杂志，2006，25（8）：33-34］

（9）术后呃逆：指压眶上神经、合谷穴。［护理研究，1991（4）：9-10］

（10）顽固性鼻出血：双侧合谷穴注射酚磺乙胺（止血敏）。［青海医药杂志，2006，
36（5）：48］

4. 操　作

直刺0.5～1.0寸。

（五）委中 ［**Weizhong（BL40），出《灵枢》**］

1. 定　位

（1）部位：在膝后区，腘横纹中点（图1-5）。

（2）取穴：当腘窝横纹中央，于股二头肌腱与半腱肌腱之间，俯卧取之。

2. 类 属

足太阳膀胱经经穴，五输穴之合穴。

3. 适应证

临床上主治腰腿、前阴病证。常用于腰背痛，下肢痿痹；小腹痛，小便不利，遗尿。

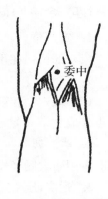

图 1-5　委中穴定位

临床运用举例：

（1）腰腿疼，在委中而已矣。《通玄指要赋》

（2）腰背委中求。《四总穴歌》

（3）腰软如何去得根？神妙委中立见效。《肘后歌》

（4）乳痈：刺少泽泻之、委中出血。《针灸集要·盘石金直刺秘传》

（5）欲吐利而烦躁者，多有痧毒，世俗以刺括委中穴。《伤寒治例》

（6）软组织损伤性膝关节骨关节炎：委中穴刺血拔罐治疗。［中医临床研究，2012（15）：561-565］

（7）腰痛不适症状：委中穴针刺拔罐。［针刺研究，1998，23（3）：214］

（8）顽固性产后尿潴留：秩边配委中针刺治疗。［针灸临床杂志，2000，16（3）：57］

（9）急性膝关节疼痛：悬灸委中穴。［上海针灸杂志，2012，31（2）：114-115］

（10）无症状腰椎间盘突出伴骶管囊肿：委中穴刺血拔罐治疗。［中国中医骨伤杂志，2010，18（8）：43-44］

4. 操 作

直刺 0.5～1.0 寸。勿损伤血管、神经。

（六）昆仑［Kunlun（BL60），出《灵枢》］

1. 定 位

（1）部位：在踝区，外踝尖与跟腱之间的凹陷中（图1-6）。

（2）取穴：以指按取外踝尖后，在外踝与跟腱之中央凹陷部取之。

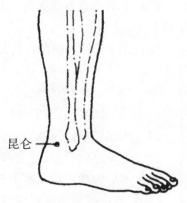

昆仑

图 1-6　昆仑穴定位

2. 类 属

足太阳膀胱经经穴，五输穴之经穴。

3. 适应证

临床上主治头项及腰腿病证。常用于头痛，目痛；颈项强痛，腰痛，足踝肿痛。

临床运用举例：

（1）治两腰腿痛拘挛。《窦太师秘传》

（2）腰痛不可忍，针昆仑及刺委中出血。（《素问病机气宜保命集》）

（3）肾虚腰痛，灸而不已者：灸肾俞二七壮，补之，刺委中，未愈，刺昆仑。（《针灸集成·盘石金直刺秘传》）

（4）治中风，转筋拘急，行步无力疼痛。昆仑二穴，针五分，灸三壮。（《乾坤生意·下卷》）

（5）肩背胛痛：昆仑，悬钟，肩井。（《医学纲目》）

（6）急性腰扭伤：后溪穴、昆仑穴，针刺治疗。[湖北中医杂志，1986（2）：43]

（7）眉棱骨痛：昆仑穴针刺治疗。[中国针灸，1986，6（3）：41]

（8）落枕：针刺昆仑穴。[中医外治杂志，2003（3）：26－27]

（9）减轻女性分娩时的疼痛：针刺昆仑穴。[上海针灸杂志，2010，29（5）：309－310]

（10）主治头痛，目眩，项强，鼻出血，肩背腰腿痛，足跟肿痛，难产，痫证。（《中国针灸学》）

4. 操　作

直刺 0.5～0.8 寸。

（七）后溪［Houxi（SI3），出《灵枢》］

1. 定　位

（1）部位：第5掌指关节尺侧近端赤白肉际凹陷中（图1－7）。

（2）取穴：半握拳，远侧掌横纹头（尺侧）赤白肉际处。

2. 类　属

手太阳小肠经经穴，五输穴之输穴，八脉交会穴。

3. 适应证

临床上主治头项部、肩部病证。常用于头痛，颈项强痛，耳聋，目赤；肘臂痛。

临床运用举例：

（1）小肠疝痛，五痫，癫狂不识前后。（《针方六集·卷五》）

（2）头风，后溪、京骨。（《医学纲目·卷十五》）

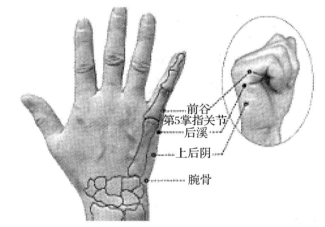

前谷
第5掌指关节
后溪
上后阴
腕骨

图1－7　后溪穴定位

（3）心性呆痴，灸神门、后溪泻之。（《针灸集要·盘石金直刺秘传》）

（4）时行疟疾最难禁，穴法由来未审明，若把后溪穴寻得，多加艾火即时轻。（《针灸玉龙歌》）

（5）治耳聋，胸满，颈项强不得回顾，癫疾，臂肘挛急。（《铜人腧穴针灸图经》）

（6）头项强痛，颈椎骨质增生，均可独刺后溪穴治疗。[针灸临床杂志，1994，14（8）：45]

（7）冈上肌腱钙化症，针刺后溪加手法治疗。[中国针灸，2002，22（1）：6]

（8）漏肩风，病在太阳经，天宗、臑俞配养老、后溪。[上海针灸杂志，1983（3）：27]

（9）面肌抽搐：针刺后溪。[针刺研究，1999，24（2）：90-93]

（10）急性腰扭伤：电针后溪穴。[中华中西医学杂志，2005（12）：19-20]

4. 操 作

直刺 0.5～1.0 寸。

（八）列缺 [Lieque（LU7），出《灵枢》]

1. 定 位

（1）部位：在桡骨茎突上方，腕横纹上 1.5 寸（图 1-8）。

（2）取穴：当拇短伸肌腱与拇长展肌腱之间，于拇长展肌腱沟的凹陷中取穴。

2. 类 属

手太阴肺经经穴，络穴，八脉交会穴。

3. 适应证

临床上主治肺部、局部及头项病证。常用于咳嗽、气喘；半身不遂，手腕无力或疼痛；头痛，颈项强痛，齿痛。

临床运用举例：

（1）伤风，暴咳嗽，吐痰涎：泻列缺、膻中。（《针灸集要·盘石金直刺秘传》）

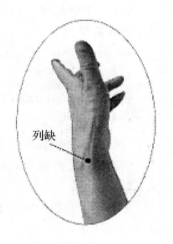

列缺

图 1-8 列缺穴定位

（2）咳嗽呕吐治无因，大便闭涩又难通，诸方求药难痊疴，公孙列缺效神功。（《琼瑶神书·卷三》）

（3）男子阴中疼痛，尿血精出，灸列缺五十壮。（《千金要方·卷十九》）

（4）气刺两乳求太渊，未应之时针列缺。（《席弘赋》）

（5）如头痛先刺列缺，后泻太渊。（《针灸集书·卷上》）

（6）排尿困难：取百会穴和双侧列缺穴。[中国针灸，1999（11）：680]

（7）虚寒性痛经：针刺双侧列缺穴。[北京中医药大学学报，1994，17（1）：32]

（8）遗精：取单侧列缺穴，逆经脉循行方向平刺入穴位，以局部产生酸麻胀感为度。[中医药信息，2001，18（4）：44]

（9）血管性头痛：取患侧列缺穴，针尖向肘部方向，与皮肤呈 15°角刺入皮下，放平针身。[上海针灸杂志，1999，18（3）：47]

（10）颈性眩晕：取双侧列缺穴，针尖朝向肘部方向斜刺入 0.5～1.0 寸。[针灸临床杂志，1999，15（5）：44]

4. 操 作

沿拇长展肌腱沟向肘侧或腕侧斜刺或平刺。

（九）环跳［Huantiao（GB30），出《黄帝明堂经》］

1. 定 位

（1）部位：在臀区，股骨大转子最凸点与骶管裂孔连线上中外1/3交汇处（图1-9）。

（2）取穴：侧卧，下腿伸直，上腿屈髋屈膝，当股骨大转子最凸点与骶管裂孔连线的外1/3与内2/3交点处取穴。

2. 类 属

足少阳胆经经穴，足少阳、足太阳之交会穴。

3. 适应证

临床上主治腰腿部病证。常用于腰胯痛，下肢痿痹、麻木，半身不遂。

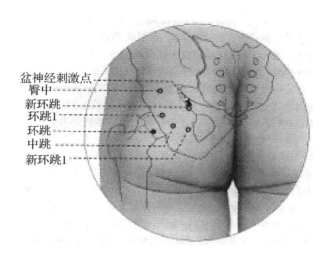

盆神经刺激点
臀中
新环跳
环跳1
环跳
中跳
新环跳1

图1-9 环跳穴定位

临床运用举例：

（1）治腿疼，脚叉风，腰弱无力，补泻，泻多。（《窦太师针经》）

（2）主冷痹，风湿，偏风半身不遂，腰胯疼痛，岐伯云：主睡卧伸缩、回转不得也。（《太平圣惠方·明堂》）

（3）主胸胁痛无常处。（《千金要方·卷三十》）

（4）主治腰胯疼痛，半身不遂，下肢痿痹。（《针灸学》6版）

（5）坐骨神经痛：取环跳为主穴治疗。［宁夏医学院学报，2001，23（6）：460］

（6）腰椎间盘突出症：大肠俞、环跳穴，针刺、推拿治疗。［中国针灸，1987（3）：21］

（7）急性腰脊软组织损伤：环跳穴针灸治疗。［中医研究，1993，6（3）：35-36］

（8）偏瘫：环跳、足三里、肩髃，针刺治疗。［陕西中医，1991，12（10）：469］

（9）股骨头缺血性坏死：环跳穴，针刺改善症状。［河北中医，2011，33（2）：310-312］

（10）针刺环跳穴治疗膝关节骨关节炎。（山东中医药大学，2009年硕士研究生论文）

4. 操 作

患者取侧卧位，直刺1.5~3.0寸，使针感至足，通过针尖细微的调整，控制针感，使其分别沿大腿外侧、后侧、前外侧传导，以治疗不同部位疼痛。不宜反复、大幅度用针直接捣刺坐骨神经干。

（十）阳陵泉［Yanglingquan（BL34），出《灵枢》］

1. 定 位

（1）部位：在小腿外侧，腓骨头前下方凹陷中（图 1-10）。

（2）取穴：屈膝，于膝外腓骨小头前下端凹陷中取之。

2. 类 属

足少阳胆经经穴，五输穴之合穴。

3. 适应证

临床上主治胆、胁部病证。常用于胁痛，口苦，呕吐，吞酸；膝肿痛，下肢痿痹及麻木。

临床运用举例：

（1）主善太息，口苦，呕宿汁，心下澹澹，恐如人将捕之，溢中阶阶然，数唾。胁下支满，呕吐逆。髀痹引膝股外廉痛，不仁，筋急。（《黄帝明堂经》）

（2）治膝伸不得屈，冷痹，脚不仁，偏风半身不遂，脚冷无血色。（《铜人腧穴针灸图经》）

（3）中风半身不遂瘫痪，疼痛麻木，不遂：针合谷、手三里、曲池、肩井、环跳、血海、阳陵泉、阴陵泉、足三里、绝骨、居髎。（《针灸集要·盘石金直刺秘传》）

（4）遗尿失禁：阴陵泉、阳陵泉二寸半、大敦七壮。（《医学纲目》）

（5）最是阳陵泉一穴，膝间疼痛用针烧。（《席弘赋》）

（6）肩周炎：活动状态下针刺阳陵泉治疗。［成都中医药大学学报，1997，20（3）：36］

（7）腓总神经损伤：环跳穴、阳陵泉穴，针灸疗法。［上海针灸杂志，1986（4）：18］

（8）带状疱疹：合谷穴、阳陵泉穴、支沟穴，针刺治疗。［上海针灸杂志，1985（4）：6］

（9）外踝关节扭伤：针刺阳陵泉治疗。［中国针灸，2006，26（8）：709-713］

（10）腓肠肌痉挛：针刺阳陵泉治疗。［中国中医药信息杂志，2009，16（8）：16-18］

4. 操 作

直刺 1.0～1.5 寸，不宜大幅度提插、捻转。避免刺中胫前动、静脉。

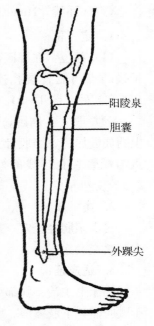

图 1-10 阳陵泉穴定位

阳陵泉
胆囊
外踝尖

 附

腧穴现代研究进展

腧穴现代研究主要指研究者应用现代科学技术，从腧穴的形态结构、生物理化特性、病理反应、刺激效应、治疗效应等方面进行研究。其中，腧穴形态结构研究是指对腧穴的形态和结构进行的研究。与非腧穴部位比较，腧穴在形态结构上具有表皮薄、感受器密集、血管和淋巴管丰富等特点，而肌梭、结缔组织可能是腧穴效应的特异性结构基础。目前一般认为腧穴是由密集神经末梢支配的易兴奋的皮肤/肌肉－神经复合体构成，不同腧穴的神经传输途径存在特定的节段性或区域性联系。

一、腧穴形态结构的特异性

腧穴在组织形态上主要与神经、血管、淋巴管、肌肉、肌腱、结缔组织等关系密切，但不同腧穴的组织结构并不完全相同，既有以单一组织为主的结构，也有以几种组织混合为主的结构。

（一）神经系统与腧穴

关于腧穴处的形态结构，研究人员的观点各不相同。有学者通过大体解剖等研究方法发现，大多数腧穴位于神经分支周围，在以针感点为中心的 1.5 mm 半径范围内观察到除肌纤维和结缔组织外，还包括粗细不等的有髓与无髓小神经束，神经干、支和游离神经末梢三者与针感传递方向呈平行关系。有学者通过剥离神经细束的单纤维记录和伊文氏蓝渗出的方法记录大鼠小腿及足部皮肤、胫骨前肌、股直肌的感受野，绘制感受野分布图谱，并与经典的穴位图谱进行比较，从而研究肌肉感受器的分布与穴位的关系，以及覆盖穴位和经脉的皮肤区的传入神经分布与肌肉性穴位点的关系。研究结果表明，穴区的传入神经末梢密度显著高于非穴区，重点穴位神经末梢最为密集，神经末梢密集带沿着经脉的走向分布；穴位刺激可特异性地诱发同经穴位的肌电反射性传出活动。因此得出"穴位"是具有密集神经末梢支配的易兴奋的皮肤/肌肉－神经复合体这一结论。

（二）结缔组织与腧穴

有关结缔组织与腧穴的关系，近年来研究报道逐渐增多。有学者通过研究国标人体14 条经脉 361 个腧穴的有效进针部位和手法，发现人体腧穴的有效针刺部位均位于筋膜的不同层次，其中位于肌间隔和肌间隙结缔组织者最多，其次是真皮致密结缔组织层和皮下疏松结缔组织层，少数位于肌肉表面疏松结缔组织（深筋膜）以及内脏器官门、被膜和内部间隔结缔组织。有学者通过超声图像比较了手臂上多条经脉上的多个腧穴与旁开对照点，发现 80% 以上的腧穴和 50% 以上的经脉与肌肉内或肌肉间的结缔组织有对应关系。又因结缔组织是遍布周身的一个网络体系，而腧穴大多分布于肌肉之间或肌肉骨骼之间的结缔组织层，所以针刺腧穴时，结缔组织的扭曲可引起相应的细胞和神经末梢的反应。

二、腧穴的层次解剖结构

掌握腧穴的层次解剖结构，可预防针刺意外的发生。有学者采用层次解剖方法，研究天突穴的解剖结构和针刺深度与角度，结果显示天突穴的解剖结构由浅入深依次是皮肤，浅筋膜，颈深筋膜浅层，左、右胸锁乳突肌起端之间，胸骨颈静脉切迹上方，左、右胸骨舌骨肌之间，胸骨甲状肌，气管前间隙，胸腺，胸膜前界与肺的前缘。向下直刺的平均危险深度为 22.5 mm。为了保证安全，天突穴针刺的深度应控制在 13 mm 内。另有学者发现睛明穴直刺进针，针尖穿过的结构依次为皮肤、皮下组织、睑内侧韧带、内直肌、眶脂体。针体上方有眼动脉、筛前动脉及伴行的鼻睫神经通过。

三、腧穴的效应特异性

关于腧穴效应特异性的研究，现阶段多为动物实验研究。其中有单纯对异经或同经不同腧穴效应的观察，也有对特异性效应产生机制或作用环节的探讨。从涉及的病种来看，包括了疼痛、呼吸、心血管、内分泌、消化、神经精神方面的多种疾病。内容包括对腧穴与非腧穴、本经与异经腧穴、同经不同腧穴的比较研究。

腧穴相对于非腧穴的效应特异性研究：有研究发现，针刺大鼠足三里穴与针刺旁开的假穴相比，其镇痛效应有显著差异。有人探讨针刺肺俞穴与非经非穴点对肺功能的影响发现，肺俞穴能提高各项肺功能指标而非经非穴点无此作用。从基因转录水平分析针刺腧穴与非腧穴的差异发现，针刺腧穴可引起某些基因表达的增强，非腧穴则没有明显的变化，而是引起一定的应激反应。

不同经脉腧穴的效应特异性研究：传统经络理论认为，不同经脉由于其循行路线的不同，所联系的脏腑组织器官不同，故不同经脉的穴位其功效亦不同。有研究观察电针不同经脉穴位（三阴交、内关、合谷或三阴交配合谷）对怀孕大鼠子宫肌电异常改变的影响，以分析穴位效应的特异性，结果表明电针不同穴位对于异常的子宫肌电具有不同的调节作用。这一结果与传统针灸临床所认为的三阴交、合谷配合能特异性地干预子宫活动的说法相对应。艾灸健康人不同穴位后发现，背部肺俞穴可提高用力肺活量，而百会穴及神阙穴则无此作用，提示肺俞穴可能对治疗呼吸系统疾病具有特异效应；对照观察刺激内关穴与足三里穴对心血管系统的效应，发现内关穴对心血管系统有特异性的生理效应及治疗作用；足三阳经穴位中，针刺胃经组对家兔的胃黏膜防护作用最强；将 3 种荧光素分别注入心经穴位、肺经穴位和心脏，观察第六颈椎至第五胸椎（$C_6 \sim T_5$）节段脊神经节中标记细胞的分布，显示出左右两侧标记心经穴位的双标细胞平均数均高于标记肺经穴位与心脏的双标细胞，这一结果说明了经脉与相关脏器的神经形态学基础，也为不同经脉腧穴的效应特异性提供了部分理论依据。以上研究均证实了腧穴效应的特异性。

同经上不同腧穴的效应特异性研究：传统针灸理论认为，同一经脉上的穴位亦有效应的特异性。有实验观察电针针刺足三里和上巨虚调节胃活动的功效和机制，结果显示，足三里穴、上巨虚穴、非穴点对胃电改变存在明显差异。通过对胃经上不同穴位对胃运动影响的研究也发现，同经不同穴有效应上的差异。以上实验均提示，同一经脉的穴位对相关脏腑的影响具有相对的特异性。

脑功能成像技术对腧穴效应特异性的研究：目前常用于研究经穴效应特异性的脑功能成像技术主要有脑功能磁共振成像、正电子发射计算机断层显像、单光子发射计算机断层显像等。诸多以脑功能成像方式研究针刺穴位的研究结果提示，刺激穴位引起的脑内应答具有一定的特异性。目前，对穴位相对于非穴位的脑功能应答的研究，得到的结果不尽一致。有研究认为，非穴位与经穴相比，激发的脑区反应差异很大，如利用脑功能磁共振成像观察针刺至阴、通谷等穴与用 8 Hz 闪烁光直接刺激眼部对枕叶视皮质区的激活作用，发现二者作用极为相似，而针刺相应穴位旁 2~5 cm 的非穴位，则无此效应。相反，有实验发现针刺右侧足三里穴能引出 13 个脑功能区，其中 10 个脑功能区与假穴组相同，而颞叶似乎是针刺穴位的特异性激活区。另外一些研究认为，经穴与非穴位在针刺时获得的脑内激活区大致相同，而在行针得气时差异较大。分析针刺不同经脉穴位的脑功能成像可以看出，不同经脉穴位的起效机制不同。例如，有研究以电针刺激新西兰白兔的"足三里"5 分钟后，可见海马区的激活，而电针"阳陵泉"则引起下丘脑、岛叶、运动皮质的激活，这表明不同穴位有其各自相应的脑联系。比较针刺手阳明大肠经经穴合谷与足厥阴肝经经穴太冲的脑功能磁共振成像发现，针刺合谷穴可以诱导额叶和枕叶脑组织血流量和血流容积增加，针刺太冲穴可以诱导颞叶脑组织血流量和血流容积增加。这表明针刺不同经脉穴位引起脑区功能变化有一定的特异性。

由于应用脑功能成像技术研究经穴效应特异性仍处于起步阶段，研究目的分散，尚未形成有规模的研究格局，且各家的实验设计、参数设置、数据采集时段等均无统一标准，因此尚难形成可靠的规律性结论。

总之，近年来致力于腧穴与非腧穴效应特异性的研究得出的结论是，腧穴相对于非腧穴是有特异性效应的。

最后，由于形态学研究工作没有发现腧穴区域具有独立于已知神经、血管、淋巴以外的特异性组织结构，多数学者又注意到在腧穴处从皮肤到筋膜、肌肉的各层组织结构中都有丰富的神经束、神经丛、神经末梢与感受器、血管、淋巴管和肥大细胞的分布，因而把腧穴的结构与组织中的个别结构联系起来思考和推理。

参考文献

［1］罗永芬. 腧穴学［M］. 上海：上海科学技术出版社，2009.
［2］黄龙祥，黄幼民. 针灸腧穴通考——《中华针灸穴典》研究［M］. 北京：人民卫生出版社，2011.
［3］王德深. 中国针灸穴位通鉴［M］. 青岛：青岛出版社，1994.
［4］刘清国，胡玲. 经络腧穴学［M］. 北京：中国中医药出版社，2012.

（王任杰　吕建琴　冯睿智）

第二章 针法临床运用简介

第一节 耳针疗法

耳针疗法，是指在经络腧穴理论指导下，通过望耳、触耳对某些疾病进行辅助诊断，并以毫针、皮内针、艾灸、激光照射等方式对耳廓特定穴位（部位）进行刺激以防治疾病的一种手段，是针灸医学的重要组成部分。

耳针疗法在我国有悠久的历史，传统中医学认为，耳不是一个孤立的器官，它与全身经络有密切关系。我国最早的医学专著《黄帝内经》中《灵枢·邪气脏腑病形》记载："十二经脉，三百六十五络，其血气皆上于面而走空窍……其别气走于耳而为听"，《灵枢·口问》说："耳为宗脉之所聚"，就是说十二经脉和所属的三百六十五个腧穴，它们的血气都上行渗灌于头部的五官、七窍及脑髓，其中别行的血气并灌注于耳部，使耳能有听声音的功能。《灵枢·经脉》中更具体地记载了十二经脉在耳的分布：足太阳经的分支到耳上角；足阳明经上耳前；足少阳经下耳后，分支到耳后，出耳前；手太阳经入耳中；手阳明经的别络入耳中；手少阳经联系耳后，出耳上角，分支入耳中。这样，手足三阳经都联系到耳部，阴经则通过其别支（经别）合于阳经而与耳部相通，如手厥阴经的别支出耳后，合于手少阳经等。《素问·缪刺论》中还记载："手足少阴、太阴、足阳明之络，此五络皆会于耳中"。在奇经方面，有阴阳跷脉并入耳后，阳维脉循头入耳。其次，耳部与人体五脏六腑有紧密相关性，《灵枢·脉度》记载"肾气通于耳"，《素问·金匮真言论》言"（心）开窍于耳"，《素问·玉机真脏论》指出"（脾）不及，则令人九窍（指五官七窍加前后阴）不通"，《通评虚实论》载述"头痛、耳鸣、九窍不利，肠胃之所生也"，《灵枢·海论》说"髓海不足，则脑转耳鸣"，《杂病源流犀烛》记载"肺主气，一身之气贯于耳"。上述文献记录说明耳部与人体经络、五脏六腑均有密切联系，这些联系为耳针疗法的产生、发展奠定了理论基础。

一、耳穴定位和主治病证

耳穴是指耳廓上一些特定的刺激点。法国医学博士、外科医师 Nogier 于 20 世纪 50 年代中期首先提出了形如胚胎倒影的耳穴图，并提出 42 个耳穴点。该研究于 1958 年被翻译介绍至大陆，通过和传统的中国耳针疗法互相筛选、补充，并进行了反复的验证后，逐步形成了我国独具特色的耳针学体系。为了便于国际学术研究交流，世界卫生组织委托我国针灸学会耳针学组将耳穴进行归纳整理，制定了《耳穴名称与部位的国家标准方案》。

一般而言，耳穴在耳廓上的分布是有一定的规律可循的。耳舟相当于上肢；对耳轮部下当于躯干；对耳轮下脚相当于髋臀部；对耳轮上脚相当于下肢；三角窝代表盆腔；耳轮脚代表横膈，它将耳甲一分为二，耳甲腔代表胸腔，耳甲艇代表腹腔；围绕着耳轮脚一圈的是消化道；耳屏代表鼻咽部；对耳屏和耳垂代表头面部。

耳穴定位及主治病证参见图 2-1 及表 2-1。

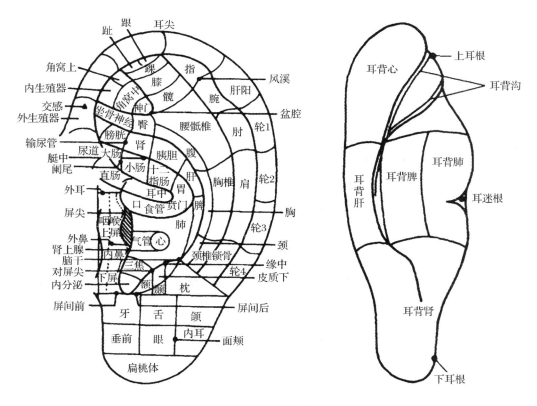

图 2-1　耳穴图

表 2-1　耳穴定位及主治病证参考表

解剖名称	耳穴名称	定位	主治病证参考
耳轮脚：由耳廓最外缘的卷曲深入至耳腔内的横行突起部分	耳中	耳轮脚	呃逆、荨麻疹、皮肤瘙痒症、小儿遗尿症、咯血
	直肠	近屏上切迹的耳轮处，与大肠同水平	便秘、腹泻、脱肛、痔疮等
	尿道	直肠上方，与膀胱同水平的耳轮处	尿频、尿急、尿痛、尿潴留等
	外生殖器	尿道上方，与交感同水平的耳轮处	睾丸炎、附睾炎、外阴瘙痒症等
	肛门	与对耳轮上脚前缘相对耳轮处	痔疮、肛裂等
	耳尖	耳轮顶端，与对耳轮上脚后缘相对的耳轮处	发热、高血压、急性结膜炎、睑腺炎（麦粒肿）等
	肝阳	耳轮结节处	头晕、头痛、高血压等
	轮1～轮6（共六穴）	在耳轮上，自耳轮结节下缘至耳垂下缘中点划为五等分，共六个点，由上而下依次为轮1、轮2、轮3、轮4、轮5、轮6	扁桃体炎、上呼吸道感染、发热等
耳舟：耳轮与对耳轮之间的船形沟，又称舟状窝	指	将耳舟分为五等分，自上而下，第一等分即为指	甲沟炎、手指疼痛和麻木等
	风溪	指、腕二穴之间	荨麻疹、皮肤瘙痒症、变态反应性鼻炎（过敏性鼻炎）等
	腕	耳舟五等分之第二等分即腕	腕部疼痛等
	肘	耳舟五等分之第三等分即肘	肱骨外上髁炎、肘部疼痛等
	肩	耳舟五等分之第四等分即肩	肩关节周围炎、肩部疼痛
	锁骨	耳舟五等分之第五等分即锁骨	肩关节周围炎
对耳轮：在耳轮的内侧，与耳轮相对的隆起部，又叫对耳轮体	趾	对耳轮上脚的后上方近耳尖部	甲沟炎、趾部疼痛
	跟	对耳轮上脚的前上方，近三角窝上部	足跟痛
	踝	跟、膝两穴之间	踝关节扭伤
	膝	对耳轮上脚的中1/3处	膝关节肿痛
	髋	对耳轮上脚的下1/3处	髋关节疼痛、坐骨神经痛
	臀	对耳轮下脚的后1/3处	坐骨神经痛、臀筋膜炎
	坐骨神经	对耳轮下脚的前1/3处	坐骨神经痛
	交感	对耳轮下脚的末端与耳轮交界处	胃肠痉挛、心绞痛、胆绞痛、输尿管结石、自主神经功能紊乱
	颈椎	在对耳轮体部将轮屏切迹至对耳轮上、下脚分叉处分为五等分，下1/5为本穴	落枕、颈椎综合征等
	胸椎	按上述分法，中1/5为本穴	胸痛、经前乳房胀痛、乳腺炎、产后泌乳不足等
	腰骶椎	按上述分法，上2/5为本穴	腰骶部疼痛等
	颈	颈椎前侧耳甲缘	落枕、颈项肿痛等
	胸	胸椎前侧耳甲缘	胸胁疼痛、胸闷、乳腺炎等
	腹	腰骶椎前侧耳甲缘	腹痛、腹胀、腹泻、急性腰扭伤等

解剖名称	耳穴名称	定　位	主治病证参考
三角窝：对耳轮上脚和下脚之间的三角形凹窝	神门	在三角窝内，对耳轮上、下脚分叉处稍上方	失眠、多梦、痛症、戒断综合征等
	盆腔	在三角窝内，对耳轮上、下脚分叉处稍下方	盆腔炎等
	角窝中	三角窝中 1/3 处	哮喘等
	内生殖器	三角窝前 1/3 的下部	痛经、月经不调、白带过多、功能性子宫出血、遗精、早泄等
	角窝上	三角窝前上方	高血压等
耳屏：指耳廓前面瓣状突起部，又叫耳珠	外耳	屏上切迹前方近耳轮部	外耳道炎、中耳炎、耳鸣等
	外鼻	耳屏外侧面正中稍前	鼻前庭炎、鼻炎、肥胖等
	屏尖	耳屏上部隆起的尖端	发热、牙痛等
	肾上腺	耳屏下部隆起的尖端	低血压、风湿性关节炎、腮腺炎、间日疟、链霉素中毒性眩晕等
	咽喉	耳屏内侧面上 1/2 处	声音嘶哑、咽喉炎、扁桃体炎等
	内鼻	耳屏内侧面下 1/2 处	鼻炎、副鼻窦炎、鼻出血等
对耳屏：对耳轮下方与耳屏相对的隆起部	对屏尖	对耳屏的尖端	哮喘、腮腺炎、皮肤瘙痒症、睾丸炎、副鼻窦炎等
	缘中	对屏尖与轮屏切迹之间	遗尿、内耳眩晕症等
	枕	对耳屏外侧面的后上方	头晕、头痛、哮喘、癫痫、神经衰弱等
	颞	对耳屏外侧面的中部	偏头痛等
	额	对耳屏外侧面的前下方	头晕、头痛、失眠、多梦等
	皮质下	对耳屏内侧面	痛症、间日疟、神经衰弱、假性近视等
耳甲腔：耳轮脚以下的耳腔部分	心	耳甲腔中央	心动过速、心律不齐、心绞痛、无脉症、神经衰弱、癔症、口舌生疮等
	肺	耳甲腔中央周围	咳喘、胸闷、声音嘶哑、痤疮、皮肤瘙痒症、荨麻疹、扁平疣、便秘、戒断综合征等
	气管	在耳甲腔内，外耳道口与心穴之间	咳喘等
	脾	耳甲腔的后上方	腹胀、腹泻、便秘、食欲缺乏、功能性子宫出血、白带过多、内耳眩晕症等
	内分泌	耳甲腔底部屏间切迹内	痛经、月经不调、更年期综合征、痤疮、间日疟等
	三焦	耳甲腔底部内分泌穴上方	便秘、腹胀、上肢外侧疼痛等
	口	耳轮脚下方前 1/3 处	面瘫、口腔炎、胆囊炎、胆石症、戒断综合征等
	食管	耳轮脚下方中 1/3 处	食管炎、食管痉挛等
	贲门	耳轮脚下方后 1/3 处	贲门痉挛、神经性呕吐等
	胃	耳轮脚消失处	胃痉挛、胃炎、胃溃疡、失眠、牙痛、消化不良等

解剖名称	耳穴名称	定　位	主治病证参考
耳甲艇：耳轮脚以上的耳腔部分	十二指肠	耳轮脚下方后部	十二指肠溃疡、胆囊炎、胆石症、幽门痉挛等
	小肠	耳轮脚上方中部	消化不良、腹痛、心动过速、心律不齐等
	大肠	耳轮脚上方前部	腹泻、便秘、咳嗽、痤疮等
	阑尾	大、小肠两穴之间	单纯性阑尾炎、腹泻等
	肝	耳甲艇的后下部	胁痛、眩晕、经前期紧张症、月经不调、更年期综合征、高血压、假性近视眼、单纯性青光眼等
	胰胆	肝、肾两穴之间	胆囊炎、胆石症、胆道蛔虫病、偏头痛、带状疱疹、中耳炎、耳鸣、听力减退、急性胰腺炎等
	肾	对耳轮上、下脚分叉处下方	腰痛、耳鸣、神经衰弱、肾盂肾炎、哮喘、遗尿症、月经不调、遗精、早泄等
	输尿管	肾与膀胱两穴之间	输尿管结石绞痛
	膀胱	肾与艇角两穴之间	膀胱炎、遗尿症、尿潴留、腰痛、坐骨神经痛、后头痛等
	艇角	耳甲艇前上角	前列腺炎、尿道炎等
	艇中	耳甲艇中央	腹痛、腹胀、胆道蛔虫症、腮腺炎等
耳垂：耳廓最下部，无软骨的皮垂	目1	耳垂正面，屏间切迹前下方	假性近视
	目2	耳垂正面，屏间切迹后下方	假性近视
	牙	耳垂正面，从屏间切迹软骨下缘至耳垂下缘划两条等距水平线，再在第二条水平线上引两条垂直等分线，由前向后，由上向下地把耳垂分为九个区。一区即本穴	牙痛、牙周炎、低血压等
	舌	按上述分区之二区为本穴	舌炎、口腔炎等
	颌	按上述分区之三区为本穴	牙痛、颞颌关节功能紊乱
	垂前	按上述分区之四区为本穴	神经衰弱、牙痛
	眼	按上述分区之五区为本穴	急性结膜炎、电光性眼炎、睑腺炎、假性近视、内耳眩晕症、耳鸣、听力减退等
	面颊	按上述分区之五、六区交界线周围为本穴	周围性面瘫、三叉神经痛、痤疮、扁平疣等
	内耳	按上述分区之六区为本穴	耳鸣、内耳眩晕症、听力减退
	扁桃体	按上述分区之八区为本穴	扁桃体炎、咽炎

解剖名称	耳穴名称	定位	主治病证参考
耳背	上耳根	耳根最上缘	鼻出血
	耳迷根	耳背与乳突交界的根部，耳轮脚对应处	胆囊炎、胆石症、胆道蛔虫症、鼻塞、心动过速、腹痛、腹泻等
	下耳根	耳根最下缘	低血压
	耳背沟	对耳轮上、下脚及对耳轮主干在耳背面呈"Y"字形凹沟部	高血压、皮肤瘙痒症等
	耳背心	耳背上部	心悸、失眠、多梦
	耳背脾	耳轮脚消失处的耳背部	胃痛、消化不良、食欲缺乏
	耳背肝	在耳背脾的耳轮侧	胆囊炎、胆石症、胁痛
	耳背肺	在耳背脾的耳根侧	咳喘、皮肤瘙痒症等
	耳背肾	在耳背下部	头晕、头痛、神经衰弱等

注：该表系 1987 年 6 月中国针灸学会委托腧穴研究会耳穴研究组审议通过的"耳穴国际标准方案"。

二、耳穴诊察

耳穴诊察就是通过各种手段获得耳穴反应性变化的信息，并加以整理、归纳、分析，以推断机体状态的方法。机体发生疾病时，往往会在耳廓相应的区域出现形态或色泽的变化，如《灵枢·本脏》提到："耳高者肾高，耳后陷者肾下；耳坚者肾坚，耳薄不坚者肾脆……"；《灵枢·阴阳二十五人》也指出："手少阳之上，血气盛者眉美以长，耳色美；血气皆少则耳焦恶色"；《灵枢·卫气失常》记述："耳轮焦枯，如受尘垢，病在骨"；《针灸甲乙经·小儿杂病第十一》载述："婴儿耳间青脉起者，腹痛、大便青瓣、腹泄"；《黄帝内经太素》亦载有："小肠病者……当耳前热"。

临床常用的耳穴诊察方式包括：耳穴望诊法、压痛法、触诊法、耳痛分析法等。通过望诊及触诊了解耳廓色泽、形态的变化，目前已针对五十余种病证总结形成了一定的耳穴诊察规律性模式，如耳穴形状呈点状凹陷，或条索状、结节状隆起改变多见于器质性病变，可能涉及的病变包括结核病、肝脾大、肿瘤、心脏病等；耳穴部呈红晕或红色改变多属急性病、炎症性疾病及疾病发作期；耳穴部呈白色多为慢性病、器质性疾病及疾病的静止期；在耳甲腔、三角窝、耳轮脚周围耳穴如脱屑，多与各种皮肤病、妇科病、肿瘤、便秘以及吸收、代谢功能不良，内分泌紊乱的病证有关。

三、耳穴常用刺激方式

近 30 年来，我国进行了大量耳针疗法的临床实践，并用现代科学知识开展实验研究，逐渐形成了我国独具特色的耳针学术体系。耳穴的刺激方法在传统的毫针刺、放血、艾灸等基础上，也有了很大的发展。目前耳穴刺激法的发展有三种趋向：一种是在原有的方法上不断变革。以灸法为例，除艾炷灸外，增有艾卷灸、线香灸、灯火灸、火柴灸等；针刺法则发展有皮内针法、电针法等。一种是现代新增的刺激方法，如穴位注射法、耳穴压丸法、药敷法、贴膏法、激光耳穴照射法、磁疗法等，其中因激光耳穴照射法无创伤、无疼痛，耳穴压丸法操作简单方便，而颇受患者欢迎。耳穴治疗时，患者可自行按压刺激贴在耳穴处的药粒，按压力度、按压时间患者均可自行控制，无损伤，维持时间长，一般每3~7天复诊更换压丸。还有一些则是对民间流传的治疗方式进行改造运用。

四、耳穴治疗适应证与禁忌证

（一）耳穴治疗适应证

通过临床工作者的反复实践，耳针疗法的应用范围迅速扩大。到目前为止，可用耳针治疗的病证已有150余种，病种遍及内、外、妇、儿及五官各科。

根据《中国针灸大全·耳针疗法》记载，耳针不仅适用于治疗许多功能性疾病，对一部分器质性疾病也有一定疗效。其适应证包括：

（1）多种疼痛性病证，如头痛、偏头痛、三叉神经痛，肋间神经痛、带状疱疹、坐骨神经痛，扭伤、挫伤、落枕等外伤性疼痛，五官、颅脑、胸腹、四肢各种外科手术后所产生的伤口疼痛。

（2）多种炎症性病证，如急性结膜炎、中耳炎、牙周炎、咽喉炎、扁桃体炎、腮腺炎、气管炎、肠炎、盆腔炎、风湿性关节炎、面神经炎、末梢神经炎等。

（3）功能紊乱性病证，如眩晕症、心律不齐、多汗症、肠功能紊乱、月经不调、遗尿、神经衰弱、癔症等。

（4）部分过敏与变态反应性病证，如变态反应性鼻炎（过敏性鼻炎）、哮喘、肠易激综合征、荨麻疹等，能起到消炎、脱敏、改善免疫功能的作用。

（5）部分内分泌代谢性病证，如对单纯性甲状腺肿、甲状腺功能亢进、绝经期综合征等，有改善症状、减少药量等辅助治疗作用。

（6）多种慢性病证，如对腰腿痛、肩周炎、消化不良、肢体麻木等，有改善症状、减轻痛苦的作用。

（7）除上述病证外，还可用于针刺麻醉（耳针麻醉）、催产、催乳，以及预防感冒、晕车、晕船等，近年耳针疗法还被用于戒烟、减肥及戒毒治疗中。

总之，耳针治疗范围广泛，凡针灸适应病证均可酌情应用。

（二）耳穴治疗禁忌证

耳针治疗没有绝对禁忌证，但在下述情况下采取耳针治疗需谨慎：

（1）外耳患有严重炎症，如耳廓湿疹、溃疡、冻疮等。

（2）患有严重的器质性疾病，如心脏病、贫血等，不宜使用耳穴的电针刺激，或其他可引起强烈疼痛的耳穴刺激方式。

（3）凡精神极度紧张，体质极度虚弱的患者不宜使用耳穴的强刺激（引起患者疼痛不适）治疗。

（4）习惯性流产的孕妇禁用。

第二节　头皮针疗法

头针（scalp acupuncture）疗法，又称头皮针疗法，是指沿皮透刺头发覆盖区内的经络腧穴以治疗疾病的针刺疗法。它是在中国传统经络腧穴及现代解剖学、神经生理学、生物全息论的基础上发展形成，以治疗各科疾病的一种微刺系统方法，是针灸学的重要组成部分。

我国古人早就认识到头部与全身经络系统有密切联系，手六阳经皆上循于头面，手阳明大肠经分布于前额及面部，足阳明胃经"起于鼻、交颈中，旁约太阳之脉，下循鼻外……上耳前，过客主人，循发际、至额颅……"；手足少阳经分布于头侧部，手少阳三焦经"……其支者，从耳后入耳中，出走耳前，过客主人前，交颊，至目锐眦"，足少阳胆经"起于目锐眦，上抵头角，下耳后，循颈行手少阳之前……其文者，从耳后入耳中，出走耳前，至目锐眦后……"；手足太阳经分布于头颊、头颈部，手太阳小肠经"……其支者，从缺盆，循颈，上颊，至目锐眦，却入耳中，其支者，别颊上颇，抵鼻，至目内眦，斜络于颧"，足太阳膀胱经"起于目内眦，上额、交巅；其支者，从巅至耳上角；其直者，从巅入络脑，还出别下项……"；督脉"上至风府，入于脑，上巅，循额、至鼻柱"；六阴经中则有手少阴与足厥阴经直接循行于头面部，尤其是足厥阴肝经在"循喉咙之后，上入颃颡，连目系，上出额，与督脉会于巅；其支者，从目系下颊里，环唇内……"；除手少阴与足厥阴经直接上行头面，所有阴经的经别合入相表里的阳经之后均到达头面部。由于人体的经气通过经脉、经别等联系集中于头面部，因此针灸头部穴位，不仅可治疗头部的疾病，还可治疗身体相关部位的疾病。在前人成就的启发下，我国针灸工作者在20世纪50年代初至70年代，通过反复的临床实践总结及经验积累，形成了头皮针疗法。

一、头皮针疗法定位和主治病证

头皮针疗法广泛应用于临床，临床工作者经过多年实践，在头皮针穴线的定位、适用范围和刺激方法上都积累了丰富的经验。随着头皮针疗法的不断发展，又产生了不同的流派，不同的流派又推动了头皮针疗法的进一步发展。为了适应国际头皮针疗法的推广和交流，促进其进一步发展，中国针灸学会结合古代透刺穴位的方法，按分区定经，经上选穴，拟定了包括由头穴名的英文字母数字编号、穴名汉语拼音和汉字三要素组成的《中国头皮针施术部位标准化方案》，其中编号中的英文 MS 是 "micro-system" 和 "scalp points" 的缩写。该方案于 1984 年在世界卫生组织西太区的一次穴名工作组会议上正式通过。

标准头皮针疗法定位及主治病证参见图 2－2～图 2－5 及表 2－2。

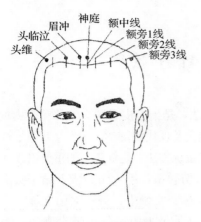

图 2－2　头穴前面图

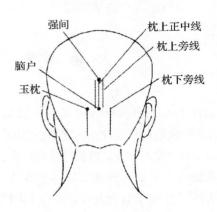

图 2－3　头穴后面图

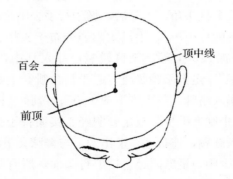

图 2－4　头穴顶面图

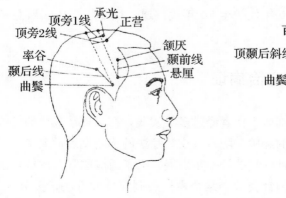

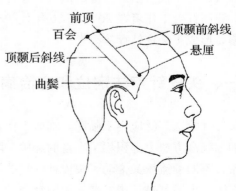

图 2－5　头穴侧面图

表 2－2　头皮针疗法定位及主治病证参考表

头穴名称	部位	主治
MS1 额中线 ézhōngxiàn	在头前部，从督脉神庭穴向下引一直线，长1寸（3cm）	头痛，头晕，目赤肿痛，癫痫
MS2 额旁1线 épángxiàn I （胸腔区）	在头前部，从膀胱经眉冲穴向下引一直线，长1寸（3cm）	过敏性哮喘，支气管炎，心绞痛，风湿性心脏病（对心慌、气短、水肿、尿少有一定的效果），阵发性室上性心动过速
MS3 额旁2线 épángxiàn II （胃区、肝胆区）	在头前部，从胆经头临泣穴向下引一直线，长1寸（3cm）	对急、慢性胃炎，胃、十二指肠溃疡等疾病引起的疼痛有一定疗效，对肝胆疾病引起的右上腹部疼痛也有一定的疗效
MS4 额旁3线 épángxiàn III （生殖区、肠区）	在头前部，从胃经头维穴内侧0.75寸起向下引一直线，长1寸（3cm）。即从额角向上引平行于前后正中线的4cm直线即是	功能性子宫出血；配双侧足运感区治疗急性膀胱炎引起的尿频、尿急，糖尿病引起的烦渴、多饮、多尿，阳痿、遗精、子宫脱垂等。对下腹部疼痛有一定疗效
MS5 顶中线 Dǐngzhōngxiàn	在头顶部，即从督脉百会穴至前顶穴之段	头痛，眩晕，中风失语，昏厥，癫狂，痫症
MS6 顶颞前斜线 Dǐngniè Qiánxiéxiàn （运动区）	在头顶部、头侧部，从头部经外穴前顶穴至颞部胆经悬厘穴引一斜线，并将其分为五等分段	上1/5段，治疗对侧下肢瘫痪；中2/5段，治疗对侧上肢瘫痪；下2/5段（言语一区），治疗对侧面神经瘫痪、运动性失语、流口水、发声障碍
MS7 顶颞后斜线 Dǐngniè Hòuxiéxiàn （感觉区）	在头顶部、头侧部。顶颞前斜线之后1寸，与其平行的线。从督脉百会穴至颞部胆经曲鬓穴引一斜线，将全线分为五等分段	上1/5段，治疗对侧腰腿痛、麻木、感觉异常及后头痛、颈项痛和头鸣；中2/5段，治疗对侧上肢疼痛、麻木、感觉异常；下2/5段，治疗对侧头面麻木、疼痛等
MS8 顶旁1线 Dǐngpángxiàn I	在头顶部，督脉旁1.5寸（4.5cm），从膀胱经承光穴向后引一直线，长1.5寸（4.5cm）	头痛，头晕，耳鸣，视物不明
MS9 顶旁2线 Dǐngpángxiàn II	在头顶部，督脉旁开2.25寸（6.75cm）。由胆经正营穴向后引一直线，长1.5寸（至承灵穴）	头痛，偏头痛，眩晕
MS10 颞前线 Nièqiánxiàn	在头的颞部，从胆经颔厌穴至悬厘穴连一直线	偏正头痛，目外眦痛，耳鸣，痫症
MS11 颞后线 Nièhòuxiàn	在头的颞部，从胆经的率谷穴向下至曲鬓穴连一直线	头痛，偏头痛，眩晕，小儿惊风，鬓发部疼痛
MS12 枕上正中线 Zhěnshàng Zhèngzhōngxiàn	在后头部，即督脉强间穴至脑户穴之段	头痛，头晕，目眩，颈项强痛，癫狂，痫症
MS13 枕上旁线 Zhěnshàng Pángxiàn （视区）	在后头部，由枕外粗隆即督脉脑户穴旁开0.5寸（1.5cm）起，向上引一直线，长1.33寸（4cm）	皮质性视力障碍，白内障等
MS14 枕下旁线 Zhěnxià Pángxiàn （平衡区）	在后头部，枕外粗隆即督脉脑户穴外侧1.17寸（3.5cm）向下引一垂直线，长1.33寸（4cm）	治疗小脑损害引起的平衡障碍，头颈痛，眩晕

注：摘自《中国针灸大全·头皮针疗法》。

二、头皮针操作

（一）针具选用

一次性 24~30 号不锈钢毫针，长 1.5~2.0 寸。

（二）体 位

为了避免晕针，宜采用有利于穴区定位的平卧位或侧卧位。依不同疾病选定特定的刺激穴区。单侧肢体疾病，选用对侧刺激区；双侧肢体疾病，选用双侧刺激区，并可选用有关刺激区配合治疗。

（三）进针操作

头皮针采用指切进针法。针与头皮呈 30°左右夹角，快速将针刺入头皮下，当进针达到帽状腱膜下层，感到指下阻力减小时，使针与头皮平行后继续捻转进针，根据不同穴区可再刺入 0.5~1.0 寸。要求：快速进针，进针时避免刺入毛发孔，以减少进针时的疼痛，然后运针。

（四）针刺角度和深度

在头皮针操作过程中，正确掌握针刺的角度和深度至关重要。头皮由皮肤、皮下组织（头皮浅筋膜）、帽状腱膜及颅顶肌、帽状腱膜下疏松结缔组织和颅骨外膜共五层组成。前三层紧密相连，不易分开，临床上将其视为一层。成年人头皮的厚度仅为 0.2 寸左右，因此，若针刺角度过小，将针体留滞在前三层中，不但患者感觉疼痛，而且由于这三层结构致密，针体进入后，指下感觉十分重滞紧涩，造成行针困难，影响疗效；若角度过大，则会针刺到骨膜，引起疼痛。由此可见，唯有针刺到第四层才是适宜的进针深度。第四层为帽状腱膜下层，是一层疏松的结缔组织，针体在这一层时，指下不紧不松，不仅可运针自如，还可增强针感，减少患者疼痛，提高疗效。为了达到帽状腱膜下层，在快速进针后，其针身必须与头皮呈 15°~30°。

对于婴幼儿，上述进针方法和针刺角度、深度则是不适用的。治疗时只需用 1.0 寸毫针在选定的治疗线上轻轻点刺即可。

（五）留 针

头皮针的留针与体针不同，时间可达 2~48 小时。一般头皮针留针时间越长，针刺疗效越好。在留针过程中可间歇行针，保持一定的刺激量以增强疗效。就病情而言，对一些慢性、顽固性、疼痛性、痉挛性的病证，留针时间应适当延长，间歇行针的次数也可多些；反之，则留针时间可以短些，间歇行针的次数也可以相应减少。对留针过夜者，应注意避免暴露在头皮外的针柄受到外物的压迫和碰撞，防止弯针。对于精神病、癫痫病患者和婴幼儿患者，均不留针。

（六）出 针

出针时，应先以押手拇指、食指按住针孔周围皮肤，刺手持针慢慢提至皮下，然后将针迅速拔出。出针后要检查针孔是否出血，若有出血，应迅速用消毒干棉球按压针孔，直至血止。

（七）间隔与疗程

临床实践结果表明，对于一般慢性病的治疗，可隔天 1 次，10 次为 1 个疗程，间隔休息 7~10 天后继续进行第二疗程的治疗；对于急性病的治疗，可采取长时间的间歇动留针控制病情，在病情好转后，可改为每天或隔天治疗 1 次，疗程长短可根据病情灵活调整，一般 3~10 次不等。

（八）操作注意事项

（1）头部因长有头发，因此必须做到严格消毒，以防感染。

（2）头皮血管丰富，容易出血，出针时可用干棉球按压针孔片刻，如出现皮下血肿时，可轻轻揉按局部，促使其消散。

（3）由于头皮针的刺激较强，刺激时间较长，术者须注意观察患者表情，以防晕针。

（4）对于脑出血患者，须待病情及血压稳定后方可行头皮针治疗。凡并发高热、心力衰竭时，不宜立即采用头皮针治疗。

三、头皮针疗法适应证与禁忌证

（一）适应证

（1）醒脑开窍：主要用于治疗脑源性疾病，如中风、脑出血、脑外伤、脑炎、脑膜炎、帕金森病（震颤麻痹）、舞蹈病等；

（2）镇静解毒：急性感染性多发性神经根炎、感冒、哮喘、腹泻、糖尿病等；

（3）益气缩泉：皮质性尿频、排尿困难、尿失禁等；

（4）升清降浊：神经性耳聋、梅尼埃病（美尼尔综合征）、神经痛、肩周炎等。

此外，头皮针还应用于外科手术的针刺麻醉。由于头皮针运用的时间尚不长，适应证的范围还有待在实践中不断探索发展。

（二）禁忌证

头皮针疗法没有绝对禁忌证，但在下述情况下采取头皮针治疗需谨慎：

（1）头颅手术部位，不宜针刺；

（2）头皮有瘢痕、肿瘤的部位不宜针刺；

（3）头皮有严重感染、溃疡和创伤者不宜针刺；

（4）小儿囟门未合时，头顶部治疗线不宜针刺。

四、头皮针疗法各流派简介

自 1997 年焦氏在全国开展头皮针治疗中风、瘫痪等脑血管疾病取得了较好疗效之后，头皮针疗法的研究得到长足发展。研究者根据头皮针的主要理论（传统脏腑经络理论及通过大脑皮质的功能定位在头皮的投影以选取相应的头穴线）发展并形成了不同的头皮针疗法学术流派。目前，全国共有四派头皮针选穴治疗方案：即以焦顺发、方云鹏、汤颂延、朱明清为首的头皮针疗法选穴方案。各流派特点比较见表 2-3。

表 2-3　头皮针疗法流派简介

流派	刺激区定位依据	主要定位方法	操作手法	主要适应证
焦氏头皮针	以大脑皮质功能定位对应的头皮投影区为刺激区	设前后正中线和眉枕线两条标定线，然后根据这两条标定线，确定十六条刺激区，如以前后正中线中点后 0.5 cm 处为上点，以眉枕线和发角前缘相交处为下点的两点连线，即为运动区	进针快，捻针快，起针快的"三快针刺术"	以脑源性疾病为主的 40 多种病证
方氏头皮针	以人体在头皮的伏藏、伏象为刺激区	以头部向额、四肢撑开在头皮上的伏象和在额部的头在中间、臀在外侧的伏藏定位	捻转为主	脑源性疾病及眼病
汤氏头皮针	以大脑皮质功能结合中医阴阳、脏腑学说定位	把人体头部表面的额颞、发际的皮区，分作前后两个部分，其前半部穴区如一仰卧人体，后半部穴区如一伏卧人体；分为额面区，上、中、下三焦区及腰、背、枕顶区等	多针，短针，不捻转、提插，久留针	除脑源性疾病外，还有其他比较广泛的适应证
朱氏头皮针	以脏腑、经络学为理论基础定位	以督脉为中线，百会为中点，分额顶带、顶枕带等 8 条治疗带	运用独创的抽气、进气手法并配合相应的导引、吐纳等措施，久留针	适用于临床各科病证的治疗，尤对中风、偏瘫及某些危、急、重症的抢救和治疗有较佳的疗效

注：摘自《中国头皮针》。

第三节　手针疗法

手针疗法是对手部的一些特定穴位采用针刺、艾灸、按摩等方式进行刺激，用以治疗全身各部疾病的一种治疗方法。

手与全身的联系在《黄帝内经》中早有记载，《灵枢·逆顺肥瘦》论述："手之三阴，从胸走手，手之三阳，从手走头"。而更详细的经络循行衔接，在《灵枢·经脉》中有所阐述——手太阴经行于手大鱼际处，止于拇指桡侧端，手阳明经受太阴脉气之交，起于食指桡侧端，上行手掌出合谷两骨之间。按照十二经的标本、根结学说，手是经脉之气生发、布散之处，《素问·太阴阳明论》指出："阴气……循臂至指端，阳气从手上行"，《灵枢·动输》说："夫四末阴阳之会者，此气之大络也"，《灵枢·卫气失常》说："皮之部，输于四末"，手为上肢之末端，为手三阴、三阳经络气血交会联系之处，对经气的接通具有重要作用，这样，手部经脉就与全身经脉密切联系起来。《厘正按摩要术》一书中的"阳掌图"标出了手掌局部与脏腑肢体的对应关系，为之后手针疗法的发展奠定了一定的基础。手针疗法是以中医经络理论为基础发展而来的针灸疗法，因此，脏腑疾病可以通过经络反应于手部，刺激手部穴位又可以治疗脏腑及全身的各种疾病。

一、穴位与主治

目前发现的手穴有一百余穴，现将临床常用，并具有一定疗效的 38 个穴点简要介绍如下（图 2－6 及表 2－4）。

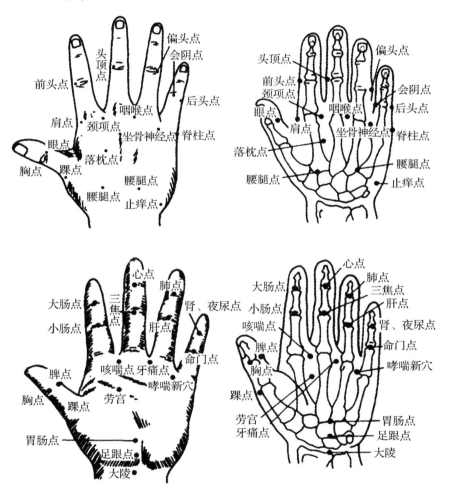

图 2－6　手针穴位定位图

表 2-4　手针穴位及主治表

手针穴名	位　置	主　治
踝点	位于拇指掌指关节桡侧赤白肉际处	踝关节急性扭伤、踝部肿胀疼痛
胸点	位于拇指指关节桡侧赤白肉际处	胸闷、胸痛、呕吐、泄泻、癫痫等
眼点	位于拇指指关节尺侧赤白肉际处	目赤肿痛、睑腺炎、电光性眼炎等多种眼疾
肩点	位于食指掌指关节桡侧赤白肉际处	肩部急性扭伤、肩关节周围炎等
前头点（又名阑尾点）	位于食指第一指关节桡侧赤白肉际处	前头痛、胃肠疾病、单纯性阑尾炎等
头顶点	位于中指第一关节桡侧赤白肉际处	神经性头痛、头顶痛、痛经等
偏头点	位于无名指第一指关节尺侧赤白肉际处	偏头痛、耳痛、肋间神经痛、胆绞痛等
会阴点	位于小指第一指关节桡侧赤白肉际处	会阴部疼痛、痛经、带下及肛裂等
腰腿点	手背第二指伸肌腱桡侧及第四指伸肌腱尺侧，位于腕横纹前1寸5分处。每侧共2穴	急性腰扭伤、腰腿痛
后头点	位于小指第一指关节尺侧赤白肉际处	后头痛、急性扁桃体炎、臂痛、呃逆、颊痛等
脊柱点	位于小指掌指关节尺侧赤白肉际处	急性腰扭伤、椎间盘突出症、尾骶部痛、耳鸣、鼻塞等
坐骨神经点	位于第四、五掌指关节间，近第四指掌关节处	坐骨神经痛、髋及臀部疼痛等
咽喉点（又称牙点）	位于第三、四掌指关节间，靠近第三指掌关节处	急性扁桃体炎、咽喉炎、牙痛、三叉神经痛等
颈项点（又名落枕点）	位于第二、三掌指关节间，近第二指掌关节处	落枕、颈部扭挫伤、颈椎病等
胃肠点	位于劳宫穴与大陵穴连线中点处	慢性胃炎、溃疡病、消化不良、胆道蛔虫病等
咳喘点	位于手掌食指掌侧指关节尺侧处	支气管炎、支气管哮喘、神经性头痛、落枕等
肾、夜尿点	位于掌面小指第二关节横纹中点处	小儿遗尿、尿频、尿急等
足跟点	位于胃肠点与大陵连线之中点处	足跟痛等
鼻点	位于手背，环指掌指关节骨尖中央	鼻塞流涕、变态反应性鼻炎（过敏性鼻炎）等
升压点	位于手背腕横纹中点处	各种原因引起的血压下降
呃逆点	位于手背中指第二指关节横纹中点处	呃逆等
退热点	位于手中指桡侧指蹼处	发热等

手针穴名	位　　置	主　　治
腹泻点 （又称止泻点）	位于手背第三、四掌指关节上1寸处	急、慢性腹泻
扁桃体点 （又称鱼际点）	位于掌面第一掌骨侧中点	扁桃体炎、咽喉炎等
急救点	位于中指尖距指甲缘2分许处	昏迷、中暑等危重症
定惊点	位于手掌大、小鱼际交接处	小儿高热惊厥
脾点	位于掌面拇指指关节横纹中点	脾胃不和、消化不良、腹胀泄泻等
小肠点	位于掌面，食指第一、二节指关节横纹中点	小肠经病
大肠点	位于掌面，食指第二、三节指骨间横纹中点	大肠经病、腹泻、便秘、阑尾炎等
三焦点	位于掌面，中指第一、二节指骨间横纹中点	三焦经病，胸腹、盆腔疾病
心点	位于掌面，中指第二、三节指骨间横纹中点	心悸、心痛、心律失常、失眠等
肝点	位于掌面，环指第一、二节指骨间横纹中点	胁肋疼痛、胃脘胀满等
肺点	位于掌面，环指第二指关节横纹中点	咳嗽、气喘、胸闷等
命门点	位于掌面，小指第一、二节指骨间横纹中点	遗精、阳痿及肾虚腰痛
哮喘新穴	位于掌面，第四、五掌指关节间	支气管哮喘
止痒点	位于腕横纹尺侧缘前1寸，赤白肉际处	皮肤瘙痒症及过敏性皮肤病
睡眠点	手背，在合谷穴与三间穴连线的中点	失眠症
甲亢点	手背，小指中线，腕横纹后，尺骨前陷中	甲状腺功能亢进

注：摘自《针灸学·手针》。

二、操作方式

一般可采用手指点按、艾条悬灸或采用一次性毫针刺激。

（一）毫针刺激

1. 操作方法

患者手取自然弯曲位，用28～30号0.5～1.0寸不锈钢毫针，针尖紧贴骨膜外垂直于掌面，直刺入穴位，以不刺入骨膜为准，深度2～5分。一般采用小幅度捻转法。如治疗疼痛性病证，则须用较大幅度捻转结合提插的强刺激手法，持续运针2～3分钟，并嘱患者尽量活动病痛处或行患部局部按摩，痛止后，尚须继续行针 1~3 分钟。对腰及各关节扭伤患者选用腰腿点针刺时，要求患者略握拳，腕关节呈背伸位，针身应与皮肤表面成 45°角，针尖略向掌心，从伸指肌腱与掌骨之间刺入，深 3~5 分。如针刺坐骨神经点，先直刺，深约 2 分，以刺至骨为度，获得针感后，稍留针，再提针斜刺向手少阳三焦经线上，亦以刺至骨为度。同时可要求患者尽量活动患部或做局部按摩。治疗急性病时可每天针刺 1 次或 2 次，不计疗程；慢性病每天或隔天 1 次，10 次为 1 个疗程。

2. 操作注意事项

（1）手针疗法针感较体针强，治疗前宜向患者充分解释，避免发生晕针；

（2）针刺手穴，特别是沿骨膜斜刺时易损伤骨膜，故毫针宜刺入肌腱与骨膜之间，以免造成损伤；

（3）注意严格消毒，防止发生感染。

（二）手部按摩手法介绍

1. 手　背

（1）用手掌划外圈并往上推；

（2）用双手掌交替划外圈（重点是大鱼际肌）；

（3）点按重点（治疗）穴位；

（4）用拇指沿掌骨间隙，由下往上推；

（5）用双手拇指按压指缝间；

（6）用拇指沿手臂中线逐次点按。

2. 手　指

（1）按揉手指，并按压掌指关节和指关节；

（2）旋指，弹指。

3. 手　掌

（1）用手掌划外圈并往下推；

（2）用双手掌（重点是大鱼际肌）交替划外圈；

（3）点按手掌重点（或治疗）穴位；

（4）用拇指沿掌骨间隙由下往上推；

（5）用双手拇指交替由上往下抹并按压劳宫穴，再沿大小鱼际肌逐次点按穴位；

（6）用双手拇指按压指缝间；

（7）用拇指沿手臂中线逐次点按。

三、适应证

凡针灸疗法能治疗的病证均可采用手针治疗，据不完全统计，手针疗法已应用于五十余种病证的治疗。其中又以对各类急性痛症疗效最为明显，如急性腰扭伤、头痛、胃痉挛性疼痛、痛经、坐骨神经痛、胆道蛔虫病等。其次，对产后缺乳、小儿遗尿、支气管炎、哮喘、心律失常、腹痛、腹泻、失眠、眼肌痉挛、皮肤瘙痒症等亦有较好的效果。

第四节　足针疗法

　　足针疗法是采用针刺、艾灸、按摩或药物外敷足部的一些特定部位（穴位），通过经络、穴位的传导作用，以调整脏腑和各组织器官的功能、激发和调动机体内在的抗病能力，从而达到扶正祛邪、治愈疾病的一种疗法。

　　我国医家很早就认识到了足部与全身经脉的联系，《素问·厥论》说："阳气起于足五指之表……阴气起于五指之里。"足三阴经起于足，足三阳经止于足；足阳明胃经止于足次趾的外侧端，其支脉进入足大趾和足三趾；足太阳膀胱经经足外侧赤白肉际，止于足小趾外侧趾甲角旁；足少阳胆经行于足背外侧，止于足四趾外侧端，其支脉斜入足大趾；足三阴经脉与其相表里的阳经相交，分别起于足大趾的内侧、外侧和足底部，上行于足内侧赤白肉际、足背和足底等部位；奇经八脉中阳维脉及阴、阳跷脉起于足部。这些都充分说明足与全身脏腑器官通过经脉联系起来。同时足三阴、三阳经脉的五腧穴也多分布于足，这些腧穴均可用于治疗头、面、五官、脏腑、躯干等部位的病证。通过长期观察，我国针灸工作者发现足与整体的关系，如同一个胎儿平卧在足的掌面，头部位于足跟，臀部朝着足趾，五脏六腑分布在跖面中部；并根据这一规律，在经络、经穴理论基础上，进一步在足部确定了一些新的穴位，通过刺激这些穴位，激发人体经气，以调整脏腑和各部组织器官的联系，达到扶正祛邪、治疗疾病的目的。

一、穴位与主治

　　目前常用足部穴位约 35 个。为取穴方便，临床一般将足底部按骨度分寸折量，方法如下：①足跟后缘中点与 2、3 趾间连线折为 10 寸，此线定为正中线；②足内外踝顶点与足底内外缘垂直线折为 3 寸；③足跟部最宽处距离为 3 寸；④足底各趾间与足跟后缘连线平行于正中线，其间隔各为 1 寸。

　　足部穴位定位及主治病证参见图 2-7 及表 2-5。

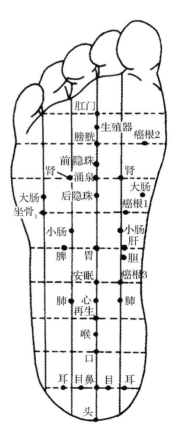

图 2-7　足底穴位图

表 2 - 5　足部主要穴位定位及主治一览表

足部穴名	位　置	主　治
足底部		
头穴	位于足跟下赤白肉际中点处前 1 寸	头痛、牙痛
鼻穴	在头区前 1 寸，与足跟及头穴对直	急、慢性鼻炎
目穴	在鼻穴外 0.6 寸处	急、慢性眼科疾病
耳穴	在鼻穴外 1.2 寸处	耳鸣、耳聋
口穴	鼻穴前 1 寸，与鼻穴对直	牙痛、咽痛、扁桃体炎
喉穴	口穴前 0.6 寸，与口穴对直	发热、咽炎、扁桃体炎、感冒
再生穴	喉穴前 0.6 寸，与喉穴对直	颅内和脊髓肿痛
心穴	再生穴前 0.5 寸，与再生穴对直	高血压、心力衰竭、喉炎、舌炎、失眠多梦
肺穴	心穴旁开 1 寸，稍后 0.1 寸处	咳嗽、气喘、胸痛
安眠穴	心穴前 0.6 寸，与心穴对直	神经衰弱、精神分裂症、癔症
胃穴	安眠穴前 0.8 寸，与安眠穴对直	胃痛、呕吐、消化不良
肝穴	胃穴内侧 1.2 寸	慢性肝炎、胆囊炎、目疾、肋间神经痛
脾穴	胃穴外侧 1.2 寸	消化不良、尿闭、血液病
胆穴	肝穴后 0.3 寸，与肝穴对直	胆囊炎、胁肋痛
小肠穴	胃穴外 1 寸、前 0.3 寸，与肺穴对直	肠鸣、腹痛
前、后隐珠穴	前隐珠在涌泉穴前 0.4 寸，后隐珠穴在涌泉穴后 0.6 寸，与涌泉穴对直	高血压、精神分裂症、癫痫、高热昏迷
涌泉穴	足底中，足趾跖屈时的凹陷中	高血压、头顶痛、小儿抽搐、休克、癫痫
肾穴	涌泉穴旁开 1 寸，与小肠穴对直	高血压、精神分裂症、急性腰痛、尿潴留
癌根 1 穴	肝穴前 1 寸，与肝穴对直	胃、贲门、食管下段肿瘤
大肠穴	后隐珠穴内侧 1.2 寸、后 0.2 寸为左大肠穴，后隐珠穴外侧 2 寸、后 0.2 寸为右大肠穴	腹痛、腹泻、肠功能紊乱等症
公孙穴	第一跖骨小头前缘赤白肉际处	胃痛、呕吐、燃、消化不良
膀胱穴	涌泉穴前 1 寸	尿潴留、遗尿、尿失禁
生殖器穴	膀胱穴前 0.3 寸	月经不调、白带、睾丸炎、尿潴留
癌根 2 穴	膀胱穴内侧 2 寸、前 0.1 寸	脐以下的内脏肿瘤及淋巴转移癌
内临泣	临泣穴掌侧面对应点	偏头痛、胁肋痛、目疾、耳鸣、耳聋、发热等
内侠溪	侠溪穴掌侧面对应点	偏头痛、胁肋痛、目疾、耳鸣、耳聋、发热等
里陷谷	陷谷穴掌侧面对应点	急性胃痛、消化不良、精神分裂症
肛门穴	里陷谷前 0.6 寸	腹泻、便秘

足部穴名	位　　　置	主　　治
内太冲	太冲穴掌侧面对应点	睾丸炎、疝痛、功能性子宫出血、月经不调、带下症、痛经、胁肋痛、精神分裂症、肝炎、高血压、目疾等
里内庭	内庭穴掌侧对应点	小儿惊风
独阴穴	第2趾下横纹中点处	疝气、月经不调、胎盘滞留
踇指里横纹	足大踇指下横纹中点处	睾丸炎、疝痛等
癌根3穴	里侧肺穴前0.6寸	食管上、中段与肺、颈、鼻、咽部等肿瘤
气喘穴	足趾尖端	脚气、足趾麻木、闭塞性脉管炎
足心穴	足心	神经衰弱、精神分裂症、高血压等
足背部		
头痛点	足背第2、3、4趾趾关节内侧赤白肉际处	头痛
扁桃1	足大趾上，伸趾长肌腱内侧、跖趾关节处	扁桃体炎、流行性腮腺炎、湿疹、荨麻疹
扁桃2	太冲穴与行间穴连线中点处	急性扁桃体炎、流行性腮腺炎
腰痛点	第一跖骨小头外侧前方凹陷中	急性腰扭伤、腰痛
坐骨	足临泣与地五会连线中点处	坐骨神经痛
落枕	足背第3、4趾缝端后2寸处	落枕
胃肠点	足背第2、3趾缝端后3寸处	急、慢性胃肠炎，胃及十二指肠溃疡
心痛点	解溪穴下2.5寸	心痛、心悸、哮喘、感冒
腰腿点	解溪穴下0.5寸，两旁凹陷中，左右共两点	腰腿痛及下肢拘挛疼痛
足内侧部		
眩晕点	足内侧舟骨突起上方凹陷中	眩晕、头痛、高血压、腮腺炎、急性扁桃体炎
痛经1	内踝高点直下2寸	功能性子宫出血、月经不调、痛经
痛经2	足内侧舟骨粗隆下方凹陷中	痛经、功能性子宫出血、子宫附件炎
癫痫点	太白穴与公孙穴连线中点处	癫痫、癔症、神经衰弱等
臀点/穴	昆仑穴直上1寸处	坐骨神经痛、头痛、腹痛

注：摘自《微针疗法·足针》。

二、操作方法

足穴刺激包括针刺、艾灸、按摩及药物外敷，本部分主要介绍毫针操作方法和常用足穴按摩手法。

（一）毫针操作方法

1. 针 具

一般采用 28～30 号 1 寸长毫针，透刺时可用 2～3 寸长毫针。

2. 进针法

患者取仰卧位，两足平伸，尽量放松肌肉。充分消毒后，左手固定患足，右手持针迅速刺入，进针要快、准，破皮后再缓慢送针至适当的深度。足底进针较痛，皮肤亦较厚，要求手法熟练以减轻患者不适感。

3. 行针法

在肌肉较浅薄的部位针刺时，一般不用手法行针，而只作轻度捻转；在肌肉较丰厚处，则可行提插、捻转之法。如为泻法，将针刺入皮肤 0.5～0.8 寸，施以较大幅度的捻转结合小幅度提插；如为补法，轻度捻转数次即可。

4. 留针及疗程

一般留针 15～20 分钟，留针期间，每隔 5～10 分钟行针 1 次。足针疗法可每天或隔天 1 次，10 次为 1 个疗程。

5. 操作注意事项

（1）足针疗法对消毒要求较为严格，特别是针刺足底穴位时，尤须重视。针刺后最好间隔 30 分钟再穿鞋袜，以免污染针孔，造成感染。

（2）足针刺激较强，治疗前须向患者充分说明针疗过程中的注意事项，以防发生意外。

（3）体虚惧针者或孕妇，须慎用或避免足针疗法。

（4）沿骨的边缘针刺时，应注意不要损伤骨膜，并注意避免刺伤血管。

（二）常用足穴按摩手法

1. 足底部反射区

足底部反射区采用拇指指端点法、食指指间关节点法、拇指关节刮法、食指关节刮法、双指关节刮法、拳刮法、拇指推法、擦法、拍法、拳面叩击法等。

2. 足内侧反射区

足内侧反射区采用拇指推法、食指外侧缘刮法、叩击法等。

3. 足外侧反射区

足外侧反射区采用食指外侧缘刮法、拇指推法、叩击法等。

4. 足背部反射区

足背部反射区采用拇指指端点法、食指指间关节点法、食指推法等。

5. 操作注意事项

（1）行足穴按摩时力度很关键。对第一次做足部按摩者，施术者首先应该对其心脏反射区（位于左足第 4、5 跖骨之间）进行检查按摩，根据该区疼痛感程度来确定全足反射区按摩的力度。

（2）按摩足部时需首先按摩六个基本反射区，即肾上腺、腹腔神经丛、肾、输尿管、膀胱、尿道反射区，再依次按摩足底、足内侧、足外侧、足背的反射区，最后重复按摩基本反射区。

（3）按摩足部要遵循先左脚后右脚的原则。此外，双足反射区的按摩时间不宜超过40分钟。

三、适应证

足针疗法可用于多种疾病的治疗，应用时可以根据疾病症状和疾病发生的相应部位取穴，也可以根据藏象学说辨证取穴。目前，临床运用足针疗法较多的疾病有三十余种，其对三叉神经痛、鼻塞、尿闭、遗尿、急性腰扭伤、胃痛、腹泻、神经症、咳嗽、气喘、耳鸣、颈痛、感冒、呕吐、胁肋痛等均有较好的疗效。

第五节　毫针刺法

一、毫针的结构和规格

（一）毫针的结构
1. 毫针的制作材料
现临床上所用的毫针多由不锈钢制成，不锈钢毫针的特点是：针体挺直滑利，具有较高的强度和韧性，耐热，防锈，不易被化学物品等腐蚀。此外，毫针也可用金、银或者其他金属材料制成，但针体强度和韧性远不如不锈钢针，材料价格也相对较高，故临床上应用较少。

2. 毫针的结构
毫针分为针尖、针身、针根、针柄、针尾 5 部分（图2-8）。

（1）针尖：又称针芒，是针身的尖端锋锐部分。

（2）针身：是针尖与针柄之间的主体部分。

（3）针根：是针身与针柄的连接部位。

（4）针柄：是针根与针尾之间的部分，也是医师持针着力的部分。

（5）针尾：是针柄的末梢部分。

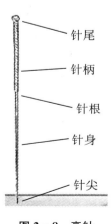

针尾

针柄

针根

针身

针尖

图 2-8　毫针

（二）毫针的规格

毫针的规格主要以针身的长度和直径来区分，以"mm"为计量单位，临床上一般以直径 0.25~0.45 mm、长度 25~75 mm 为常用规格。现将其长度、直径规格分别列表如下（表 2-6、表 2-7）。

表 2-6 毫针的长度规格表

规格（寸）	0.5	1.0	1.5	2.0	2.5	3.0	4.0	5.0
长度（mm）	13	25	40	50	65	75	100	125

表 2-7 毫针的直径规格表

规格（寸）	22	24	26	28	30	32	34
长度（mm）	0.50	0.45	0.40	0.35	0.30	0.25	0.22

注：摘自国标 GB/T 21709.20—2009。

二、针刺前的准备

（一）针刺练习

毫针的针刺练习，基本是指力和手法的锻炼。加强手指的力量和灵活度的训练，是初学针灸的基础，是顺利进针、减少疼痛、提高疗效的基本保证。

1. 指力练习

指力，是指医者持针之手的力度。凡欲施针进行针刺，其手指应有一定的力度，方能将针刺入腧穴。指力练习，可先在纸垫或棉团上进行，可用松软的细草纸做成纸垫或者用棉花扎成棉团。练习时，右手拇、食、中三指如持笔状挟持针柄，使针垂直于纸垫或者棉团，当针头抵于纸垫或棉团后，手指向下渐加压力，待针刺透纸垫或棉团后，再退针，换一处如前再刺。如此反复练习至针身能灵活迅速刺入。练习应循序渐进，先用短针，后用长针。

2. 手法练习

针刺手法练习是在指力练习的基础上进行的，亦可在纸垫和棉团上练习，主要有以下几种：

（1）速刺练习：此法是以左手拇、食指爪切，右手持针，使针尖迅速刺入2~3 mm，反复练习以掌握进针速度。

（2）捻转练习：捻转是以右手拇、食、中指持针，刺入后，拇指与食、中指在原处不停地做前后交替捻转的动作。要求捻转的角度均匀，运用灵活，快慢自如。

（3）提插练习：提插是以右手拇、食、中指持针，刺入后，在原处做上提下插的动作。要求提插的深浅适宜，幅度均匀，针体垂直。

3. 自身练针

通过纸垫和棉团的练习，掌握了一定的指力和针刺手法后，便可在自己身上选择一些穴位进行试针，以体会进针、行针、得气的感觉。也可以模拟临床实际，两人相互进行试针练习。

（二）毫针的选择

在临床上，可根据患者的体质、年龄、胖瘦、针刺的部位和不同疾病的因素，选择长短、粗细不同的毫针。一般而言，男性、体壮、形胖、病变部位较深者，应选取较长、稍粗的毫针；女性、体弱、形瘦、病变部位较浅者，应选取稍短、较细的毫针。皮肉丰厚之处和针刺宜深的腧穴，应选取针身较长、稍粗的毫针；皮薄肉少之处和针刺较浅的腧穴，应选取针身稍短、较细的毫针。

（三）体位的选择

针刺时患者体位的选择，应以有利于腧穴的正确定位、便于医者针刺操作，并且患者感到舒适，能长时间留针为原则。

临床上常用的体位分为两种，即卧位和坐位。卧位又分为仰卧位、俯卧位、侧卧位，坐位又分为仰靠坐位、俯伏坐位、侧伏坐位。在临床上，凡是年老体弱、病重、精神紧张、初诊的患者，我们都推荐首选卧位。

1. 仰卧位

适宜取头、面、胸、腹部的腧穴和上下肢部分腧穴。

2. 俯卧位

适宜取头、项、背脊、腰骶部腧穴和下肢背侧及上肢部分腧穴。

3. 侧卧位

适宜取身体侧面少阳经腧穴和上下肢部分腧穴。

4. 仰靠坐位

适宜取前头、颜面和颈前等部位的腧穴。

5. 俯伏坐位

适宜取后头和项、背部的腧穴。

6. 侧伏坐位

适宜取头部的一侧、面颊和耳前后部位的腧穴。

（四）消　毒

针刺操作时一定要有严格的无菌观念，消毒是预防感染的重要环节。消毒包括针具器械消毒、医者手指消毒、针刺部位消毒、治疗室内消毒等。

1. 针具器械消毒

针具器械消毒的方法有高压蒸汽消毒法、药物浸泡消毒法、煮沸消毒法，首选高压蒸汽消毒法。在针灸临床上，我们推荐使用一次性无菌针。

2. 医者手指消毒

在针刺前，医者应按照标准洗手法将手洗刷干净，待干后再用75％乙醇棉球擦拭，方可持针操作。持针施术时，医者应尽量避免手指直接接触针身，如操作需触及针身，必须用消毒干棉球做间隔物，以确保针身无菌。

3. 针刺部位消毒

患者针刺部位，可用75％乙醇棉球擦拭消毒，或先用2％碘酊涂擦，再用75％乙醇棉球擦拭脱碘。擦拭时，应先从针刺部位的中心点向外绕圈消毒。针刺部位消毒后，应注意防止重新污染。

4. 治疗室内消毒

针灸治疗室内的消毒，包括治疗台上的床垫、枕巾、毛毯、垫席等物品的消毒，要按时换洗晾晒，如能采用一人一用的消毒垫布、垫纸、枕巾则更好。治疗室也应定期消毒净化，保持空气流通，环境卫生洁净。

三、毫针的基本刺法

（一）进针法

进针法是指将针刺入皮肤的操作方法。临床上，一般用右手持针操作，称之为"刺手"，主要是以拇、食、中三指挟持针柄，拇指指腹与食、中指之间相对。左手称为"押手"，用于辅助进针或者指切针刺部位。进针方法包括单手进针法、双手进针法、针管进针法等。

1. 单手进针法

单手进针法是只用刺手将针刺入穴位的方法（见图2-9）。

（1）插入法：指用右手拇、食指持针，中指指端紧靠穴位，指腹抵住针体中部，当拇指、食指向下用力时，中指随之屈曲，针尖迅速刺入腧穴皮下的方法。

（2）捻入法：指针尖抵于腧穴皮肤时，运用指力稍加捻动将针尖刺入腧穴皮下的方法。

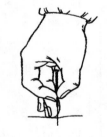

图2-9 单手进针法

2. 双手进针法

（1）指切进针法：又称爪切进针法，用押手拇指或食指的指甲切按腧穴位置的旁边，刺手持针，针尖紧靠押手手指甲缘，将针迅速刺入（见图2-10）。本法适用于短针的进针。此外，附近有重要器官、血管的腧穴也可选用本法。

（2）夹持进针法：押手拇、食两指持消毒干棉球，裹于针体下端，露出针尖，使针尖接触腧穴，刺手持针柄，刺手、押手同时用力将针刺入腧穴（见图2-11）。此法适用于长针的进针。

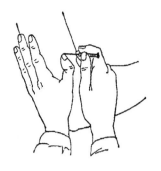 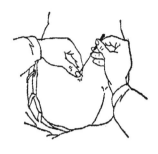

图 2 - 10　指切进针法　　　　　　图 2 - 11　夹持进针法

（3）提捏进针法：用押手拇、食二指将所刺腧穴部位的皮肤提起，刺手持针，从捏起的腧穴上端将针刺入（见图 2 - 12）。本法适用于皮肉浅薄部位的腧穴。

（4）舒张进针法：用押手拇、食指将所刺腧穴部位的皮肤向两侧撑开，使皮肤绷紧，刺手刺针，使针从押手拇、食指的中间刺入（见图 2 - 13）。本法适用于皮肤松弛部位的腧穴。

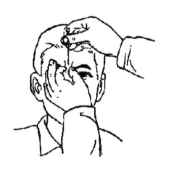 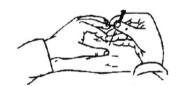

图 2 - 12　提捏进针法　　　　　　图 2 - 13　舒张进针法

（二）针刺的角度和深度

1. 针刺角度

针刺角度是进针时针身与皮肤表面所形成的夹角。它是根据腧穴所在部位的解剖特点和针刺治疗要求而确定的。针刺一般分为直刺、斜刺、平刺三种。

（1）直刺：针身与皮肤表面呈 90 度垂直刺入。此法适用于人体大部分腧穴，如四肢、腹部、腰部的穴位，深刺或浅刺均可。

（2）斜刺：针身与皮肤表面约成 45 度刺入。此法适用于骨骼边缘的腧穴，或内有重要脏器不宜直刺、深刺的腧穴，或为避开血管、肌腱及瘢痕部位，如胸部、背部的穴位。

（3）平刺：也称为横刺、沿皮刺，针身与皮肤表面约成 15 度或沿皮以更小的角度刺入。此法适用于肌肉浅薄处，如头部的穴位。

2．针刺深度

针刺深度指针身刺入穴位内的深度，主要根据腧穴所在部位的解剖特点和针刺治疗目的而确定，临床上还应结合患者的体质、年龄、病情等因素综合考虑。

（1）依据部位定深浅：头面、胸背部等肌肉浅薄之处的腧穴宜浅刺，四肢、臀、腹等肌肉丰厚之处的腧穴宜深刺。

（2）依据年龄定深浅：年老体弱、气血衰退、小儿脏腑娇嫩、稚阴稚阳者，均不宜深刺；中青年身体强壮者，可适当深刺。

（3）依据体质定深浅：行瘦体弱者，宜浅刺；形盛体强者，可适当深刺。

（4）依据病情定深浅：表证、阳证、虚证、新病，宜浅刺；里证、阴证、实证、久病，宜深刺。

四、行　针

行针，又称运针，是指将针刺入腧穴后，为了使之得气，调节针感和进行补泻而施行的各种针刺手法。行针的手法可分为基本手法和辅助手法。

（一）基本手法

在临床上，医者可根据患者的具体情况灵活选择行针手法，两种基本手法——提插法和捻转法，既可单独应用，也可以相互配合运用。

1．提插法

将针刺入腧穴一定深度后，施以上提下插的操作手法。针由浅层向下刺入深层的操作谓之插，从深层向上引退至浅层的操作谓之提，如此反复地上下呈纵向运动的行针手法，即为提插法（见图 2－14）。

提插幅度的大小、层次的变化、频率的快慢和操作时间的长短，应根据患者的体质、病情、腧穴部位和针刺目的等灵活掌握。

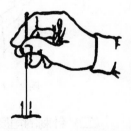

图 2－14　提插法

操作时，指力要均匀一致，幅度不宜过大，一般以 3～5 分为宜，频率不宜过快，每分钟 60 次左右，保持针身垂直，不改变针刺角度、方向。一般认为行针时提插的幅度大、频率快，其刺激量就大；反之，提插的幅度小、频率慢，其刺激量就小。

2．捻转法

将针刺入腧穴一定深度后，施以向前、向后捻转动作使针在腧穴内反复前后来回旋转的行针手法，即为捻转法（见图 2－15）。

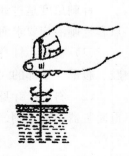

图 2－15　捻转法

捻转角度的大小、频率的快慢、操作时间的长短，应根据患者的体质、病情、腧穴部位和针刺目的等灵活掌握。

使用捻转法时，指力要均匀，角度要适当，一般应掌握在 $180°\sim360°$，不能过度单向捻针，否则针身易被肌纤维等缠绕，引起局部疼痛和导致滞针而使出针困难。一般认为捻转角度大、频率快，其刺激量就大；反之，捻转的角度小、频率慢，其刺激量就小。

（二）辅助手法

行针的辅助手法是基本手法的补充，是以促使得气和加强针刺感应、传导为目的的操作手法。

临床上常用的行针辅助手法有以下几种（见图 2-16）：

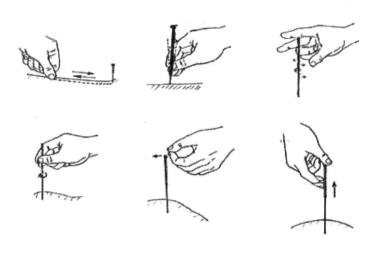

图 2-16 行针辅助手法

1. 循 法

医者用手指顺着经脉的循行径路，在腧穴的上下部轻柔地循按的方法称为循法。本法可推动气血，激发经气，有催气、行气的作用。

2. 弹 法

针刺后在留针过程中，以手指轻弹针尾或针柄，使针体微微震动的方法称为弹法。本法可加强针感，助气运行，有催气、行气的作用。

3. 刮 法

毫针刺入一定深度后，以拇指或者食指的指腹抵住针尾，用拇指、食指或者中指的指甲，由下而上或由上而下频频刮动针柄，或以拇指、中指挟持针根部，食指由上而下地刮动针柄的方法称为刮法。本法在针刺不得气时用之可激发经气，如已得气者可以加强针感的传导和扩散。

4. 摇 法

毫针刺入一定深度后,手持针柄,将针轻轻摇动的方法称为摇法。其法有二:一是直立针身而摇,以泻实清热;二是卧倒针身而摇,可使经气向一定方向传导。

5. 飞 法

医者用刺手拇、食二指持针,细细捻搓数次,然后张开两指,一搓一放,反复数次,状如飞鸟展翅的方法称为飞法。本法的作用在于催气、行气,并使针感增强,适用于肌肉丰厚部位的腧穴。

6. 震颤法

毫针刺入一定深度后,刺手拇、食二指挟持针柄,用小幅度、快频率的提插、捻转手法,使针身轻微震颤的方法称为震颤法。本法可促使针下得气,增强针感。

五、得 气

(一)得气的概念

得气,又名针感,是指将针刺入腧穴后,通过提插、捻转等手法,使针刺部位产生特殊的感觉和反应。当这种经气感应产生时,医者感到针下有徐和或沉紧的感觉,同时,患者也感到针下出现酸、麻、重、胀、痛等感觉,这种感觉可沿着一定的方向和部位传导和扩散。

(二)得气的临床意义

得气是行针产生治疗作用的关键,是判断患者经气盛衰、取穴准确与否的依据,是施行守气、行气和补泻手法的基础。得气与否、气至的快慢,不仅关系针刺的治疗效果,而且关系到疾病的预后的窥测。

在临床上,针刺不得气时,要分析经气不至的原因。检查取穴定位是否准确,针刺角度、深浅是否适宜,手法是否恰当,据此重新调整腧穴的针刺部位、角度、深度和相应的手法。若经过上述调整仍不得气,则可采用留针候气法等待气至。留针期间亦可间歇运针,施以提插、捻转等手法,以促气至,也可使用催气法。

六、针刺补泻

针刺补泻是针刺治病的一个重要环节,也是毫针刺法的核心内容。针刺补泻是根据《灵枢·经脉》中"盛则泻之,虚则补之,热则疾之,寒则留之,陷下则灸之"这一针灸治病的基本理论而确立的两种不同的治疗方法。目前临床常用的单式补泻手法见表2-8。

表 2 - 8　单式补泻手法

名称	补法	泻法
捻转补泻	针下得气后，捻转角度小，用力轻，频率慢，操作时间短，结合拇指向前、食指向后	针下得气后，捻转角度大，用力重，频率快，操作时间长，结合拇指向后、食指向前
提插补泻	针下得气后，先浅后深，重插轻提，提插幅度小，频率慢，操作时间短	针下得气后，先深后浅，轻插重提，提插幅度大，频率快，操作时间长
疾徐补泻	进针时徐徐刺入，少捻转，疾速出针	进针时疾速刺入，多捻转，徐徐出针
迎随补泻	进针时针尖随着经脉循行去的方向刺入	进针时针尖迎着经脉循行去的方向刺入
呼吸补泻	呼气时进针，吸气时出针	吸气时进针，呼气时出针
开阖补泻	出针后迅速揉按针孔	出针时摇大针孔而不按
平补平泻	进针得气后，均匀地提插、捻转	

七、留针与出针

（一）留　针

将针留置于穴内，谓之留针。在临床上留针与否或留针时间的长短，不可一概而论，应根据具体情况而定，一般病证可酌情留针 15～30 分钟。但对一些特殊病证，如急性腹痛、破伤风、角弓反张，以及寒性、顽固性疼痛或痉挛性病证，可适当延长留针时间，有时留针可达数小时，以便在留针过程中做间歇性行针，以增强、巩固疗效。

（二）出　针

出针是指行针完毕后，将针拔出的操作。出针时，医者先以押手持消毒干棉球轻轻按压于针刺部位，刺手持针做轻微地提捻动作，感觉针下松动后，将针缓慢退至皮下，再将针迅速退出；然后用消毒干棉球按压针孔片刻。如针刺深度较浅，针下无紧涩感，也可直接迅速将针退出。出针的快慢，必须结合病情和各种补泻手法的需要而定。拔针后针孔偶有出血，是由于刺破血管，可用消毒干棉球在针孔处轻轻按压片刻。出针之后，应核对针数，防止遗漏。

八、异常情况的预防与处理

针刺治病，虽然比较安全，但如操作不慎、疏忽大意或针刺手法不当，或对人体解剖部位缺乏全面的了解，也会出现一些不应有的异常情况。一旦出现异常情况，应立即进行有效的处理。现就常见的针刺异常情况的预防与处理介绍如下。

（一）晕　针

晕针是针刺过程中患者发生晕厥的现象。

1. 原　因

晕针多见于初次接受针刺治疗的患者，可因精神紧张、体质虚弱、过度劳累、饥饿、大汗、大泻、大失血，或体位不适以及刺激手法过重，而导致在针刺时或者留针过程中发生此症。

2. 现　象

在针刺过程中，患者出现头晕目眩，面色苍白，恶心欲吐，甚见心慌气短，出冷汗，四肢厥冷，脉沉细。严重者出现神志昏迷，唇甲青紫，二便失禁，脉细微欲绝。

3. 处　理

立即停止针刺，迅速全部出针，让患者平卧，头部放低，松解衣带，注意保暖，轻者静卧片刻，服用糖类饮品或温开水后，会逐渐恢复正常。重者在行上述处理后，可选水沟、素髎、内关、合谷、太冲、涌泉、足三里等穴指压或针刺，亦可灸百会、气海、关元等穴。若仍不省人事、呼吸细微、脉细弱，可配合采取西医中的急救措施。

4. 预　防

对于初次接受针刺治疗，特别是精神紧张者，要先做好解释工作，消除其恐惧心理；对体质虚弱、大汗、大泻、大出血等患者，取穴宜精，手法宜轻；对于饥饿或过度疲劳者，应推迟针刺时间，待其体力恢复、进食后再行针刺。注意患者体位的舒适、自然，尽可能选取卧位。注意室内空气流通，消除过热、过冷因素。医师在治疗施术过程中，应精神集中，密切观察患者的神态变化，询问其感觉，如有不适立即处理。

（二）滞　针

滞针是指在行针时或出针时，医者感觉针下涩滞，捻转、提插、出针均感困难，而患者感觉疼痛的现象。

1. 原　因

精神紧张，或因病痛，或当针刺入腧穴后，患者局部肌肉强烈收缩；或行针手法不当，向单一方向捻转太过，以致肌纤维缠绕于针身。若留针时间过长，有时也可能出现滞针。

2. 现　象

针在体内，捻转不动，提插、出针均感困难，若强行捻转、提插，患者痛不可忍。

3. 处　理

对于患者精神紧张而致的肌肉痉挛引起的滞针，需耐心解释，消除其紧张情绪。医师可用手指在邻近部位作循按动作，或弹动针柄，或在附近再刺一针，以宣散气血，缓解痉挛，解除滞针。若行针不当，或单向捻转过度所致，需向反方向将针捻回。

4. 预　防

对于初诊患者和精神紧张者，要先做好解释工作，消除其顾虑。注意行针手法，不可捻转角度过大，或单向捻转。若用搓法，应注意与提插法的配合，以避免肌纤维缠绕针身而造成滞针。

（三）血　肿

血肿是指针刺部位出现皮下出血而引起的肿胀疼痛的现象。

1. 原　因

针刺过程中刺伤血管，或者患者凝血机制存在障碍。

2. 现　象

出针后针刺部位肿胀疼痛，继则皮肤呈现青紫色。

3. 处　理

若因微量的皮下出血而出现局部小块青紫，一般不必处理，可自行消退。若局部肿胀疼痛较剧，青紫面积大而且影响到活动能力，可先做冷敷止血后，再做热敷或局部轻轻按揉，使局部瘀血吸收消散。

4. 预　防

仔细检查针具，熟悉人体解剖部位，避开血管针刺。针刺手法不宜过重，并嘱患者不可随意变换体位。出针后立即用消毒干棉球按压针孔。

九、针刺注意事项

针刺治疗时除了注意晕针、滞针、血肿等异常情况的发生，还应该注意不同针刺部位的特点和患者的身体状况，以提高针刺的安全性。

（一）颈项部位腧穴的针刺注意事项

针刺颈部的天突穴时，应注意针刺角度、方向和深度，避免刺伤气管、主动脉弓，针刺人迎穴要使用押手拨开颈总动脉，缓慢进针。针刺项部的风府、哑门等腧穴，要注意掌握针刺角度、方向和深度，不宜大幅度提插、捻转，以免刺伤延髓。

（二）眼区腧穴的针刺注意事项

针刺眼区的睛明、承泣、上明、球后等腧穴，应注意针刺方向、角度、深度，缓慢进针，仔细体察针下感觉，避免大幅度提插、捻转。出针时按压针孔以防止或减少出血。

（三）胸胁、腰背部位腧穴的针刺注意事项

对胸、胁、腰、背脏腑所居之处的腧穴，不宜直刺、深刺，对肝脾肿大、心脏增大、肺气肿患者更应注意。如刺胸、背、腋、胁、缺盆等部位的腧穴，若直刺过深，都有伤及肺脏的可能，会使空气进入胸腔，导致创伤性气胸。

（四）腹部腧穴的针刺注意事项

一般情况下，上腹部近胸部的腧穴不宜深刺或向上斜刺，以免刺伤胃、肝或心脏。针刺下腹部腧穴时，应了解患者膀胱的充盈状况，掌握适当的针刺方向、角度、深度等，避免误伤膀胱。对于妇女，应注意其是否怀孕。

（五）妊娠妇女针刺时的注意事项

对于怀孕 3 个月以内者，不宜针刺小腹部的腧穴。若怀孕 3 个月以上，对其腹部、腰骶部腧穴也不宜针刺。三阴交、合谷、昆仑、至阴等通经活血的腧穴，在怀孕期亦应禁刺。如女性处于行经时，若非为了调经，上述腧穴也应慎刺。此外，妊娠期需要针刺治疗者，应避免使用强刺激手法，对于习惯性流产的孕妇，则应慎用针刺。

（六）特殊体质患者针刺时的注意事项

（1）过于饥饿、疲劳、精神过度紧张者，不宜立即进行针刺。

（2）年老体弱、针刺耐受程度差、初次针刺者，应尽量选卧位针刺，且不宜强刺激。

（3）小儿囟门未合时，头顶部的腧穴不宜针刺。

（4）常有自发性出血或损伤后出血不止的患者，不宜针刺。

（5）皮肤有感染、溃疡、瘢痕或肿瘤的部位，不宜针刺。

第六节　揿针疗法

揿针属于皮内针的一部分，又称为埋针，是将针具固定于人体腧穴或者特定的皮内或皮下，达到持续刺激作用的一种治疗疾病的方法。本法源于《素问·离合真邪论》"静以久留"的方法，适用于需要持续留针的慢性疾病以及经常发作的疼痛性疾病的治疗，具有安全、舒适、无创痛的特点。

一、针　具

揿针是用不锈钢制成的小针，形似图钉，由针体、针柄、胶布及剥离纸组成。

针身直径为 0.20～0.26 mm，长度为 0.3～1.8 mm，临床上最常用的是0.20 mm×1.5 mm，0.20 mm×0.6 mm 两种规格。

二、操作方法

（一）埋　针

取相应穴位，用 75％乙醇消毒施术部位。打开包装，取出揿针，带着剥离纸刺入穴位，贴好后再剥除剥离纸，最后从上面轻轻按压胶布，确定胶布粘贴稳妥。

（二）使　用

埋针时间为 24 小时，嘱患者每日按压揿针 3～4 次，每次约 1 分钟，以患者耐受为度，并注意手卫生。

（三）取　针

固定好埋针处两侧皮肤，摘下胶布，而后用镊子夹住针尾，取出揿针，并再次消毒埋针部位。

三、临床应用

（一）适应范围

揿针适用于一些慢性疾病以及经常发作的疼痛性疾病的治疗。这些疾病主要为三大类：痛症、功能性疾病、神经系统疾病。例如：神经性头痛、偏头痛、胃痛、胆绞痛、关节痛、软组织损伤、月经不调、痛经、恶心呕吐、面肌痉挛、哮喘、遗尿、尿频、失眠、耳鸣、肥胖、美容等。

（二）处方示例

1. 头　痛

取耳穴神门、皮质下、内分泌、颞、交感等，取体穴太阳、头维、风池等，根据疼痛部位而随症加减，痛在前额加印堂；痛在枕后加大椎；痛在两侧加外关。

2. 恶心呕吐

取耳穴心、神门、胃、皮质下、交感等。取体穴中脘、内关、合谷、足三里。

3. 失　眠

取耳穴神门、内分泌、心、皮质下、交感等。取体穴神门、安眠、太溪等。

4. 面　瘫

取太阳、迎香、地仓、合谷、四白、翳风等穴。

5. 单纯性肥胖

取耳穴内分泌、口、胃等。取体穴丰隆、阴陵泉、公孙、天枢等。

6. 眼周衰老

取攒竹、阳白、瞳子髎、球后、承泣等穴。

（三）注意事项

（1）埋针应选用较易固定及不妨碍肢体运动的穴位，避开毛发浓密处。

（2）埋针后，若患者感觉局部不适、刺痛等，应将针取出，重新调整方向或者改用其他穴位。

（3）埋针期间，埋针处最好不要着水，以免感染。

（4）若发现埋针局部感染现象，应立即将针取出，并对症处理。

（5）埋针过程中如遇手术、磁共振检查，应取下揿针。

（6）恶性肿瘤患者、出血性疾病患者、对不锈钢及金属过敏者不能使用揿针。

（7）皮肤破损处、炎症感染处以及不明原因的肿块处，不能埋针。

（赵雨）

第七节 火针疗法

火针是一种以特殊金属（大多选用钨合金材料，能耐受高温并且对人体无伤害）为材料制成的针灸针具。火针刺法是将这种特制的金属针用火烧红，然后迅速刺入人体的一定穴位或部位，并快速退出以达到治疗疾病的方法。

《黄帝内经》称火针为"燔针"，火针疗法为"焠刺"。《灵枢·官针》说"焠刺者，刺燔针则取痹也"。《小品方》首提"火针"一词；《针灸聚英》对火针论述最为全面和系统，对火针法使用针具的材料、加热方法、针刺手法及功效、禁忌证等内容都做了详细的描述，如"取其灯火烧针，频以麻油蘸其针，烧至通红，用方有功，若不红，反损于人，不能去病"，这对于现代火针临床使用仍具有指导意义。

本法具有温阳通络止痛，美容祛斑，祛腐生新，泻火解毒的作用，临床上常用于风寒湿痹、痣疣、痈疽、疮疡等疾患。

一、针 具

多选用能耐高温的钨合金材料制作盘龙火针（直径在 0.5～3.0 mm 之间）；也可选用不锈钢制的毫火针（直径约在 0.35 mm）。盘龙火针分为粗、中粗、细、平头、三头五种，应根据不同的病灶选择不同规格的盘龙火针，并可以反复使用；毫火针多为一次性火针，用于速刺、浅刺，可以减轻施术的疼痛感。

二、操作方法

（一）选穴与消毒

1. 选 穴

整体选穴：与毫针选穴基本相同，但选穴少而精；局部选穴：以痛为腧，即以压痛点或反应点为穴位进行火针点刺，如带状疱疹及带状疱疹后遗神经痛；以痒为腧，即以皮肤瘙痒处为穴位进行火针点刺，如湿疹及神经性皮炎等；以皮损为腧，即以皮损处为穴位进行火针点刺，如扁平疣、丝状疣等。

2. 消 毒

选定穴位或部位后，应进行严格的皮肤消毒，先用碘伏消毒两遍，再用酒精脱碘，避免色素沉着。

（二）烧针与针刺

1. 烧 针

烧针是火针疗法中重要的一环。烧针的原则古人在《千金要方》《针灸聚英》《针灸大成》中已经有比较详细的描述。其中《针灸大成》把原则表述得最为透彻："灯上烧，令通红，用方有功。若不红，不能去病，反损于人。"要求医者在烧火针时，注重于火，注重于红。这里的"红"是指针体需在火焰上烧至通红并至发白，火力通过"红"来体现，以温经通络，激发经气，这也是火针疗法的核心。以酒精灯的外焰，先烧针身再烧针尖。

2. 针 刺

确保环境无风，左手或者助手持酒精灯，右手持针，尽量靠近施术部位，烧针后迅速刺入穴位处。针刺深度及方向根据针刺部位、病情、体质及年龄而定。具体如下：浅刺法，包含散刺法、密刺法、围刺法，主要用于皮肤系统疾患，将针烧至满意后，速刺疾出，轻浅点刺；深刺法，包括深速刺和深留刺，主要用于四肢肌肉丰厚的经穴。

3. 针后护理

火针点刺后可迅速用消毒干棉球按压针眼。使用艾灸或 TDP 灯照射皮损处至局部渗出液干燥；结痂前保持局部清洁、干燥，避免浸水；待痂壳自然脱落，避免抓脱。

三、临床应用

（一）适应范围

本法适用于头痛、肩手综合征、慢性结肠炎、静脉曲张、扁平疣、痣、痔疮、痈疽、带状疱疹及带状疱疹后遗神经痛、痹症、颈椎病、网球肘、足跟痛、痛经、乳腺增生等内科、皮肤科、骨科、妇科疾病的治疗。

（二）处方示例

1. 头 痛

毫火针取阿是穴、太阳穴，进针 2 mm，速刺速出，隔天治疗 1 次，7 次为一疗程。

2. 痣 疣

取皮损区，盘龙火针烧至白亮，迅速刺入中心区域，由皮损的区域决定点刺的范围及深浅，但面部皮损区宜浅不宜深，勿伤及正常皮肤，轻度皮损，一次而愈。

3. 带状疱疹

火针点刺疱疹皮损处，使用中粗火针烧至满意后，快速点刺，深度以刺破疱壁为度，点刺后用消毒干棉球揾干疱液，消毒后再使用火罐吸拔（头面部则不用火罐），若拔罐后又有新的水疱，再次火针点刺疱疹区，再次拔罐，直至放出所有疱液，最后使用艾条悬灸至局部皮肤至干燥。可根据情况每天治疗 1 次，或隔天 1 次，直至疱疹结痂和疼痛消失。

4. 足跟痛

粗火针点刺足跟部阿是穴 2~3 针。

5. 慢性结肠炎

细火针点刺水分、中脘、天枢、关元、阴陵泉、命门和足三里，点刺深度约5 mm，每 3 日治疗 1 次，7 次为一疗程。

（三）注意事项

（1）对于初次进行火针疗法的患者，需做好解释工作，必要时可使用局部麻醉药外敷。

（2）面部慎用火针，古代面部禁用火针，现代火针运用范围有所扩大，对于痣、疣、重度痤疮等，在面部可酌情使用。

（3）大血管、神经干、主要内脏器官处禁用火针。

（4）血友病和有出血倾向者禁用火针。

（5）糖尿病患者慎用火针，其针孔不易愈合，容易感染。

（6）针刺后局部如出现红晕或红肿，应避免抓挠，使用抗感染药外敷。

第八节　电针疗法

电针是利用电针仪输出脉冲电流，通过毫针等作用于人体经络腧穴，以治疗疾病的一种方法。它结合了毫针与电生理效应的特点，通过不同频率、强度、波幅的电流，实现人体经穴的较长时间的有效刺激，同时也减少了人工手法捻针的工作量。

电针疗法是在针灸学发展的基础上，吸取现代电子科学理论，经过临床实践而产生的。最早是 19 世纪法国医师白利渥兹（Louis Berlioz）提出将电应用于针灸医学临床，他认为在针刺治疗的基础上通以电流刺激可能会增强治疗作用。20 世纪 50 年代，陕西省西安市卫生学校朱龙玉第一次提出了电针疗法的概念，并制作了我国第一台电针仪，取名为"陕卫式电针仪"，同时他还发现电针具有较好的镇痛作用。随着电针疗法及电针仪的不断改进，电针开始广泛应用于临床。

一、电针仪

目前我国普遍使用的电针仪属于低频脉冲电针仪，大致可分为调频脉冲电针仪和调幅脉冲电针仪两种类型。它的作用原理是在极短的时间内出现电压和电流的突然变化，即电量的突然变化，形成了电的脉冲。脉冲电流可对机体产生电的生理效应，因而具有明显的治疗作用。

脉冲波形分为尖峰波、方波、正弦波、锯齿波及组合波。波形有单向和双向之分。双向波又有对称和不对称两种类型。有些不对称双向波正向是矩形波或方波，负向是尖峰波。一般认为，尖锋波容易通过皮肤扩散到组织器官中，对运动神经和肌肉起兴奋作用；方波具有消肿、镇痛、解痉、镇静、催眠作用；正弦波能提高肌张力。由于单向波电刺激人体组织易产生极化现象，故目前电针仪器的脉冲多为正负交替、正负向完全对称、直流分量为零的刺激波形，这样可以达到较好的治疗效果。

典型的电针输出波形如图 2-17 所示，包括波幅（A）、波宽（B）和频率（f）。波幅指脉冲电压或电流的最大值与最小值之差，也指一个脉冲波中状态变化的幅值。电针刺激的强度取决于波幅的高低。波幅一般小于 20 V 或者小于 2 mA。波宽是指波的宽度，一般电针仪的波宽是恒定的，为 0.5 ms 左右。波宽也与刺激强度有关，波宽越大意味着刺激量越大。频率是指每秒钟内出现的脉冲个数，单位为 Hz，脉冲频率不同，治疗作用不同，一般认为低频电针的镇痛效应优于高频电针。

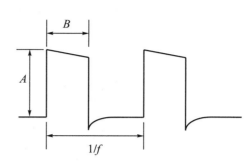

图 2-17　典型电针波形

一般电针仪装置有连续波、疏密波、断续波等数种组合类型，临床使用时应据病情选择适当波形及参数，以提高疗效。

根据频率的不同，连续波分成密波（$f>30$ Hz）和疏波（$f<30$ Hz）。连续波的波形如图 2-18（a）所示。密波能降低神经应激功能，先对感觉神经起抑制作用，接着对运动神经也产生抑制作用，常用于止痛、镇静、缓解肌肉和血管痉挛、针刺麻醉等。疏波能引起肌肉收缩，提高肌肉韧带的张力，刺激强度大，但对感觉和运动神经的抑制作用发生较迟，常用于治疗痿症，各种肌肉、关节、韧带、筋膜的损伤等。

疏密波是疏波、密波交替出现的一种波形，波形如图 2-18（b）所示。疏、密交替出现能克服单一波形易产生适应的缺点，既有兴奋作用又有抑制作用，治疗时兴奋效应占优势，能促进气血循环，提高代谢，改善组织营养，消除炎性水肿，因此，常用于止痛、扭挫伤、关节周围炎、面瘫、坐骨神经痛、肌无力等。

断续波是有节律地时断时续自动出现的一种疏波，波形如图 2-18（c）所示。断时无脉冲电输出，续时密波连续工作。这种波形刺激作用较强，机体不易产生电适应，能提高肌肉组织的兴奋性，对横纹肌有良好的刺激收缩作用，因此，常用于治疗痿症、瘫痪。

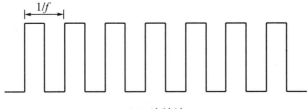

（a）连续波

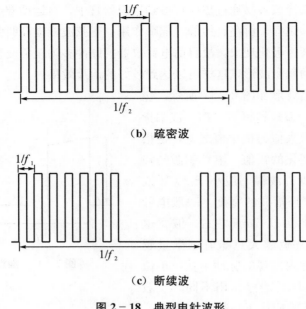

（b）疏密波

（c）断续波

图 2 - 18　典型电针波形

二、操作方法

（1）电针仪使用前，必须先检查仪器，将所有输出旋钮调到"0"位，插上电源线，打开电源开关检查是否通电，再关闭电源，将电针仪上的每组输出的 2 个电极分别连接在 2 根毫针上，同一组电源线应连接在身体的同侧，避免跨过身体正中线，以免电流回路经过心脏。

（2）再次打开电源，调节时间按钮，一般治疗时间为 20～30 分钟。根据疾病选择波形，缓慢调节输出电流大小，直至患者感觉局部肌肉有节律地收缩或局部针刺部位出现酸麻等针感。

（3）较长时间的通电会使患者产生电适应，可根据患者需求适当增加刺激量。

（4）治疗完毕，应先将输出按钮归"0"位，再关闭电源，拆除导线夹子。最后取针并核对针数。

三、临床应用

（一）适应范围

电针有助于调节人体生理功能，有止痛、镇痛、促进气血循环、调节肌张力等作用。电针的适用范围非常广泛，与毫针刺法基本相同，临床上常用于各种痛症，痹症，痿症，眼、耳、心、胃、肠、子宫等功能失调以及肌肉骨骼损伤性疾病，并可用于针刺麻醉。

（二）处方示例（见表2-9）

表2-9　处方示例

常见病证	针刺部位	推荐波形
面瘫	阳白、攒竹、四白、迎香、地仓、颊车、翳风、合谷	疏密波
坐骨神经痛	大肠腧、环跳、委中、阳陵泉、承山	连续波
头痛	头维、率谷、太阳、风池、外关	连续波
肩周炎	肩髎、肩前、肩贞	连续波
呃逆	内关、攒竹、足三里、太冲、公孙	连续波
痛经	关元、血海、地机、三阴交	疏密波

（三）注意事项

（1）使用电针仪前必须检查其性能是否良好。

（2）调节电流量时，应逐渐从小到大，切勿突然增强，以防引起肌肉强烈收缩使患者不能忍受。

（3）电针仪的最大输出电压在40 V以上者，最大输出电流应控制在1 mA以内，以避免发生触电事故；在靠近延髓、脊髓部位使用电针时，电流输出量宜小；孕妇慎用。

（4）有心脏疾患者，不可将两个电极跨接在身体两侧，避免电流回路通过心脏。使用心脏起搏器患者，应慎用或禁用电针，以免电波干扰起搏器信号。

（5）禁止将电针仪与高频理疗或手术设备同时连接到同一患者身上，以免引起电极处烧伤及仪器的损坏。

（6）有严重的血小板功能障碍、肿瘤引起的面瘫等患者，禁用电针仪。

头针现代研究进展介绍

一、临床应用

（一）偏　瘫

有关头针治疗偏瘫的报道很多，且疗效也较好。有学者取健侧顶颞前斜线、顶旁1线、顶旁2线，随症加取刺激区治疗偏瘫。即用30号1.5寸毫针刺入帽状腱膜下层，将针体平行缓进1寸，当指下不松不紧，有吸针感时，行补泻手法，留针2～48小时，运针时令患者把注意力集中在患侧做意识运动，并由意识运动带动患肢自动运动。在其治疗的 192 例中风偏瘫患者中，痊愈 146 例，显效 34 例，有效 10 例，无效 2 例，总有效率 98.96%。为观察治疗中辨证施以不同手法所存在的疗效差异，有学者给予 53 例患者中辨虚证者行补法，辨实证者行泻法；47 例不论虚实者行通用平针法。在观察 2 个疗程后，补泻手法组痊愈 20 例，显效 17 例，有效 12 例，无效 4 例；平针组痊愈 10 例，显效 16 例，有效 8 例，无效 13 例。两组有效率存在显著差异（$P<0.05$）。在观察不同刺激部位对疗效的影响时，有学者对 40 例患者取双侧顶颞前斜线，或双侧顶旁 1 线，随机分组后每例仅取 1 条线行针刺治疗。结果表明，取瘫侧顶颞前斜线、顶旁 1 线与取健侧此二线相比，疗效无显著差异（$P>0.05$）。此外，用头针治疗脑源性瘫痪也有很好的疗效，有学者对 444 例脑源性瘫痪、失语患者行头针治疗后，获得较佳疗效。

（二）痛　症

头针治疗痛症需根据病情选好刺激区。胃痛：胃区、感觉区上 1/5；胆绞痛：肝胆区、感觉区上 1/5；痛经：生殖区、足运感区；三叉神经痛：感觉区下 2/5；均取双侧。操作方法：针尖与皮肤呈 30°角刺入头皮后，固定针体，给予通电 30 分钟。69 例痛症患者经治疗 1 次或 2 次后，痊愈 60 例，好转 8 例，无效 1 例。针对血管性头痛患者进行治疗时，取安神穴及感觉区下 2/5（双侧），施以捻转补法，频率为 100 次/分钟，幅度为 90°～180°，每 5 分钟捻针 1 次，以使患者产生针感为度，留针 15 分钟，经治 34 例，显效 6 例，有效 23 例，无效 5 例。治疗腰痛患者视其疼痛部位不同取相应的刺激区行刺，捻转频率为 100～150 次/分钟，角度为 360°～720°，同时嘱患者活动腰部伴针刺腰部压痛点，治疗 1～6 次后，70 例急性腰扭伤患者治愈 48 例，显效 22 例。有学者治疗 25 例足跟疼痛患者，取患足对侧足运感区，横刺进针一定深度后，以 150～200 次/分钟的频率持续捻针 2～3 分钟，总有效率为 84%。

（三）其他疾病

有学者以头针治疗冠心病 100 例，症状消失 52 例，好转 42 例，无效 6 例，认为头针疗法有改善心电图、降低血脂、降血压、改善左心功能的作用；有研究者取晕听区治疗眩晕 67 例，无效 3 例；又有学者用头针治疗内耳眩晕病 202 例，总有效率为 99.5%，疗程平均 22 天。有学者用体针治疗癫痫与本法作对照研究，停止治疗 1 年后对患者的观察结果为：头针组 20 例中获控制 11 例，基本控制 9 例；体针组基本控制 2 例，其余均未获控制。有学者取双足运感区治疗遗尿患者 228 例，治愈率为 98.68%。据报道，头针还可用于治疗肢体水肿、细菌性痢疾、风湿性舞蹈病、精神病及各种急症。

二、机制探讨

有学者观察 11 例中风偏瘫患者头针治疗前后脑血流图变化，结果 11 例患者针刺前后波型均为转折型，上升时间无明显变化；针后 8 例重搏波由隐约转为存在，说明供血改善；6 例波幅明显增加；4 例两侧波幅不对称者，针后转为正常。故推断头针疗法可增进脑血流，促进神经功能恢复。有人以 15 例中风患者为研究对象，观察其头针治疗前后脑血流图变化情况，针前血流图异常 13 例，大致正常 2 例，针后立即描记脑血流图得出，共 14 例脑血流图较针前有不同程度改善，针前 13 例异常脑血流患者中转为大致正常者 4 例，好转 8 例，和针前相似 1 例。一定程度上证实了头针疗法能引起脑血流动力学改变的观点。

有学者在 40 例中风偏瘫患者的头针标准线上行徐疾补泻手法，观察治疗前后血液流变学的变化。针刺 2 个疗程后（26 日），补泻组（17 例）的全血黏度高切、全血黏度低切、血细胞比容（红细胞压积）、还原黏度、总胆固醇、纤维蛋白原较治疗前有明显改善（$P<0.05$）；平针组（23 例）的全血黏度高切、血浆黏度、红细胞沉降率（血沉）、还原黏度、总胆固醇、纤维蛋白原较治疗前有明显改善（$P<0.01$）；说明头针治疗能改善中风偏瘫患者的血液流变学。还有临床研究表明，头针与体针的针刺作用均能提高微循环的流速，降低患者的痛阈。有学者对 9 例偏瘫患者分别于头针治疗前15分钟和后 40 分钟行耳垂取血进行淋巴细胞 ANAE 阳性率比较，结果针前患者 ANAE 阳性率低于正常青年对照组，针后 ANAE 阳性率明显升高并高于对照组，主要表现为 T 辅助细胞升高，而 T 抑制细胞相对下降，说明头针治疗有使机体免疫功能增强的功效。

参考文献

[1] 段玉婷，王超. 晕针的处理及疗效体会 [J]. 上海针灸杂志，2015，34（10）：1004－1005.

[2] 程院婷，吴松，王婧涵. 论针刺深浅 [J]. 针灸临床杂志，2019，35（11）：81－84.

[3] 韦昭文，刘海英. 天突穴针刺安全深度的应用解剖研究 [J]. 辽宁中医药大学学报，2010，12（3）：153－154.

[4] 唐娟，王小龙，廖兴富，等. MRI 测量天突穴和大椎穴针刺危险深度的研究 [J]. 中国中医药现代远程教育，2015，13（10）：13－15.

[5] 姜俊，邵水金，张黎声，等. 眼周危险穴位的安全进针解剖研究 [J]. 中国中医眼科杂志，2008，18（6）：351－352.

[6] 张学祥. 睛明穴层次解剖及其对安全针刺的意义 [J]. 山东中医杂志，2009，28（5）：320－321.

[7] 吴瑶. 睛明、承泣穴针刺安全性的研究 [D]. 哈尔滨：黑龙江中医药大学，2009.

[8] 曹俊杰，杜炯. 揿针治疗肱骨外上髁炎 57 例 [J]. 中国针灸，2020，40（8）：885－886.

[9] 梁肖媚. 耳穴揿针治疗老年原发性失眠临床观察 [J]. 上海针灸杂志，2017，36（6）：719－722.

[10] 杨扬，戚思，刘梦阅，等. 揿针扬刺辅助缓解慢性膝部疼痛疗效观察 [J]. 中国针灸，2017，37（10）：1052−1056.

[11] 王雷. 揿针治疗痔疮术后排尿困难临床观察 [J]. 光明中医，2020，35（13）：2040−2041.

[12] 孙敏，曾旭燕，汪真真，等. 内关穴揿针防治胃镜检查所致恶心、呕吐的临床研究 [J]. 上海针灸杂志，2015，34（11）：1114−1115.

[13] 刘美雁. 中药内服外敷配合揿针治疗黄褐斑临床疗效研究 [D]. 济南：山东中医药大学，2017.

[14] 辜红炜，楼雅荟，彭唯娜，等. 毫火针联合温针灸治疗原发性头痛40例 [J]. 中国针灸，2019，39（6）：576−578.

[15] 张亚妮，吕伟，王玲珠，等. 火针疗法治疗皮肤性病研究热点的聚类分析及疾病谱研究 [J]. 中国中西医结合皮肤性病学杂志，2019，18（5）：385−390.

[16] 李高峰. 火针点刺疣体局部治疗扁平疣的安全性、可行性评价 [J]. 包头医学院学报，2019，35（5）：98−99.

[17] 张林香，赖应庭，陈婷婷，等. 火针联合拔罐治疗急性期带状疱疹临床观察 [J]. 光明中医，2020，35（12）：1869−1871.

[18] 邓晶晶. 电针结合火针烙刺治疗足跟痛的临床研究 [J]. 针灸临床杂志，2018，34（7）：55−58.

[19] 柴增辉. 火针治疗慢性结肠炎60例 [J]. 中国针灸，2011，31（5）：476.

[20] 陈大谟，蔡锡林. 关于电针疗法的初步研究 [J]. 赣医学报，1959，4（1）：95−102.

[21] 朱龙玉. 电针疗法 [M]. 西安：陕西人民出版社，1957.

[22] 阮晨. 不同波型电针治疗恢复期周围性面瘫疗效观察 [J]. 上海针灸杂志，2017，36（7）：795−798.

[23] 黄冬娥，秦茵，林木南，等. 不同波型电针治疗膝骨关节炎及对关节液转化生长因子−β1 的影响 [J]. 中国针灸，2020，40（4）：370−374.

[24] 李亚君. 不同波型电针八髎穴治疗腰椎间盘突出症的临床疗效观察 [D]. 广州：广州中医药大学，2019.

（潘慧　赵雨　文谦）

第三章　灸疗学简介

一、灸法的起源、概念与分类

（一）灸法的起源

灸法的产生是在人类掌握了火的应用之后，古人在煨火取暖时，由于偶然被火灼伤而解除了某种病痛，从而得到了烧灼可以治病的启示，这就是灸法的起源。考证《中国针灸源流考》，灸法起源于原始社会时期，距今约一万年。

先秦两汉时期，针砭、火灸、热熨等均已广泛用于各种疾病的治疗，在临床实践以及中医学理论的形成和发展中起到了重要作用，其中《灵枢·官能》记载："针所不为，灸之所宜"，确立了灸法的地位与大法，以补针刺之不足。

关于灸的文献记载有很多，最早的可追溯到春秋战国时期。1973 年湖南长沙马王堆三号汉墓出土的帛书《足臂十一脉灸经》和《阴阳十一脉灸经》，是已知最早关于经脉的专著，也是最早记载灸法的医学典籍。东晋葛洪所著《肘后备急方》，是一部以治疗急症为主的综合性医书，涉及临床各科疾病治疗，书中大量记载了灸法的应用，奠定了灸疗学雏形形成的基础，极大地推动了后世灸疗学的发展。两晋至唐宋时期，是针灸医学史上灸法发展的重要时期，也是灸法的鼎盛时期。此后，由于金元及明清时期针法研究的崛起、针法应用的日益推广及中药的发展，灸法的发展受到了一定影响。但改革开放后，由于国家经济实力的增强，中医学日益得到重视，今天灸法作为一种简便、价廉、有效的绿色自然疗法，正逐步成为人们在预防保健与治疗疾病时认可的疗法之一。

（二）灸法的概念

《说文解字》说："灸，灼也，从火久声"，即以火烧灼之意。灸法，是用艾绒或其他药物放置在体表的穴位或特定部位上直接烧灼，借灸火的温热效应以及药物的作用，通过经络的传导，温通气血，扶正祛邪，以达到治病和保健目的的一种外治方法。它能治疗针刺效果较差的某些病证，或结合针法应用提高治病疗效，是针灸疗法中的一项重要内容。

（三）灸法的分类

灸法最初是燃烧一般的树枝来烧灼，此后经过长年的筛选，最终以艾蒿作为主要灸材。因为艾蒿在我国随处可见，且其气味芳香，性温易燃，火力缓和，故成为古今灸治的最好材料。《孟子·离娄》云："犹七年之病，求三年之艾也"，至《黄帝内经》，艾已作为灸法的代名词，《素问·汤液醪醴论》说："当今之世，必齐毒药攻其中，镵石针艾治其外也。"《灵枢·经水》说："其治以针艾，各调其经气，固其常有合乎。"

尽管灸法治疗疾病已有悠久的历史，但由于后世对灸法与火热疗法的区分并不严格，标准也不统一，故一些如熨法、熏法、焠法等"火法"也被称作"灸"，于是便有了"隔物灸""艾条灸""灯火灸""黄蜡灸""糖灸"等不同形式的灸。

目前，比较统一的分类方法是：

$$
灸法\begin{cases}
艾炷灸\begin{cases}直接灸——化脓灸、非化脓灸\\ 间接灸——隔姜灸、隔蒜灸、隔盐灸、隔药饼灸\\ \qquad\qquad（包括附子灸、黄蜡灸、黄土灸）\end{cases}\\
艾条灸——温和灸、雀啄灸、太乙针、雷火针\\
温针灸\\
灸器灸——各种温灸器\\
药物灸（药物发泡法）——用斑蝥、白芥子、蒜泥、旱莲草等敷贴\\
灯火灸
\end{cases}
$$

二、灸法治病的理论基础

中医学是我国劳动人民在长期生产、生活及与疾病作斗争的实践过程中，基于逐渐积累的经验而形成的一门学科，其治病的指导思想也正是在生产、生活及与疾病作斗争过程中所逐渐形成的一套整体观。

中医学认为，人体发生疾病虽是由于主要致病因素对人体的侵袭，但承担病理作用的人体必须首先有内部环境的紊乱或生理平衡失调，这样外邪才能乘虚而入，这就是中医经典"无虚，邪不能独伤人"的论据。如能促进人体功能的提高、内部环境的安定、生理平衡的恢复，就自然不利于病理作用的发生和进展，不利于致病微生物的生存和繁殖，这也是治愈疾病的一项决定因素。所以，中医在认识和处理各种人体的病理变化时强调从整体出发，不仅要看到病变的局部情况，而且还要看到疾病承担体——人的阴阳气血失调情况，并从协调整体阴阳气血平衡出发，扶正祛邪，消除病变对全身的影响，达到消除病邪、治愈疾病的目的。而灸的治疗机制，正是以调和整体气血为主，通过对人体气血的调和而打断疾病的恶性循环，从而保证和保持人体各种正常的生理功能。

三、灸法的主要作用

（一）温经散寒、行气通络

人体的正常生命活动有赖于气血的作用。"血"在经脉中运行，完全是由于"气"的推送，气温则血滑，气寒则血涩。因此，中医学认为凡是一切气血凝涩，没有热象的疾病，都可用温气的方法来进行治疗。《灵枢·刺节真邪》说："脉中之血，凝而留止，弗之火调，弗能取之。"《灵枢·禁服》亦云："陷下者，脉血结于中，血寒，故宜灸之。"灸法正是通过其温热刺激起到温经通痹的作用。通过热灸对经络穴位的刺激，可以温经散寒，加强机体气血运行，达到临床治疗目的。所以灸法常用于血寒运行不畅、留滞凝涩引起的痹证、腹泻等疾病的治疗。

（二）回阳固脱

中医学认为，人生以阳气为根本，得其则人寿，失其则人夭。《素问·生气通天论》说："阳气者，若天与日，失其所则折寿而不彰。"阳衰则阴盛，阴盛则为寒、为厥，甚则欲脱，当此之时，可用艾灸温补。由于艾叶的纯阳性质，再加上火本属阳，两阳相得，往往可以起到扶阳固脱，回阳救逆，挽救垂危之疾的作用。故《扁鹊心书》说："真气虚则人病，真气脱则人死，保命之法，灼艾第一。"《伤寒论》也说："下痢，手足厥冷，无脉者，灸之。"可见阳气下陷或欲脱之危证，皆可用灸法。临床上灸法多用于脱证、中气不足、阳气下陷之遗尿、脱肛、阴挺、崩漏、带下、痰饮等。

（三）消瘀散结

经络分布于人体各部，内联脏腑，外布体表肌肉、骨骼等组织。正常的机体，气血在经络中周流不息，循序运行，如果由于风、寒、暑、湿、燥、火等外邪的侵袭，人体局部气血凝滞，经络受阻，即可出现肿胀疼痛等症状和一系列功能障碍。此时，灸治一定的穴位，能使气机通调，营卫和畅，故瘀结自散。《灵枢·刺节真邪》说："脉中之血，凝而留止，弗之火调，弗能取之。"所以临床常用艾灸治疗气血凝滞之疾，如疮疡疖肿、冻伤、瘰闭、不孕症、扭挫伤等，尤以外科、伤科应用较多。

（四）防病保健

我国古代医家早就认识到预防疾病的重要性，并提出了"防病于未然""治未病"的学术思想，而艾灸除了有治疗作用，还有预防疾病和保健的作用，是防病保健的方法之一。《千金要方》说："凡入吴蜀地游宦，体上常需三两处灸之，勿令疮暂瘥则瘴疠温疟毒气不能着人也。"《扁鹊心书》说："人于无病时，常灸关元、气海、命门、中脘，虽未得长生，亦可保百余年寿矣。"由此可说明灸法可起防病保健的作用，也就是说，无病施灸，可激发人体的正气，增强抗病能力，使人精力充沛、长寿不衰。

四、灸法与针法的异同

（一）灸与针的共同作用

1. 相同的生理反应

灸和针都是特定的定点刺激，通过特有的途径而产生局部和全身的治疗作用。且就其作用机制而言，不论经络说或神经说，都可互为条件、互为补充而作出说明。从经络说的观点看，灸与针的治疗作用，虽由经脉系统中各个体系所分担和综合，但在灸或针的作用下，循经感传、气至病所，确是人体出现的同一形式的特征反应，也正是有了感传作用，才能使灸与针两种不同的治疗方法得以互相结合。从神经说的观点看，针灸的疗效是通过神经的调节作用而产生的，特别对自主神经功能失调具有良好的治疗效果。通过刺激动员体内各种生理机制，提高机体的稳定性、抵抗力、可塑性、代偿性，并作用于免疫、营养、代谢等过程，以适应内外界环境的不良变化，从而减轻与消除各种病理反应与病理过程。

灸与针虽然是两种作用方式不同、性质不同、对其机制解释也不尽相同的治疗方法，但其作用于人体所产生的反应却是相同的，这也就是针灸治疗在生理上的内在联系和共同基础之一。

2. 近似的物理效应

灸与针属于物理疗法的范畴，但由于灸法与针法的内容丰富、方法特殊、原理深邃，它们各自成为一门独立的医疗方法与学科。这就使之与其他物理疗法相比，既有区别又有联系，且因物理疗法中的许多机制与效果为灸与针所共有，故成就了灸与针之间的有机结合。

物理疗法除冷冻方法外，其余大都以向体内导热、导电和诱发体内生热、生电为作用机制，将热与电缓慢传给人体而发生辐射与传导等作用。针刺的主要作用是诱发体内生热、生电，而艾灸除上述作用外，更可向体内导热、导电。人体本来就是一复杂的电解质导体，在灸与针的激发和导入作用下所产生的电位差，可使电流由高电位流向低电位，可能出现循经感传的效应。向体内导热、导电和诱发体内生热、生电所产生的循经感传，是灸与针作用机制的中心环节，也是灸与针相同的物理效果之一。

物理疗法产生的温热作用和由此所引发的一系列反应，有的是易知易见的因果关系，有的则是难知难见的连锁反应，是由直接作用导致的间接变化，即所谓"热外效应"。上述机制为许多物理疗法所共有，也是灸与针相同的物理效果之二。

许多物理因子均具有促进人体功能正常化的双相调节作用，而灸与针在这方面的作用更为突出。良性的物理因子是以恢复机体的正常功能为主的，无论亢进或衰竭的功能紊乱，都可得以调整。这既是灸与针作用的机制与优点，也是灸与针相同的物理效果之三。

（二）灸与针的不同

1. 材料不同

灸，多用艾草或其他药物作灸材，因此不单纯产生一种物理作用，其中还包括了药理作用及其他作用。针，通常由金属材料所造，由于针体积和形状不同，作用也不尽相同。

2. 操作方法不同

灸，或直接烧灼，或温和熏、熨；针，据进针、运针与出针的手法不同而有不同的效用。

3. 缺点不同

灸，疼痛、有瘢痕，有时需长期坚持，不易为患者所接受；针，操作复杂，不易临床重复。

我们学习的腧穴学专著一般均在所载腧穴部位或腧穴主治后记载有"针×分，灸×壮"的刺灸内容，其本意是指若针可刺入皮肤几分，或灸可灸几壮，而非针后再灸。针灸临床治病，究竟是用针、用灸，还是先针后灸，要因病因穴而定，不可一概而论。至于单用针、单用灸以及先针后灸在治疗作用上有何不同，各有什么适应证，还有待临床进一步提供证据。

五、灸与药物的比较

（一）灸与药物的相同之处

（1）能提高和维持机体的功能和作用，增强机体的抗病能力，稳定机体的内部环境，使之不利于某些致病因子的存在和繁衍，进而达到控制和消除疾病发生和发展的目的。

（2）灸和药物一样，且可比药物更为直接地作用于神经末梢和感受器，兴奋神经中枢和调节相应器官的功能，在许多昏迷急救的场合，其作用常可比药物快速而明显。

（3）能调整和纠正体液成分失调和调整体液平衡。药物在这方面主要是依赖于体外输入，达到增损的目的，而灸的作用则主要是动员和充分利用体内的储备力量，以尽量维持内环境平衡。

（4）灸与药物均能打断恶性循环，建立良性循环。宇宙是一个大圆圈，人体生命活动的各种生理与病理过程又是许多更小的圆圈，打断病理作用的中间环节，是治疗学中的一项重要手段。针灸的作用与药物治疗作用在原则上相同。

（5）灸与药物能肃清和排除体内有害物质，稳定内部环境。当机体的排泄与代谢功能失调、出现毒性物质的积滞和祛毒功能不足时，灸与药物均可作用于物质代谢过程，尽可能地除去或中和掉循环于血液或积滞在组织中的毒素。

（6）灸与药物均具有双向调节作用，且灸较某些药物效果更优越。它们还都既能纠正脏器的功能过高或亢进，也能纠正某些功能不足或衰竭。这种使机体功能正常化的双相调节作用，在维持与恢复机体的平衡状态、促进各个器官的功能协调中，具有相当重要的意义。

（7）灸与药物均有副作用存在，如治疗后遗症等。

（二）灸优于药物之处

（1）灸的作用，乃是促进人体正常功能的提高，而不是依赖外部某种物质的输入。只有在机体内部功能提高的情况下，人才有健康的真正保证。所以灸与药物的不同在于致病微生物绝不会对其产生对抗与耐受。

（2）灸和药物不一样之处还在于驱除致病因子的同时，即使长期应用，也不会对机体造成损害或引起腔道中菌群失调。而药物在发挥治疗作用的同时，对人体正常的各项功能也不可避免地产生干扰与影响。

（3）绝不会形成依赖性与产生停止治疗后的药物反应。

（4）绝不会因超过治疗的作用量而发生中毒。

（5）不会出现变态反应。

（6）简便经济、可操作性强。

（三）灸逊于药物之处

（1）在人体功能衰竭的情况下，灸不能发挥补充、支援的积极作用。由于灸是以激发人体所固有的生理功能为主，当机体功能衰竭至一定程度时，则此种激发方法已不足唤起反应。而药物在这方面的补充和支援，可以使残灯再焰，此时灸最多只能起到辅助作用。

（2）灸虽然对物质代谢障碍所导致的有毒物质积滞具有解毒、驱毒的功能，并对普通的蛇虫咬伤及某些毒性反应也有一定疗效，但是对于急剧的全身中毒，则无能为力。

（3）灸的疗效虽然快速明显，但在多数情况下是不巩固持久的，所以在多数慢性病治疗过程中仅能暂时生效或不易生效。这种缺点，一方面是由灸作用的本身所决定的，另一方面也可由操作方法和工具的应用不当以及操作者的学识、经验不足等人为的因素导致。

（4）传统的灸法，烧灼之苦常为患者所拒受，影响了灸的临床运用。但其效果又非目前理疗的各种光电工具所能代替。

六、灸的量效、适应证、禁忌证

（一）灸的量效

灸是针灸学的重要组成部分，千百年来医学家对灸法治病的理论、临床规律进行了大量研究。

1. 影响灸疗刺激量的因素

实验研究结果表明，艾灸对某些器官功能所产生的影响，主要由艾灸的温热性刺激所致，艾绒药性在灸疗过程中并未起重要作用。例如，用垂体后叶素经耳静脉注射，造成家兔急性心肌缺血损伤模型，随机分为对照、艾灸、电烙灸、电炉丝灸和石英灯灸5组，除对照组外其余4组均选取曲泽施灸，腧穴处表皮温度为42℃，持续10分钟。结果表明4种灸法都能抑制实验模型心率减慢反应，组间不存在显著性差异，但与对照组比较存在显著性差异。又如化脓灸、隔药饼灸、温针灸和经穴灸疗仪等不同灸法对淋巴细胞转化率等免疫指标均产生相同或相似的影响。但也有实验表明，隔盐灸时，隔物中的 K^+ 可透过皮肤引起皮下 K^+ 活性明显升高，而隔氯化镁灸、隔药饼灸等则无皮下 K^+ 活性升高的效应。用隔药灸治疗桥本甲状腺炎时，观察到运用活血化瘀和益气温阳中药粉末的灸疗组在改善甲状腺肿大、改善结节质地和调整患者免疫功能等方面的作用均明显强于使用益气温阳中药组。这提示灸疗过程中，灸质中的药物也可能产生一定的化学性刺激作用。天灸等非热火灸则是以穴位的药物刺激作用为主的。因此，灸法的刺激参数和量效从温度和药物两个方面来考虑。

以艾灸产生的温度刺激来说，主要影响艾灸刺激参数的因素有温度的幅值、温度升降速度、温度作用面积、艾灸壮数、每壮的持续时间和间隔时间等。

2. 灸量与灸效的关系

古代灸术之中灸量标准多以口唇变红为度，而口唇变红之度如何掌握则缺乏客观标准。近代研究初步观察到，无论悬灸或灼灸，当灸量达到"唇红为度"时，检测血液时普遍出现"泪滴样红细胞"，表明灸术灸到"唇红为度"与"泪滴样红细胞"有密切的联系，因此灸术中"泪滴样红细胞"的出现可作为灸量达标的参考标准。

灸的作用强度与药物一样，在一定范围内随着量增加而增强。艾炷质量的大小、施灸时间长短不同，其产生的效应有一定差别。例如，研究提示，不同艾炷量对"阳虚"动物脱氧核糖核酸合成率有不同的影响，将实验动物分为艾灸"命门"穴组和羟基脲组，艾灸"命门"穴3壮组，其脱氧核糖核酸合成率与羟基脲组相比较无显著差异；但艾灸"命门"穴5壮组与羟基脲组相比较，则有非常显著差异，其脱氧核糖核酸合成率明显升高。

但灸量与灸效也并非单纯的灸量越大灸效越好的关系。如艾灸至阴纠正胎位不正的效果，一般都以第一、第二次艾灸较明显，而第三次及以后效果则较差。因此，临床上必须根据具体情况采用不同的灸量。

3. 灸质与灸效的关系

不同的灸法，由于灸质对刺激量的影响，因而会产生不同的效应。如在观察着肤灸、隔姜灸、悬灸、聚光灸及氦氖激光灸对人体穴位皮肤温度的影响时发现，氦氖激光灸对穴位外皮肤温度影响微弱，其余灸法都可明显改变穴位温度。又如观察艾炷、艾条的不同强弱刺激对家兔全血组胺含量的变化影响时，结果表明，强刺激大艾条灸可使家兔全血组胺含量明显升高，而小艾炷灸可使家兔全血组胺含量明显降低，弱刺激艾条灸及大艾炷灸则对家兔全血组胺含量变化的影响不大，提示艾灸的方法不同，产生的刺激量强弱不同，在灸法中所引起的效应也有所不同。又如采用不同灸质、灸量、灸法刺激家兔足三里对胃电活动的影响的研究结果表明，灸质以艾绒为优，灸法以艾条好于艾炷，灸量以艾条强刺激为佳。可见，灸质不同，产生的刺激强度不同，其量效也不相同。

（二）灸的适应证与禁忌证

1. 适应证

由于灸法包括较多灸材、操作方法的运用，所以其可运用于临床的内、外、妇、儿等多个学科的疾病治疗中，这些疾病的共同特点是：病因以阴邪致病或人体阳气不足为主；临床症状以沉寒固冷、脉微为主。

但是，目前就其最佳运用疾病的治疗尚缺乏临床有效的验证与支持，所以，现阶段针灸学界正努力结合循证医学的实验方法，在临床运用中验证灸法的最佳适应证，以积极推广、发展灸法。

2. 禁忌证

主要为直接灸的禁忌。作为最本质的灸法，艾灸疗法虽然有其不可忽视的疗效，但是并不说明艾灸疗法适用于所有情况，如果用之不当，不但不能治疗疾病，反而会使患者病情加重，给患者带来困扰甚至损害患者生命健康，所以应用艾灸疗法还是需要相当慎重的。遇到以下情况时，应慎重施灸。

（1）脉证：

1）脉象：脉象数、浮、洪大有力者禁忌使用。

2）病证：患易感染而不易恢复的病证者禁忌为主，如糖尿病等；患冻伤、男女生殖道疾病者均不宜直接灸疗。灸治时艾炷不宜过大，刺激量不可过强，以防"晕灸"。

（2）部位禁忌：面部穴位、乳头、大血管等处均不宜使用直接灸；关节活动部位不适宜用化脓灸，以免影响功能活动；孕妇的腹部和腰骶部也不宜施灸。

（3）年少气弱者应当慎灸：《外台秘要·不宜灸禁穴及老少加减法》为足三里穴保健灸在年龄上划分了一个具体的界线："凡人年三十以上，若不灸三里，令人气上眼暗，阳气逐渐衰弱，所以三里下气也"。这里将年龄界定在三十，从一个方面来讲，是透露了一个艾灸足三里比较合适的时机，即在阳气逐渐衰微之时开始，如果开始艾灸的时间过早，阳气并未转衰，则起不到相应的作用。《针灸逢源》中引用了推崇保健灸的明代医家张介宾一段对艾灸的论述："若壮丁、病根深笃，可倍于方数，若老少羸弱，可减半"，所以对于年少体弱的人施灸应当相当谨慎，因年少者身体处于上升状态，阳气较旺，即使进行艾灸，壮数也不宜多，且需力求艾灸的力度温和平稳，以免引起火力在体内蓄积。

七、其他灸法简介

(一)隔物灸

艾炷隔物灸又称间接灸，本是古代熨法的一种，是指在艾炷与皮肤之间隔垫上某种物品而进行施灸的一种方法。此法首载于晋·葛洪的《肘后备急方》，其创立了治霍乱"以盐内脐中，上灸二七壮"的隔盐灸，消灸肿"取独颗蒜横截厚一分安肿头上，炷如梧桐子大，灸蒜上百壮"的隔蒜灸，治毒肿疼痛不可忍的隔椒灸等。后发展至《针灸逢源》，出现治脱肛泻血"姜片置腧上，艾灸三十壮"的隔姜灸；《寿世保元》中治腹中有积、大便闭塞、心病诸痛，"以巴豆肉捣为饼，填脐中，灸三壮"的隔巴豆饼灸；《本草纲目》中治二便不通"甘遂末以生面糊调敷脐中及丹田，仍艾灸三壮"的隔甘遂灸；《千金要方》中治发背痈肿的隔豆豉饼灸；《外科发挥》中治疮口不敛的隔附子饼灸等。历代医籍中所载述的间接灸有四十余种，既有用艾炷火加热，又有用熨斗火等其他热源加热者。除上所述，尚有铺灸、隔葱、隔附子灸、隔商陆饼灸、隔川椒灸、隔香附饼灸、隔木香饼灸、隔蓖麻仁灸、隔矾灸、隔药饼灸、隔核桃壳灸、隔黄土灸、隔韭菜灸、隔面饼灸、隔蛴螬灸、隔甘遂灸、隔葶苈饼灸、隔皂角灸、隔蟾灸、隔薤灸、隔桃叶灸、隔莨菪根灸、隔土瓜根灸、隔苦瓠灸、隔槟榔灸、隔蚯蚓泥灸、隔鸡子灸、隔酱灸、隔纸灸及隔麻黄灸等。

(二)焠 法

焠法是用灯芯草、纸捻，或易燃之药捻成药线点燃后，似雀啄状快速点灼皮表的一种火治法，又称药线灸。以灯芯草、纸捻焠者，称"灯火焠""灯火灸"。《厘正按摩要术》中记载的"取灯芯，截三四寸长，微蘸麻油，烘干燃着，右手平持灯芯，以尾下垂，按穴焠之。一近皮肤即提起，焖煿有声，须手法灵捷，勿致灼伤肌肉"，临床常用于儿科病证的治疗，如小儿惊风、扁桃体炎、小儿腹胀、吐乳、多啼等病证。此外，现代临床尚用于带状疱疹、荨麻疹、网球肘等疾病的治疗。

"药线灸"在民间流传较广，从已知的各家"药线灸"的药线制作方法看，其药物配方基本上都是在清代赵学敏《本草纲目拾遗》所载"蓬莱火"的药物组成的基础上加减变化而得。(《本草纲目拾遗》："蓬莱火，以西黄、雄黄、乳香、没药、丁香、麝香、火硝各等分，去西黄，加硼砂、草乌皆可。用紫绵纸裹药末，捻作条，如宫香粗，以紧实为要。治病，剪二三分长一段，以棕粘粘肉上，点著""治风痹、瘰疬，俱按患处灸；水胀、膈气、胃气，按穴灸"。)

(三)天 灸

天灸又称发泡疗法，是中医灸治疗法中非火热灸法中的主要方法，是把毛茛等植物（如石龙芮、铁线莲、铁脚威灵仙等）的新鲜全草捣成糊状后贴附在一定腧穴上，借助药物对穴位的刺激，使局部皮肤发红充血，甚至起泡，以激发经络、调整气血而防治疾病的一种方法。

天灸是一种十分古老的方法，《神农本草经》记载："斑蝥，主恶疮，以其末和醋，涂布于疮疽上，少顷发泡脓出，旋即揭出"，《普济方》中载有："目赤肿痛，红眼起星，生移星草，捶烂如泥，贴内关穴，少顷发泡，揭去"，可见这种将生鲜药物捣泥敷于穴位治疗疾病的方法在古代十分盛行。"天灸"一词首见《千金要方》，该书对天灸的操作有详细记载："用旱莲草椎碎，置手掌上一夫，当两筋中（间使穴）以古文钱压之，系之以故帛，未久即起小泡，谓之天灸，尚能愈症"。

天灸治疗并有临床报道的疾病包括：哮喘、小儿痉挛性支气管炎、慢性支气管炎、肺气肿、肺心病等肺部疾病；久病阳虚证如腹泻、虚寒胃痛、肾虚腰痛；过敏性鼻炎、虚人感冒等由体虚、免疫功能低下而引起的疾病；痛证，如颈椎病、肩周炎、膝骨关节病、腰痛等。

八、养生保健灸的具体运用

我国古代养生保健灸法中最重要的莫过于灸神阙、膏肓、足三里等腧穴。

（一）灸神阙

1. 理论依据

灸神阙历来为古今医家和针灸学家所重视，其理论依据在何？明代著名医家张介宾在《类经附翼·求正录·大宝论》中有阐述："生由脐带，脐接丹田，是为气海，即命门也。所谓命门者，先天之生我，由此而受；后天之我生者，由此而栽也……所以人之盛衰安危，皆系于此者，以其为生气之源，而气强则强，气衰则病。"神阙（肚脐）责之命门，由于"其为生气以源"，气强则人的身体也强，气衰则人体就会病，所以它维系着"人之盛衰安危"。此外，有医家与养生学家认为，神阙是"元阳之窦"，元阳被医家视为人身之大宝，能"司人生之夭寿"，故神阙又被称为"天根"，由此可见神阙在人身的重要地位，自然其也成了养生保健的首选腧穴之一。

2. 具体操作

（1）直接灸：宋代著名的针灸学家王执中在其《针灸资生经·虚损》有论："旧传有人年老而颜如童子者，盖每岁以鼠粪灸脐中一壮故也。"

（2）熏灸：熏脐灸作为一种有抗衰老作用的强身保健疗法在我国已有上千年历史。古人认为，"神阙，位居正中，人之真气聚于脐下，为命门之根本……艾灸神阙可补命门之火，助一身阳气，助脾胃腐熟水谷，以化气生血，坚固元气"。

（3）药灸：《针灸大成·蒸脐治病法》记载：五灵脂八钱、斗子青盐五钱（生用）、乳香一钱（生用）、没药一钱、天鼠粪（即夜明沙）二钱（微炒）、葱头二钱（干者）、木通三钱、麝香少许，为细末，水和面作圆圈，置脐上，用槐皮剪钱，放于药上，以艾灸之，每岁一壮，可诸邪不侵，百病不入，长生耐老，脾胃强壮。

（二）灸膏肓

1. 理论依据

本法首见于《千金要方·针灸下·杂病》："膏肓俞无所不治，主羸瘦虚损、梦中失精、上气咳逆、狂惑忘误。"此穴的养生保健作用自孙思邈提出以来，备受推崇，历代有继承和发展，王惟一、石藏用、叶余庆、潘琪、僧仲之、徐凤、杨继洲等针灸学家，均对此有所阐述与实践，并认为日灸50壮，累计数百上千壮后，可以达到"无所不治，主羸瘦虚损""令人阳气康盛"的效果。

2. 具体操作

（1）取穴：一般指明于背部第四胸椎棘突下间旁开3寸处，属足太阳膀胱经。

（2）操作方法："按其穴，须得病人中指麻目（木），则灸无不取效……此二穴各一处灸六百壮，多至一千壮。当觉下气砻砻然如流水壮，当有所下出。若无停痰宿疾，则无所下。灸讫后，令人阳气康强。"（《西方子明堂灸经·脊中第三行十四循》）灸量以被灸者中指发麻为度。

（3）禁忌要求：灸本穴在受灸者年龄及方法上有一定讲究。《循经考穴编·足太阳之经》说："此穴人年二十已（以）后方可灸之，仍灸足三里，引火气下行，以固其本。若未出幼而灸，恐火盛上焦积为热病。近见医每不分老少，又多不针三里，以致火气上炎，是不经口授而妄作者也"，提出须年满二十以上才可灸膏肓俞，并且还要配合针刺或灸足三里引火下行的观点，颇有见地。

（三）灸足三里

1. 理论依据

本穴是足阳明胃经之要穴，足阳明胃经与足太阴脾经相表里，脾胃为后天之本，中医有论："先后天相互为养，相辅相成，先天充足则后天健旺，后天健旺先天也得其养"，所以艾灸本穴有养生作用。《外台秘要·不宜灸禁穴及老少加减法》更提出灸本穴的重要性，"凡人年三十以上，若不灸三里，令人气上眼暗（暗）"，即年龄过三十就应该灸足三里。《千金翼方·针灸下·杂法》更称："一切病皆灸三里三壮"，并指出"每天常灸，下气，气止，停也"。

2. 具体操作

灼灸、温灸均可，并可配合神阙、关元之类益养先天元气的腧穴一起操作。但研究结果表明，灼灸并使灸疮久延，更能强身健体，祛病延年。

此外，古人在实践基础上尚提出了灸四花穴（四花穴指膈俞、胆俞二穴）、涌泉、气海、胃俞、脾俞、肾俞等养生保健灸法。

（四）养生保健灸施灸前后注意事项

与我国的其他传统养生保健方法一样，灸疗也讲究相应的操作方法与适应证，如果不能掌握这些原则，灸得过度，反损害人体，成为"恶火"，以致出现骨髓枯槁、血脉凝涩的病变。

点火材料的选择："古来灸病，忌松、柏、枳、橘、榆、枣、桑、竹八木，切宜避之。"（《针灸集书·点艾火》）书中亦记载有以火珠、火镜等聚日光引火，或"清麻油点灯"，或"用蜡烛更佳"的说法。

灸火的剂量，古称之"生熟"，需注意根据不同的情况灵活掌握，这在《千金要方》《外台秘要》等古医籍中都有论述。《外台秘要·不宜灸禁穴及老少加减法》载："凡灸，有生熟候，人盛衰及老少也。衰者少灸，盛壮肥实者多灸。"一般情况下，举凡初病、体质强壮或腰背腹部等，灸之宜熟；而久病、体质虚弱或头面、四肢末端等，灸之宜生。

灸后的调养：关于灸后调养，历代医籍针灸论述颇多，经验也相当丰富。如《针灸大成·灸后调摄法》说："灸后不可饮茶，恐解火气；及食，恐泄经气，须少停一二时，宜入室静卧，远人事，远色欲，平心定气，凡百俱要宽解。尤忌大怒、大劳、大饥、大饱、受热、冒寒。至于生冷瓜果，亦宜忌之。惟食茹淡养胃之物，使气血通流，艾火逐出病气。若过厚毒味，酗醉，致生痰涎，阻滞病气矣。鲜鱼鸡羊，虽能发火，止（只）可施于初灸，十数日之内，不可加于半月之后。今人多不知恬养，虽灸何益？"

灸法的现代研究

一、保健灸机制研究

灸疗以何治病、防病保健，甚至延年益寿呢？现代实验研究结果表明：灸有调整机体各系统脏器功能活动的能力，可增强特异性和非特异性免疫，从而提高机体的抗病能力。国外对艾灸治病的原理持三种观点：①认为红外线的温热刺激效应是治病的主要因素；②认为艾灸疗效是艾的燃烧生成物附着在穴位皮肤上，灸热由穴位处皮肤渗入，从而起到某种治疗作用；③认为机体对艾灸产生的非特异性应激反应是治病的主要原理。

有研究者采用艾条温和灸神阙、双侧足三里，每穴 10 分钟，隔天 1 次。对 40 例无明显器质性疾病的老年人进行两个月观察后发现：保健灸延缓了大脑的老化，改善了心脏功能，改善了视调节功能，延缓了骨骼肌的老化速度；另有研究者采用隔姜灸双侧足三里各七壮，对 61 名健康老年人进行三个月的保健灸，结果表明：血清三酰甘油（甘油三酯）和总胆固醇有明显降低，免疫球蛋白 IgG 和 IgM 有所下降，淋巴细胞转化率显著升高，超氧化物歧化酶明显上升。因而推测，保健灸能预防动脉粥样硬化，对体液免疫有一定的调节作用，能提高细胞免疫功能，有助于清除自由基，延缓衰老的进程。通过众多的临床观察与实验室研究，目前大多数学者认为灸法对人体心血管、呼吸、消化、泌尿、神经、内分泌等系统均有良好的调节作用，能提高人体免疫功能，抑制致病菌的生长，即保健灸不但能治病，还可起到健壮体质，养生益寿的作用。

二、灸法的临床试验研究

近 30 年来，随着灸疗临床应用范围不断扩大，试验研究也不断深入，在热证可灸、灸法补泻以及灸法方法学的研究上取得了不少成果，使灸法的研究进入了一个新的发展阶段。有学者收集过去 30 年 788 篇关于灸法的临床研究资料，发现灸法被广泛运用于临床 178 种病证的治疗中，平均每种病证有 4.4 篇次文献报道。主要优势病种包括泄泻、痛经、尿潴留、带状疱疹、慢性结肠炎、肱骨外上髁炎、面神经麻痹、强直性脊柱炎、哮喘、胎位不正、膝关节骨关节炎、变态反应性鼻炎（过敏性鼻炎）、类风湿关节炎、遗尿症、颈椎病、眩晕、腰椎间盘突出症、压疮、肩周炎、腹胀、肠易激综合征、睡眠障碍、疮疡、白细胞减少症、足跟痛、围绝经期综合征、高脂血症、梅尼埃病、腱鞘炎、便秘、尿失禁、肥胖症、骨质增生症、胃痛、功能性子宫出血、脑血管病后遗症、注射后硬结、糖尿病及并发症、四肢关节软组织疼痛、肌筋膜炎、腹痛、前列腺炎、乳腺增生、月经不调、性功能障碍、皮肤表浅溃疡、呃逆、慢性咽炎、软组织损伤等 50 种病证。

（一）灸治脑血管疾病

通过文献计量学研究，发现脑血管病后遗症的优选灸法为艾条灸，优选穴位为百会、足三里、阳陵泉、曲池、手三里、合谷、列缺、委中、环跳、风市、悬钟；高脂血症的优选灸法为艾灶灸，优选穴位为丰隆、足三里、巨阙、天枢、脾俞、心俞、肝俞。冯氏在辨证施灸治疗原发性高血压预防中风（即脑卒中）过程中，发现灸治 3 月后患者血压下降并保持相对稳定，全血黏度、纤维蛋白均有明显下降，血凝和纤维蛋白溶解系统保持平衡状态，有效地预防了中风的发生。石氏采用无瘢痕直接灸神庭穴治疗中风，患者症状改善，同时有微循环改善明显者 1 例。张氏用艾条灸天窗、百会穴治疗脑血管病所致偏瘫，总有效率 97%，患者脑血流图有明显改善，高血脂、胆固醇也有下降趋势。蒋氏艾灸足三里治疗三期高血压合并脑血栓形成恢复期，发现艾灸能防止血液凝聚，有预防脑血栓再次形成的作用。

（二）灸治免疫性疾病

桥本甲状腺炎是一种与自身免疫系统异常有关的甲状腺病，胡氏以隔附子饼灸法治疗 34 例本病患者，患者在灸治 50 次后，不仅表现为临床症状/体征明显改善，而且甲状腺抗体结合率明显降低，血清总 T_4、T_3 含量明显升高，促甲状腺激素（TSH）含量明显降低。本病患者治疗前 OKT_4^+/OKT_8^+ 细胞比值与自身花环形成率明显高于正常值，灸治后均明显降低，趋向正常。这提示艾灸具有调节机体免疫功能与甲状腺功能的作用，后者改善可能是灸法通过调节前者而实现的。

慢性乙型病毒性肝炎（简称"乙肝"）也是一种免疫性疾病，夏氏应用麦粒灸与隔附子饼灸治疗乙肝患者 24 例，灸治 3 个月后，SGPT 下降十分明显，血清白蛋白升高显著。在免疫学方面，患者 HBeAg 转阴率与抗－HBe 转阳率分别为 54% 和 12%，均明显高于国内外报道的自然转阴率（20%）和转阳率（6%）。此外，艾灸治疗后患者血清免疫球蛋白、循环免疫复合物明显下降，而补体 3、B 因子、E－花环形成率明显升高，这些指标均有力提示，艾灸可有效地调整慢性乙肝患者免疫系统功能，从而抑制

HBV 复制，减轻或修复肝细胞病理损害，促进病情改善。

硬皮病是一种自身免疫性结缔组织疾病。桂氏用隔附子灸法治疗阳虚型本病患者，患者治疗前淋巴细胞转化率明显低于正常值，灸后显著提高，接近正常人水平，且灸治后不但整体症状减轻，循环障碍也得以改善。

（三）灸法的抗休克作用

休克与血流动力学障碍有着密切关系。艾灸抗休克治疗在 20 世纪 60 年代已有应用，近 10 年来在临床和实验研究上也有不少涉及。杨氏用艾灸关元穴治疗 30 例休克患者，有效率为 30%。灸后观察到患者收缩压、脉压显著增加，舒张压略有增加，指间温度上升，外周毛细血管灌注得到改善。杨氏在动物实验中还观察了艾灸关元穴对失血性休克家犬血流动力学及各动脉血氧运输量的影响，结果表明施灸后动物缺氧情况及预后比对照好。

（四）灸法的抗感染作用

王氏用温和灸治疗外感风寒，总有效率为 95.31%；田氏对灸法解热进行了临床试验研究，为艾灸解热提供了客观依据；蔡氏灸治化脓性感染 52 例，总有效率为 95.2%；金氏等以灸法治疗带状疱疹，均取得效果。此外，杨氏用艾灸阳池穴治疗急性睾丸炎，李氏用麦粒灸后溪穴治疗睑腺炎（麦粒肿），高氏用艾灸温灸治疗血栓性浅静脉炎，也收到良好效果。目前，灸法抗感染的治疗范围正迅速扩大，由急性炎症扩大到慢性炎症，由浅表性炎症扩大到脏器炎症。

（五）灸法的抗癌作用

目前，灸法运用于抗癌治疗时多为减轻放、化疗的毒副作用，如白细胞减少症的优选灸法为艾炷灸，优选穴位为脾俞、肾俞、大椎、膈俞、胃俞。翟氏等取大椎、肺枢（双）、脾枢（双），采用小艾炷直接灸的方法，治疗 9 例未做手术或术后复发转移的癌症患者发现：①艾灸对接受过化疗、白细胞数明显低下者，有一定升提作用；②艾灸对癌症患者的 NK 细胞 ADDC 活性似有双向调节作用；③艾灸可提高癌症患者的淋巴细胞转化率；④艾灸可使癌症患者明显低下的 NK 细胞毒活性得到显著增强；⑤艾灸对癌症患者的 $CD3^+$、$CD4^+$、$CD8^+$ 细胞绝对值无明显影响，但能显著提高 $CD4^+/CD8^+$ 值。据此认为，艾灸可提高癌症患者的免疫功能，增强机体抗瘤效应。孙氏观察后发现，艾灸大椎穴对无论是小鼠褡型 S-180 瘤，还是腹水型 ECA 瘤均有一定防止瘤体生长、外袭的治疗作用。野田重任认为，艾灸使瘤消失的原因，不单纯是艾灸烧灼的结果，患者自身免疫也起重要作用。

（六）灸法的其他临床观察

灸法临床应用范围不断扩大，灸治呼吸系统疾病中包括鲍氏隔姜灸治疗慢性支气管炎；梁氏艾灸治疗老慢支及肺气肿；孙氏隔姜灸治疗虚寒型哮喘；何氏以温针灸治疗哮喘急性发作，温针灸能有效降低肺内小气道阻力；李氏和黎氏以化脓灸治疗支气管哮喘，认为灸治疗效与其环核苷酸代谢调整相关。灸治甲状腺病中有廖氏以不同灸法治疗甲亢；邵氏应用隔药粉灸治疗甲状腺功能减低症；胡氏以隔附子饼灸治疗桥本甲状腺炎。灸治结肠炎中有梁氏艾灸治疗急慢性溃疡性结肠炎和张氏以化脓灸治疗慢性非特异性结肠炎。艾灸矫正胎位研究工作也比以前更加深入，江西省矫正胎位研究协作组观察到，艾灸至阴穴胎位转正率为 80.91%，复发率为 8.21%（对照组为 16.92%），艾灸组与对照组相比有显著差异；于氏认为妊娠 28~34 周为理想的胎位纠正时机，27 周以下易复发。

此外，梁氏用隔姜灸治疗精虫减少症；何氏用隔盐灸神阙治疗关节炎；华氏用麦粒灸"中魁"治疗呃逆；李氏用麦粒灸治疗腱鞘炎；吴氏艾条熏灸局部防治肌肉注射形成的硬结；罗氏用"辅灸法"治疗类风湿关节炎；马氏用艾段温针隔橘皮灸治疗糖尿病；福建省灸降血沉协作组用艾条灸降血沉（红细胞沉降率），均取得了良好的疗效。

三、灸法实验研究

经实验测定，艾绒在燃烧时的辐射能谱在 0.5~5 U。这说明艾灸辐射能谱不仅具有远红外辐射作用，还具有近红外辐射作用。据观察发现，在艾灸能谱中近红外为主要成分，其能谱在 1.5 U 左右。近红外线能穿入较深的人体组织，使被照射的组织内出现一些活性物质进入血管，随血液循环而至其他部位，使组织器官的代谢和产热均得到加强。此外，艾灸还产生明显的光电作用和光化学作用。综上，艾灸可激励人体穴位内生物大分子的氢键产生受激相干谐振吸收效应，通过神经－体液系统传递人体细胞所需的能量。

（一）对免疫功能的影响

艾灸治疗过程中近红外辐射作用于人体穴位，是一种有利于刺激穴位的信息照射，有利于艾灸在"产生受激共振"的基础上借助反馈调节机制，纠正病理状态下能量、信息代谢的紊乱功能，以调控机体免疫力。研究提示，机体在艾灸温热刺激下，可激发一种特殊的物质，从免疫角度来看，这种特殊物质可能是"免疫激活素"。实验证明这种"免疫激活素"具有催化剂和调节剂的作用，在施灸后，这种激活的物质不断刺激机体，活化了机体的免疫系统，使原有的免疫机制充分发挥作用。化脓灸支气管哮喘患者前后两个月的免疫功能测定表明：细胞免疫功能明显提高，体液免疫功能亦得到调节改善。艾灸能使动物血清中的 IgG 含量显著升高，因此艾灸对体液免疫的促进调节作用，可能与增强抗体产生细胞的活力有关。需特别指出的是，灸法的作用类似抗原，但其本身不是抗原，它是一种温热刺激，直接刺激机体，使免疫物质得以激活，从免疫补体激活途径来看，类似于替代途径，走近路、疗效快。就"免疫激活素"的作用本质来说，可能是加强了球蛋白的生成。

进一步的实验结果表明，艾灸有提高非特异性免疫和特异性免疫，促进机体的防御功能的作用。直接灸大椎穴 5 次，能显著增加环磷酰胺小鼠白细胞数，并显著促进小鼠腹腔中性粒细胞和巨噬细胞功能；直接灸法可促进家兔的凝聚素和溶血素的产生，提高动物血清中的 IgG 含量、血清总补体含量。且当实验动物的抗体开始下降时行艾灸，仍能使抗体滴度上升至较高水平并维持较长时间。实验表明艾灸组动物的溶血空斑数量显著高于对照组，从而推想艾灸对体液免疫的促进作用可能与增强抗体产生细胞的活力有关。艾灸对免疫的促进作用与穴位的特异性和壮数有关，所取穴位多为关元、百会、肾俞、大椎等强壮保健穴。进一步做动物实验，研究大椎、百会穴各灸二壮及六壮时对体液免疫反应的影响程度，结果提示灸大椎穴二壮效果较好。

灸法对异常亢进的免疫反应则产生抑制作用。用艾绒温灸接受皮片器官移植术小鼠的督脉、足太阳膀胱经、非经脉，均可对移植免疫反应产生明显抑制作用，皮片存活时间显著延长（$P<0.01$）。胡氏治疗 34 例桥本甲状腺炎，每次取一组穴位：①大椎、肾俞；②膻中、中脘、关元，每穴艾灸 5 壮，50 次后反复监测提示甲状腺抗体结合率明显降低（$P<0.05$）。桂氏用隔附子饼或丁桂散，交替取：①大椎、肾俞，②命门、脾俞，③气海、血海，④膈俞、肺俞，治疗 21 例硬皮病；用化脓灸大椎、肺俞治疗 49 例阳虚型哮喘，均显著提高患者淋巴细胞转化率（$P<0.05$），尤其对灸前数值低于正常值患者（$P<0.01$），灸后绝大部分数值转至正常范围。这反映了灸法的异病同治作用。

（二）对心脏及血液循环的影响

1. 对血流动力学的影响

艾灸对紊乱的血流动力学状态有一定调整作用。对休克患者关元穴施灸 15 分钟，收缩压、舒张压、脉压均有明显升高（$P<0.01$），接近正常值。动物实验亦证实，艾灸关元穴可作为抗休克综合急救措施之一。据报道称，艾灸大鼠的肾俞、脾俞、中脘穴，在实验性的肾源性高血压早期阶段，可显著降低血压、血浆肾素活性及血浆多巴胺浓度；在肾源性高血压慢性阶段，治疗价值仅在连续治疗时取得。

2. 对血液流变学的影响

艾灸能改善中风患者的微循环，改善脑血管弹性，增加脑血流量。艾条灸内关、足三里、膻中穴后，39 例冠心病患者的球结膜微循环障碍获得不同程度改善。顾氏分别以化脓灸和脉粒灸治疗慢性精神分裂症患者，取穴：①大椎、心俞；②身柱、膏肓；③神道、肝俞；④紧缩、脾俞。灸治 3 个月后，24 例患者的全血切比黏度、低切比黏度、血小板聚集性显著降低（$P<0.05$）。动物实验证实，艾灸大椎穴能使"血肿"小鼠模型的血块明显缩小，进一步肯定了艾灸的活血化瘀作用。

3. 对心电图的影响

艾灸家兔曲泽穴，对家兔急性心肌缺血性损伤模型存在明确的保护性作用。心电图上表现为 P－P 间期显著缩短，S－T 段下降程度减轻（$P<0.01$）。进一步的实验提示电热烙灸、电炉丝灸（红光）、石英灯灸（白炽光）抑制心率的效应与艾灸作用相似，认为这种作用很可能是艾灸的温热效应所致，与艾叶无关。

4. 对血液系统生化成分的影响

艾灸足三里穴能显著降低高于正常值的血清三酰甘油（甘油三酯）、胆固醇、血纤蛋白原（血浆纤维蛋白原）及纤维蛋白降解产物（FDP）水平，且降 FDP 作用远期效应较好。

（三）对呼吸、消化系统的影响

灸法对呼吸系统的影响，以化脓灸治哮喘研究报道最多，取穴多为大椎、肺俞、定喘、风门、膏肓等。艾灸能不同程度调节虚寒型哮喘患者的自主神经平衡状态及肺功能的各项指标［肺活量（VC）除外］，升高血浆 CAMP 水平，使血浆 CAMP/CGMP 比值接近正常值，且这些指标变化与临床疗效有显著相关性。

艾灸足三里穴可显著提高脾虚患者最大胃电波幅，影响健康家兔小肠消化期综合肌电（IDMED）的不同时期，强化小肠分解运动。艾灸能对抗应激性大鼠胃黏膜损伤，该作用可能与前列腺素有关。艾条灸健康小鼠神阙穴 20 分钟，可显著抑制小肠推进运动。在分别用吗啡、普萘洛尔（心得安）、利舍平（利血平）、阿托品改变小肠运动状态后，这种抑制效应仍旧存在，由此推测此效应可能与儿茶酚胺的作用有关。

（四）对神经系统的影响

一般采用艾炷直接灸的方式。艾条温和灸大椎穴 30 分钟，对家兔实验性阵发性的痫样放电有明显的抑制作用；对散在的痫样放电的抑制，艾条温和灸较直接灸好，其抑制率分别为 77.78%、22.22%。

（五）对肿瘤的作用

艾灸对带瘤生存机体有一定保护作用，能抑制肿瘤生长。杨氏报告用小鼠肉瘤 180 腹水型接种小鼠后，艾灸大椎穴 7 次，实验结果提示艾灸组动物存活率显著提高，瘤体重量平均值小于对照组。

（六）镇痛作用

以家兔甩头作为疼痛反应指标，观察到在艾条灸家兔足三里穴 5 分钟后，痛阈立即上升到有统计意义的水平（$P<0.01$），随着施灸时间的延长，痛阈升高到高点，达 141.44%（把灸前基础痛阈的均值作为 100%）。同时还看到艾灸具有较长的镇痛后效应。艾灸大鼠身柱穴 10 分钟，甩尾阈平均值显著升高（$P<0.01$），切除肾上腺后，作用消失。

（七）解热、抗菌作用

使用抗生素同时加灸患者的大椎、曲池穴 30 分钟，可使 12 种发热疾病导致的体温（均在 38℃ 以上）出现不同程度下降。其中因化脓性腹膜炎、术后感染、泌尿系统及胆道感染、急性胃肠炎体温升高者，48 小时皆可降至 37℃ 以下，较单用抗生素组存在显著差异（$P<0.01$），且伴随症状明显改善，动物实验结果与临床观察一致。而艾灸对正常家兔体温无明显影响。艾灸具有一定抗菌作用，艾熏抑菌实验表明不同熏灸时间能抑制不同致病菌，艾熏 20 分钟能抑制金黄色葡萄球菌、乙型链球菌；艾熏 30 分钟可抑制大肠埃希菌（大肠杆菌）；艾熏 50 分钟可抑制铜绿假单胞菌（绿脓杆菌）。

（八）对物质代谢的影响

桂氏应用大剂量氢化可的松造成小鼠"类阳虚"的虚损模型，发现艾灸对氢化可的松所致的核酸和蛋白质代谢混乱有改善作用。桂氏观察到，在豚鼠胆色素结石动物模型上，其肝脏有不同程度的脂肪变性，而艾灸可延缓脂肪变性的进程。

（九）对微量元素代谢方面的影响

丁氏认为艾灸可使由羟基脲造成的"阳虚"小鼠的肝脾 DNA 的含锌量由低转向正常，铜的含量降低。何氏证明艾条灸使老年人锌的含量升高，铜的含量降低，起到降低锌、铜代谢的作用。

（十）对感传的影响

李氏以艾灸经穴，观察到艾灸感传路线基本上与古代文献所记载的循行路线相符。周氏对 856 例不同疾病患者进行灸治，出现阳性感传者占 85%。蒋氏在灸治支气管哮喘过程中，观察到患者十四条经均可出现经络感传现象。陈氏以艾灸穴位，循经感传出现率达 70% 以上，其特点是开始为单向性，随着灸量的增加多呈双向性传导；灸法感传多为温热感，感传速度平均为 13 mm/s。胡氏以隔药饼灸治 22 例循环免疫复合物（CIC）含量高于正常值的桥本甲状腺炎，发现 17 例出现感传后 CIC 含量恢复到正常水平，而无感传患者灸治后 CIC 含量无明显变化，表明感传出现与人体反应性有相关性。

参考文献

[1] 周楣声. 医学全集 [M]. 青岛：青岛出版社，2012.

[2] 吴中朝. 吴中朝 10 分钟艾灸 [M]. 南京：江苏科技出版社，2012.

[3] 李龙春. 近 10 年来天灸疗法的临床应用 [J]. 辽宁中医药大学学报，2011，13（10）：177-179.

[4] 兰蕾，常小荣，石佳，等. 艾灸的作用机理研究进展 [J]. 中华中医药学刊，2011，29（12）：2616-2620.

[5] 许焕芳，赵百孝. 艾灸疗法作用机理浅述 [J]. 上海针灸杂志，2012，31（1）：6-9.

[6] 王家平，尹海燕，卢圣锋，等. 艾灸温热效应研究概况 [J]. 辽宁中医杂志，2012，39（4）：760-763.

[7] 岳公雷，杜广中，张磊. 不同质量艾炷灸温度时间曲线变化的研究 [J]. 上海针灸杂志，2011，30（10）：704-706.

[8] 王玲玲. 艾灸的特点及温通效应 [J]. 中国针灸，2011，31（10）：865-868.

[9] 苏李，李亮，杨金生，等. 艾灸对机体功能影响的现代研究 [J]. 中国中医药信息杂志，2010，17（2）：101-103.

[10] 夏永莉，赖新生. 从生物传热学角度研究中医艾灸机理 [J]. 生物医学工程，2008，27（2）：142-144.

[11] 杨莉，杨金生，李亮，等. 灸法作用机理的研究现状与分析 [J]. 光明中医，

2010，25（5）：900−901.

[12] 于赓哲. 唐宋民间医疗活动中灸疗法的浮沉——一项技术抉择的时代背景分析 [J]. 清华大学学报（哲学社会科学版），2006，21（1）：1−11.

[13] 张青元，胡淑萍. 艾灸机理研究现状与探析 [J]. 上海针灸杂志，2008，27（5）：47−50.

[14] 张昆. 灸法的古今文献研究 [D]. 济南：山东中医药大学，2011.

[15] 李观荣，易群，吴世敏，等. 艾灸灸量以唇红为度的初步观察 [J]. 四川中医，2001，19（6）：17−18.

[16] 李蓉，彭晓红，李琼研，等. 灼灸对哮喘泪滴样红细胞影响的初步研究 [J]. 四川中医，2010，28（8）：113−115.

（吕建琴　冯睿智　李宁）

中篇　针灸与临床

第四章 针灸治疗总论

针灸治疗疾病是根据脏腑、经络学说，运用四诊、八纲理论，将临床证候进行分析归纳，明确病因、病机、病位、病性，然后根据辨证，采用针灸配穴处方，或针或灸，或针灸并用，以通其经脉，调其气血，使阴阳相对平衡，从而达到防治疾病的目的。因此，学好针灸治疗是进入临床的重要环节，具有十分重要的意义。

第一节 针灸治疗作用

古代和近代医家通过长期的医学实践，认为针灸具有疏通经络、调和阴阳、扶正祛邪的作用。现代研究也从多角度证实了针灸具有上述治疗作用，进一步完善了针灸临床的处方和刺灸方法，深化了对针灸作用机制的认识。

一、疏通经络

疏通经络就是调理经气，通过针灸治疗，使瘀阻的经络通畅，气血流通，是针灸最基本、最直接、应用最广的治疗作用。经络"内属于脏腑，外络于肢节"，运行气血是其主要的生理功能之一。经络功能正常，气血运行通畅，各脏腑器官、四肢百骸得以濡养，内脏与体表得以沟通，机体可发挥其正常的生理功能。若经络功能失常，气血运行受阻，则会影响人体正常的生理功能，进而出现病理变化，发生疾病。

根据经络辨证，若经络不通，则气血运行受阻，其临床常常表现为疼痛、麻木、肿胀等症状。针灸治病就是采用针法或者灸法作用于经络、腧穴，通过经气的作用疏通经络、调理气血，从而使经络通畅、气血运行正常，达到治疗疾病的目的。

二、调和阴阳

调和阴阳是指针灸可以使机体从阴阳的失衡状态向平衡状态转化，是针灸治疗最终要达到的根本目的。"阴胜则阳病，阳胜则阴病"，针对人体疾病的这一主要病理变化，运用针灸方法调节阴阳的偏盛偏衰，可以使机体转归于"阴平阳秘"的状态，从而恢复脏腑经络的正常功能，达到治愈疾病的目的。

针灸调和阴阳的作用，主要是通过经络的阴阳属性、腧穴配伍和针刺手法来实现的。如中风后出现的足内翻，从经络辨证上可以确定为阳经缓而阴经急，治疗时采用补阳经而泻阴经的针刺方法，平衡阴阳。又如治疗肝阳上亢引起的头痛、眩晕等症，既可以取足少阴经穴太溪以滋肾阴，又可以取足厥阴经穴太冲以泻肝阳，滋水涵木，使阴阳平衡，从而消除症状。

三、扶正祛邪

扶正祛邪的作用是指针灸可以扶助机体正气以祛除病邪。扶正，就是扶助正气，补益脏腑气血，增强抗病能力，正气得复就利于抗邪；祛邪就是祛除病邪，减轻疾病的症状，消除致病因素，病邪得除可减轻对正气的损伤。疾病的发生、发展及其转归的过程，实质上就是正邪相争的过程。扶正祛邪是疾病的良性方向转归的基本保证，是针灸治病的根本法则和手段，又是针灸治疗疾病的作用过程。《素问·刺法论》说："正气存内，邪不可干"。《素问·评热病论》说："邪之所凑，其气必虚。"针灸治疗作用不像中药药性和药理作用那样可见，在临床上针灸的扶正祛邪就是通过补虚泻实来实现的。

第二节 针灸治疗原则

针灸治疗原则是运用针灸治疗疾病所遵循的基本法则，是确立治疗方法的基础，它对于针灸处方选穴及操作方法的运用等均具有重要的指导意义。在运用针灸治疗疾病时，具体的治疗方法多种多样，但从总体上把握针灸的治疗原则具有化繁就简的重要意义。针灸的治疗原则可以概括为补虚泻实，清热温寒，治病求本，调神与调气并重，注重三因制宜。

一、补虚泻实

补虚泻实就是使不足的正气得到扶助，邪气得以祛除。《素问·通评虚实论》说："邪气盛则实，精气夺则虚。""虚"指正气不足，"实"指邪气旺盛。虚则补，实则泻，属于中医正治法则，正如《灵枢·经脉》说："盛则泻之，虚则补之，热则疾之，寒则留之，陷下则灸之，不盛不虚以经取之。"《灵枢·九针十二原》说："虚则实之，满则泄之，宛陈则除之，邪盛则虚之。"这些都是针对虚证和实证制订的治疗原则。在针灸临床上补虚泻实原则有特殊的含义。

（一）虚则补之，陷下则灸之

"虚则补之"指虚证采取补法治疗。针刺治疗虚证用补法主要是通过针刺补泻手法中的补法、穴位的选择及配伍等实现，如采用提插补法、捻转补法等。在有关脏腑经脉的背俞穴、原穴实行补法，可改善脏腑经络功能，调补阴阳、气血等的不足。另外，应用偏补性能的腧穴如关元、气海、命门、肾俞等穴，并采用适宜的手法，也可起到补益正气的作用。

"陷下则灸之"属于"虚则补之"的范畴，对于气虚下陷证的治疗原则是以灸治为主。针灸临床对于因脏腑经络之气虚弱、中气不足而出现气虚下陷的一系列病证，如久泻、久痢、遗尿、脱肛、阴挺等，常在百会、气海、关元等穴应用温灸方法，可较好地起到温补阳气、升提举陷的目的。

（二）实则泻之，宛陈则除之

"实则泻之"指实证采用泻法治疗。针刺治疗实证用泻法主要是通过针刺补泻手法中的泻法、穴位的选择和配伍等实现。如在大多数穴位上采用提插泻法、捻转泻法等，或用三棱针放血，或用皮肤针重叩出血等，可以起到祛邪的作用。同时，应用偏泻性能的腧穴如十宣、水沟、素髎、丰隆等穴，也可达祛邪的目的。

"宛陈则除之"属于实证用泻法的一种。"宛"同"瘀"，有瘀结、瘀滞之义。"陈"即"陈旧"，引申为时间长久。"宛陈"泛指络脉瘀阻之类的病证。"除"即"清除"，指清除瘀血的刺血疗法等。《素问·针解》说："宛陈则除之者，出恶血也。"就是对络脉瘀阻不通引起的病证，宜采用三棱针点刺出血，达到活血化瘀、消肿止痛的目的。对于病情较重者，可点刺出血后加拔火罐，这样可以排出更多的恶血，促进病愈。腱鞘囊肿、小儿疳证的点刺放液治疗也属于此类。

（三）不盛不虚以经取之

"不盛不虚"并非指病证本身无虚实可言，而是脏腑、经络的虚实表现不甚明显，或一时难以辨别。其主要是由于病变脏腑、经脉本身的病变，而不涉及其他脏腑或经脉，属于本经自病。治疗应按本经循经取穴，正如《灵枢·禁服》所说："不盛不虚，以经取之。"同时在针刺时，多采用平补平泻的针刺手法，使本经的气血调和，脏腑功能恢复正常。

二、清热温寒

清热就是热证治疗用清法，温寒就是寒证治疗用温法。《灵枢·经脉》说："热则疾之，寒则留之。"这是针对热证和寒证制订的清热、温寒的治疗原则。

（一）热则疾之

热则疾之，即热证的治疗原则是浅刺疾出或点刺出血，手法宜轻而快，不留针或短留针。因为病性属热、属实，针用泻法，只针不灸，以清泻热毒。《素问·至真要大论》说："温则清之。"如风热感冒，常取大椎、曲池、合谷、外关等穴浅刺疾出，即可达到清热解表的目的。又若膝关节红肿热痛，可在内、外膝眼用粗针疾刺疾出，以加强泻热、消肿、止痛的作用。

（二）寒则留之

寒则留之，即寒证的治疗原则是深刺而久留针，以达温经散寒的目的。因寒性凝滞而主收引，针刺时不易得气，故有时应留针候气；若寒邪在里，凝滞脏腑，则针刺宜深而久留。在治疗过程中，根据寒邪侵犯的部位，可加艾灸温阳散寒，使阳气得复，寒邪乃散，临床以温针灸法最为常用。

三、治病求本

治病求本就是在治疗疾病时要抓住疾病的根本原因，采取针对性的治疗方法。在疾病发生、发展的过程中，常常有许多临床表现，标本缓急错综复杂，同时不少时候甚至出现假象。这就需要我们运用中医理论和诊断方法，分清标本缓急，抓住主要矛盾；认真地分析其发病的本质，去伪存真。坚持整体观念和辨证论治，这样才能避免犯"头痛医头、脚痛医脚"的错误，只有抓住了疾病的本质，才能达到治愈疾病的目的。在针灸治疗上也只有掌握标本缓解，才能做到"用之不殆"。

（一）急则治标

在一般情况下，治病求本是一个根本法则。但在特殊情况下，标病急于本病，如不及时处理，标病可能转为危重病证，此时应随机应变，按"急则治其标，缓则治其本"的原则，先要治疗标病。急则治标是在特殊情况下采取的一种权宜之法，如对于任何原因引起的高热抽搐，应当首先针刺大椎、水沟、合谷、太冲等穴，以泻热、开窍、息风止痉；对于任何原因引起的昏迷，都应先针刺水沟，醒脑开窍。又如对于患有脏器慢性疾病的患者，如遇急性软组织损伤而出现疼痛难忍时，应该首先治疗其疼痛。

（二）缓则治本

治本是治疗疾病的根本目的。在一般情况下，治疗疾病都要坚持治病求本的原则，尤其对于慢性病和急性病的恢复期有重要的指导意义，正如《素问·阴阳应象大论》所说："治病必求于本。"正虚者固其本，邪盛者祛其邪；治其病因，症状可除；治其先病，后病可解，这就是"伏其所主，失其所因"。如头痛，可由外感和内伤等多种原因引起，治疗时就不能单纯地采用对症治疗，而应找出致病的原因、病变的部位，进而选用相应的经络穴位和操作方法。又如肾阳虚引起的五更泄，泄泻是其症状之标，肾阳不足为本，治宜灸气海、关元、命门、肾俞。

（三）标本同治

标本同治是本病与标病并重时的一种治疗原则。当标本俱急，已不允许单独治标或单独治本时，应当采取标本同治的方法。如体虚感冒，如果一味解表可使机体正气更虚，而单纯扶正可能留邪。因此，应当益气解表，益气为治本，解表为治标，宜补足三里、关元，泻合谷、风池、列缺等。

当标病与本病处于俱缓时，也可采用标本兼治的方法。如脾虚气滞引起的腹胀，既取脾俞、足三里等健脾以治本，又取大横、天枢等理气消胀以治标。

四、调神与调气并重

调神又称治神、守神，《素问·宝命全形论》说："凡刺之真，必先治神。"所谓调神，一是指在针灸施治前注重调治患者的精神状态；二是指在针灸操作过程中，医者专一其神，意守神气，患者神情安定，意守感传。调神贯穿于针灸治病的全过程。所谓调气就是采用补虚泻实等针刺手法使经气调和。《灵枢·刺节真邪》说："用针之类，在于调气。"《灵枢·始终》说："凡刺之道，气调而止，补阴泻阳，音气益彰，耳目聪明，反此者，血气不行。"针灸治病就是通过采用各种刺灸方法，刺激一定的腧穴以激发经气，疏通全身气血，从而使偏盛、偏衰的脏腑功能趋于和谐平衡，这就是"调气"。

《素问·针解》说："制其神，令气易行。"《灵枢·官能》指出："工之用针也……明于调气。"又说："用针之要，无忘其神。"说明调气和调神是密不可分、相互促进的。其中气的活动以神为主导，神动则气行，患者神志专一，精神内守，医者也要神志专一，以助于针灸得气和气至病所。而调气又是调神的重要环节或具体的手段，通过调气，有助于"神志守一"，从而进一步改善患者的功能状态。调神和调气是针灸作用的关键，也是有别于中医其他学科的诊治特色。针灸治疗的作用都是建立在调神、调气基础上的。

五、注重三因制宜

"三因制宜"指因时、因地、因人制宜，即根据患者所处的季节（包括时辰）、地理环境和治疗对象的不同情况而制定适宜的治疗方法。

（一）因时制宜

根据不同的季节和时辰特点，制定适宜的治疗方法。在应用针灸治疗疾病时，考虑患者所处的季节和时辰有一定意义，因为四时气候的变化对人体的生理功能和病理变化有一定的影响。春夏之季，阳气升发，人体气血趋向体表，病邪伤人多在浅表；秋冬之季，人体气血潜藏于内，病邪伤人多在深部。故治疗上，春夏宜浅刺，少用灸法；秋冬宜深刺，多用灸法。因时制宜还包括针对某些疾病的发作或加重规律而选择有效的治疗时机。如精神疾患多在春季发作，故应在春季之前进行治疗；痛经治疗也应在经前1星期开始。

（二）因地制宜

因地制宜指根据不同的地理环境特点制定适宜的治疗方法。由于地理环境、气候条件和生活习惯的不同，人体的生理功能、病理特点也有所区别，治疗应有差异。如在寒冷地区，治疗多用温灸，而且应用壮数较多；在温热地区，应用灸法较少。正如《素问·异法方宜论》指出："北方者……其地高陵居，风寒冰冽。其民乐野处而乳食，藏寒生满病，其治宜灸焫……南方者……其地下，水土弱，雾露之所聚也。其民嗜酸而食胕，故其民皆致理而赤色，其病挛痹，其治宜微针。"

（三）因人制宜

根据患者的性别、年龄、体质等的不同特点而制定适宜的治疗方法。由于男女在生理上有不同特点，如妇人以血为用，在治疗妇人病时多考虑调理冲脉（血海）、任脉等。年龄不同，针刺方法也有差别。《灵枢·逆顺肥瘦》说："年质壮大，血气充盈，肤革坚固，因加以邪，刺此者，深而留之……婴儿者，其肉脆，血少气弱，刺此者，以毫针，浅刺而疾发针，日再可也。"患者个体差异更是决定针灸治疗方法的重要因素，如体质虚弱、皮肤薄嫩、对针刺敏感者，针刺手法宜轻；体质强壮、皮肤粗厚、针感较迟钝者，针刺手法可重些。

第三节　针灸临床辨证论治纲要

辨证论治是中医学的特色和精华所在，在针灸临床中具有特殊的运用形式，以脏腑、气血证治为基础，以经络证治为核心，以八纲证治为纲领。针灸治病就是在整体观念的指导下，根据脏腑、经络学说，运用四诊八纲理论，将临床所见的各种不同证候按脏腑疾患、经络病候和相应组织器官病证的形式进行分析归纳、辨证论治。

在针灸临床实践中，分析疾病的病因、病机，归纳疾病的病位、病性，就是将八纲、脏腑、气血、经络的辨证方法紧密结合、融会贯通。分析病性是属寒还是属热，是属虚还是属实，是属阴还是属阳，确定病位在表还是在里，是在经还是在络，是在脏还是在腑，然后确定治疗大法，配穴处方，按方施术——或针或灸，或针灸并用；或补或泻，或补泻兼施，以通经络，调气血，调和脏腑，平衡阴阳，从而达到"阴平阳秘，精神乃治"的目的。

一、八纲证治

八纲证治就是以望、闻、问、切四诊获得的临床资料为依据，对病变的部位、病性、正邪关系等情况进行综合分析，将其归纳为阴、阳、表、里、寒、热、虚、实八类证候而进行针灸治疗的一种方法，是各种辨证论治的总纲。

一般而言，凡不及的、衰退的、低下的、抑制的、里证、寒证、虚证属阴的范畴；而太过的、旺盛的、亢进的、兴奋的、表证、热证、实证属阳的范畴。

疾病在经络、皮肉者属表。六淫之邪侵犯体表，症状反映在外的称为"表证"，多为外感病初期，一般发病较急，病位较浅，病势较轻，病程较短。疾病在脏腑、筋骨者属里。病邪侵入人体内，波及脏腑，症状表现在内的称为"里证"，一般发病较慢，病位较深，病势较重，病程较长。外感、内伤均可产生里证。表证治宜通经活络、疏散表邪。里证治宜通调脏腑、行气活血。

寒热是就疾病的性质而言。寒证是阴气过盛或阳气不足，无力抵御阴邪而导致的病证。热证是阳气过盛或阴气不足而导致的病证。根据"治寒以热""寒则留之"的原则，寒证治宜温通经络、助阳散寒、针灸并用、补泻兼施。本着"热则疾之"的治疗原则，热证应浅刺疾出，少留或不留针。

虚实指机体正气的盛衰和病邪的消长。《素问·通评虚实论》曰："邪气盛则实，精气夺则虚。"虚为正气不足之证，泛指机体脏腑、经络、卫气营血不足以及阴阳偏衰的一系列病证。实证为邪气有余，或正气不衰而与病邪抗争以及阴阳偏盛的一系列病证。对于虚证，本着"虚则补之""陷下则灸之"的治疗原则。阳气虚者，针灸并用，针用补法，重灸，以益气养血，鼓舞正气，补益脏腑，调补经络的机能。对于实证，在正气不虚的情况下本着"盛则泻之""宛陈则除之"的治疗原则，只针补灸，泻法或点刺出血，以泻实祛邪、镇静宁神、消肿止痛。

二、脏腑证治

脏腑证治是以脏腑学说为基础，将四诊所获得的证候和体征进行综合分析，从而对病变所在脏腑部位、性质以及正邪的盛衰做出诊断并进行治疗的一种辨证论治方法。脏腑证治是在明确病因、病机，并对疾病进行辨证分型的基础上采取的一系列治疗措施。

三、气血证治

气血证治是在分析气血的一系列病理变化的基础上，对其所表现的不同证候进行辨证论治的一种方法。气血是机体生命活动的物质基础，起着濡养脏腑、疏通经络、抗御外邪、调节平衡的重要作用。脏腑有病，对气血的形成发生影响，而气血的病变也会影响脏腑的功能活动。因此，气血的病变和脏腑的病变是密切相关、互为因果的。

四、经络证治

经络证治是以经络学说为主要依据的辨证论治方法，主要是根据经络的循行分布、属络脏腑、病候特点等来确定疾病的经络归属，从而选择相应的经络治疗方法。

（一）辨证归经

辨证归经是以临床表现为依据的归经形式。如症见"肺胀满，膨膨而喘咳，缺盆中痛"等归于手太阴肺经；舌本强痛归于足太阴脾经等。

（二）辨位归经

辨位归经是直接将病变部位作为依据的一种归经形式。由于十二经脉在人体的分布既有明确的部位，又有一定的规律可循，所以，根据疾病发生的不同部位来判断是何经的病证，在经络辨证中是至关重要的一环。例如头痛：根据经脉在头部的分区而论，前额为阳明之位；侧头为少阳分野；后枕为太阳所在；巅顶为厥阴所属。

此外，在针灸临床诊治过程中，了解辨证要点，还要注意辨证与辨经相结合、辨证与辨病相结合。辨证与辨经都是针灸临床辨证论治的核心，辨证是中医诊治的最基本特征，针灸临床对许多疾病的诊治可采用辨证的方法。同时人体内脏的病变，往往会导致其相关的经脉循行部位或腧穴上出现异常的反应，而治病就是直接作用于这些部位或腧穴，通过经络的传导反应，以达到目的。

《灵枢·卫气》说："能别阴阳十二经者，知病之所生；知候虚实之所在者，能得病之高下。"《灵枢·官能》说："察其所痛，左右上下，知其寒温，何经所在。"《灵枢·经脉》将不同的病候按十二经脉系统予以分类，成为历代针灸临床辨证归经的依据。《针经指南·标幽赋》说："论脏腑虚实，须向经寻。"《经络考》载："脏腑阴阳，各有其经，四肢筋骨，各有其主，明其部以定经。"围绕脏腑经络进行辨证，复杂的证候即有所归属，从而可以有的放矢地指导循经取穴，大大提高治病效果。如肝气郁结型乳痛，因厥阴之脉布于胸胁，达于乳部，肝郁化火，循经上乳，结聚成痛，故可取肝经行间、期门等穴进行治疗。

临床应用上，在明确辨证的基础上，结合经络的循行部位及所联系的脏腑而进行辨证归经，然后根据辨证和辨经的结果，进行相应的配穴处方，依方施术。在针灸临床，针对不同的疾病，如内脏疾病或运动系统疾患，可分别采用以辨证为主或辨经为主的诊治方法。

第四节　针灸配穴处方

针灸配穴处方就是在中医理论及经络学说的指导下，选取腧穴并进行配伍，进而确立刺灸法而形成的治疗方案。

腧穴的选择

穴位是针灸处方的第一组成要素，与针灸疗效有密切的关系，这里介绍基本的选穴原则和配穴方法。

（一）选穴原则

选穴原则是针灸临床选取穴位应该遵循的基本法则，包括近部选穴、远部选穴、辨证选穴和对症选穴，四者运用时可分可合。近部选穴和远部选穴是针对病变部位而确定腧穴的选穴原则，辨证选穴和对症选穴是针对疾病表现出的证候及病因病机或症状而选穴的原则。

1. 近部选穴

近部选穴是根据腧穴能治疗病变局部和邻近部位病证这一规律而提出的选穴方法，是腧穴局部治疗作用的体现，多见于局部症状比较明显的病证，又称局部选穴。如胃痛取中脘，耳鸣取听宫，面瘫取颊车、地仓等。

2. 远部选穴

远部选穴是根据腧穴具有远治作用的特点提出来的，是在病变部位所属和相关的经络上，距病位较远的部位选穴的方法，又称远端选穴，是"经络所过，主治所及"治疗规律的体现。如胃痛选取足阳明胃经的足三里，上牙痛选足阳明胃经的内庭，下牙痛选手阳明大肠经的合谷等。

3. 辨证选穴

辨证选穴是根据疾病的证候特点，分析病因、病机而辨证选穴的方法。临床上发热、多汗、盗汗、虚脱、抽风、昏迷等均无明显局限的病变部位而呈现全身症状的，就应用脏腑辨证选穴法，如肾阴不足导致的虚热选肾俞、太溪，肝阳上亢引起的抽风选太冲、行间等。另外对于病变部位明显的疾病，针对其病因、病机而选穴也是辨证选穴的范畴，如牙痛根据病因、病机可分为风火牙痛、胃火牙痛和虚火牙痛，风火牙痛选风池、外关，胃火牙痛选内庭、二间，虚火牙痛选太溪、行间。

4. 对症选穴

对症选穴是根据疾病的某些症状或性质而选穴的方法，是腧穴特殊治疗作用及临床经验在针灸处方中的具体运用，又称"经验选穴"，这是针灸处方中不可忽视的环节。如哮喘选定喘穴，小儿疳积选四缝，腰痛选腰痛点等。

（二）配穴方法

配穴方法是在选穴原则的指导下，针对疾病的病位、病因病机等，选取主治作用相同或相近，或对于治疗疾病具有协同作用的腧穴进行配伍应用的方法。临床上穴位配伍的方法多种多样，但总体归纳为按部配穴和按经配穴两大类。

1. 按部配穴

按部配穴是结合机体上腧穴分布的部位进行穴位配伍的方法，主要包括远近配穴法、上下配穴法、前后配穴法、左右配穴法。

（1）远近配穴法：是以病变部位为依据，在病变局部和远部同时选穴配伍成方的方法，这在临床上应用最为广泛。如牙痛以局部的颊车和远道的合谷、内庭相配，腰痛以局部的夹脊和远道的承山、昆仑相配。

（2）上下配穴法：是将人体上部腧穴和下部腧穴配合应用的方法，在临床上应用较为广泛。如胃脘痛可上取内关，下取足三里；头项强痛可上取大椎，下取昆仑；阴挺可上取百会，下取三阴交。

（3）前后配穴法：是将人体前部和后部的腧穴配合应用的方法，"前"指胸腹，为阴，"后"指背腰，为阳，故又称为腹背阴阳配穴法，在《黄帝内经》中称为"偶刺"。前后配穴法常用于治疗脏腑疾患，如膀胱疾患，前取水道或中极，后取膀胱俞或秩边；肺病前取中府，后取肺俞；胃脘痛前取中脘，后取胃俞。临床上常见的俞、募配穴应用就属于本配穴法的典型实例，是最为常用的前后配穴法。

2. 按经配穴

按经配穴即按经脉理论与经脉之间的联系配穴，常见有本经配穴、表里经配穴、同名经配穴、子母经配穴、交会经配穴等。

（1）本经配穴：当某一脏腑、经脉发生病变而未涉及其他脏腑、经脉时，即遵循"不盛不虚以经取之"的治疗原则，选取本经的腧穴配伍成方。例如：少阳头痛，以足少阳胆经率谷、风池、足临泣相配。

（2）表里经配穴：是以脏腑、经脉的阴阳表里关系为依据的配穴方法，根据《素问·阴阳应象大论》中"从阴引阳，从阳引阴"的理论制定的。具体方法是某一脏腑、经脉存在疾病，除选取本经脉的腧穴，同时配以表里经有关腧穴。例如心绞痛以手厥阴心包经内关配手少阳三焦经外关，肝病以足厥阴肝经期门、太冲配足少阳胆经阳陵泉等。

（3）同名经配穴：是在同名经"同气相通"的理论指导下，以手足同名经腧穴相配的方法。例如：落枕、急性腰扭伤、太阳经头痛以手足太阳经的后溪、昆仑相配。

（4）子母经配穴：是参照脏腑及十二经的五行属性，根据虚则补其母，实则泻其子的治疗原则制定的配穴方法。例如肝阳上亢引起的头晕、头痛、目赤肿痛等，除取足厥阴肝经太冲、行间，根据木生火，实则泻其子的原理，另配手少阴心经腧穴，如神门、少冲以泻火平肝。

（三）处方组成

处方就是选穴、配穴、针灸措施和补泻手法的结合。

1. 影响针灸处方的因素

针灸处方中，腧穴有主次，施术有先后，主穴应每次必取，重点施术，配穴酌情使用。针刺与艾灸临床应用不同，如实热证一般只针不灸；虚寒证就应少针多灸。针刺深浅不同，产生的疗效也不一样。因此，针灸临床要因人、因时、因针刺部位的不同而灵活掌握针刺的深浅。补泻是针灸施治的基本法则，同一腧穴，如果补泻手法不同，治疗作用可能完全相反。例如汗证，补合谷，泻复溜可以发汗；泻合谷，补复溜则可以止汗。

2. 把握治疗时间

选择适宜的治疗时间在有些病证治疗中能够使针灸更好发挥作用，提高疗效，如失眠症，一般选择下午或晚上睡前治疗，月经不调应该在月经来潮前1周治疗。留针时间也是针灸处方的重要内容，一般病证留针以20～30分钟为宜。对于不易配合针刺操作的婴幼儿以及肢体痉挛性的患者，不适合留针，可使用针刺手法后旋即出针，防止发生弯针、断针等事故。多数疾病以针灸 10 次左右为一疗程；部分急性病证，如急性扭伤、牙痛以 3～5 次为一疗程；少数慢性病、疑难病如中风、肥胖等，至少 1 个月为一疗程。

参考文献

［1］王启才. 针灸治疗学［M］. 北京：中国中医药出版社，2003.
［2］梁繁荣. 针灸学［M］. 上海：上海科学技术出版社，2006.

（韩晓霞　吕建琴　冯睿智）

第五章　针灸在神经系统疾病中的应用

第一节　针灸治疗神经系统疾病的思路

1. 坚持辨病与辨证相结合的原则

针灸学是中医学的重要组成部分，辨证时四诊合参，注重辨脏腑、辨经络、辨主症。辨病是现代医学的专长，针灸临床应在继承中医学辨证论治特色的基础上，结合现代医学的诊断检查方法以及解剖、生理、病理知识，拓展思路。

2. 注重筛选总结最优的方案

观察并选用临床上具有特异性治疗作用的经验穴，加以研究并组成优化方案，特别应注重针刺手法的应用和研究，使理、法、方、穴、术规范化，形成针灸治疗神经系统疾病的标准方案。

3. 秉持针灸早期介入治疗的理念

针灸疗法的特点是治疗越早疗效越好。在疾病早期适当进行针灸治疗，可阻止病情继续发展，提高神经系统的自我恢复与代偿能力，避免或减少后遗症的发生，使功能残损最低限度降低，加速自然恢复过程，缩短病程，并为功能恢复打下良好的基础。

第二节　部分神经系统疾病的针灸治疗简介

一、中　风

中风即脑卒中（stroke），是急性脑循环障碍迅速导致局限性或弥漫性脑功能缺损的临床事件，包括出血性和缺血性两种类型。其发病率为（100～300)/10 万，死亡率为（500～740)/10 万，是人类疾病死亡的三大主要原因之一。

（一）中医对中风的认识

中风因起病急骤，如矢石之中，证见多端，变化迅速又与风邪善行数变的特征相似，故被以"中风"名之。由于历代医家对中风的认识不一，又往往根据自己的理解去定义、命名，故在中医中风理论几千年的发展中，"中风"的病名可谓繁多，从另外一个角度看，中风病名的发展也体现了中风理论的变迁。

有关中风的记载始见于《黄帝内经》，其病名有大厥、薄厥、扑击、偏枯、痱风等，但都是以症状描述来命名。以"中风"命名最早见于《金匮要略·中风历节病脉证并治》，其曰："夫风之为病，当半身不遂，或臂不遂者，此为痹，脉微而数，中风使然"，依其论述，与现代所论述之中风相同。《圣济总录》则首次以"卒中风"为中风的名称。

在中医学上，中风的病因、病机经历了从外因论到内因论的发展过程。综合历代医家之论，中风的病理机制为正气不足，经脉空虚，风邪入侵。烦劳过度，病久体虚，年老体衰，阴阳失调，肝风内动；或饮食不节，劳倦内伤，脾失健运，聚湿生痰，痰郁化热，阻滞经络，蒙蔽清窍；或肝阳素旺，木克脾土，脾失运化，内生痰浊；或内火炽盛，炼液成痰，以致肝风挟痰火窜扰经络，蒙蔽清窍而跌倒昏迷，歪僻不遂；五志过及，心火暴盛，风火相煽，或肝郁气滞，失于条达，气血瘀滞，或暴怒伤肝，肝阳暴动，气血俱浮，上冲于脑，突发大厥。总之，中风的发生，病理机制复杂，但其病理变化归结起来，不外风、火、痰、气、血、虚六端。

（二）中风的辨证思路

中医根据病位深浅、病情轻重将中风分为中经、中络、中脏、中腑四个层面。

中经络，即中经与中络的总称。《金匮要略·中风历节病脉证并治》说："邪在于络，肌肤不仁。邪在于经，即重不胜"；《医学正传·中风》云："外无六经之形证，内无便溺之阻隔，但手足不遂，言语謇涩者，此邪中于经也"。中经络者，总体而言病变较浅，病情较轻，一般无神志改变，仅表现为口眼歪斜，肌肤麻木，或语言不利，口角流涎，半身不遂等症，苔薄白，脉弦滑。

中脏腑，《金匮要略》曰："邪入于腑，即不识人，邪入于脏，舌即难言，口吐涎"，指出中脏腑是病情进一步发展，疾病更加严重的阶段。中医根据临床表现进一步将中脏腑分为闭证和脱证：闭证表现为突然昏扑，不省人事，牙关紧闭，口噤不开，两手握固，大小便闭，肢体强痉；脱证主要表现为突然昏扑，不省人事，目合口张，鼻鼾息微，手撒尿遗，汗出肢冷，肢体软瘫，舌痿，脉微欲绝。

（三）针灸治疗原则

中经络（含后遗症恢复期）：醒脑开窍，疏经通络。

中脏腑（急性期）：闭证则清肝熄风，豁痰开窍；脱证则回阳固脱，益气开窍。

（四）治疗方法

1. 中经络

【治法】醒脑开窍，疏经通络。

【穴位组成】主穴：内关、人中、三阴交（图5-1～图5-3）；辅穴：极泉、尺泽、委中，均取患侧。

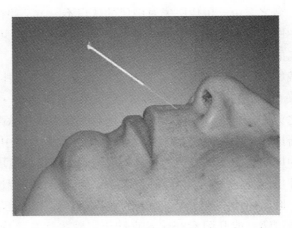

图 5－1　针刺人中穴

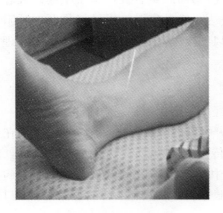

图 5－2　针刺三阴交

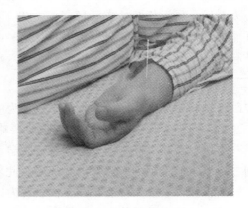

图 5－3　针刺内关穴

【配伍】手指握固者加合谷、八邪，肘不能伸者加曲池。

【针刺手法】先刺双侧内关，施捻转提插相结合的平补平泻手法，施术 1 分钟；风府低头取穴，直刺 2～2.5 寸；取三阴交时沿胫骨内侧缘与皮肤呈 45°角斜刺，进针 1～1.5 寸，用提插补法，以患侧下肢抽动 3 次为度。

2. 中脏腑

(1) 闭证：卒然神昏，意识障碍，口噤目张，两手握固，痰壅气塞。

【治法】启闭开窍。

【穴位组成】内关、人中、十宣、十二井。

【针刺手法】先刺双侧内关，施捻转提插相结合的泻法，施术 1 分钟；继刺人中，向上斜刺 0.5 寸，用重雀啄手法至流泪或眼球湿润为度；十宣、十二井以三棱针点刺，挤压出血，每穴出血量 1～2 ml。

"凡初中风跌倒……不省人事，牙关紧闭，药水不下，急以三棱针刺手十指十二井穴，当去恶血。"(《针灸大成》)

【研究进展】目前研究发现，针刺治疗可通过激活中风后意识障碍患者大脑皮质多个功能区以及皮质下结构，增加相应脑组织的血流量和血流容积，达到促醒的作用。

（2）脱证：神志淡漠，甚至昏迷，气息微弱，大汗淋漓，口开手撒，脉微欲绝。

【治法】回阳固脱，醒神开窍。

【穴位组成】气海、关元、神阙、百会、太冲、足三里。

【针刺手法】气海、关元、神阙、百会，用雷火针或隔盐灸、隔姜灸、隔附子饼灸施行大面积灸疗，持续时间30分钟~2小时。《针灸逢源》记载，中风卒倒不醒，神阙、丹田、气海皆可灸之。《医学实在易》中记载，灸中风卒厥危急等症，神阙（隔盐、隔姜1片）五百壮，并灸丹田、气海。

【研究进展】目前关于针灸治疗中风脱证的文献多为个案报道，有研究发现，艾灸可使供应生命中枢的血管（如双侧大脑中、后动脉等）中血流速度明显加快，使脑血流量增加，脑部血液循环明显改善。

3. 对症治疗

（1）失语（包括运动性失语、感觉性失语、混合性失语）。

【治法】调神开窍。

【穴位组成】上星透百会，风池，印堂，金津，玉液，通里，天柱，廉泉，语言一区、二区、三区。

【针刺手法】风池、上星、百会、印堂刺法如前述，金津、玉液用三棱针点刺出血（图5-4）。舌面用2寸毫针点刺出血，廉泉施合谷刺法，以胀感到达舌根及喉咽部为度，通里施捻转泻法。

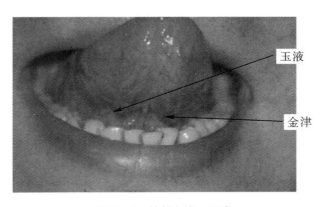

玉液

金津

图5-4 针刺金津、玉液

【研究进展】目前针灸治疗失语症的研究多集中采用局部刺激舌周穴位、循经远取及头皮针治疗的方法。吴明霞等研究发现，针刺配合金津、玉液放血治疗中风后失语症有较好的临床疗效；赖新生等采用针刺廉泉结合舌尖梅花针治疗中风后失语症，发现其临床疗效优于单纯头皮针组。

（2）上肢不遂。

【治法】疏通经络、活血化瘀。

【穴位组成】风池、极泉、尺泽、合谷、八邪、肩髃、曲池、外关。

【针刺手法】毫针直刺、平补平泻。

【研究进展】中风后，患者肢体运动功能多存在障碍，手在大脑皮质投射区较大，且动作精细，其功能恢复非常困难，有统计表明，96.4％的患者手功能在中风发病3个月后不再有恢复。范刚启等研究发现在脑梗死病程3天内，头穴、阴阳经体穴交替针刺为促进患肢功能恢复的优选方案；王少贞等采用电针针刺极泉、尺泽等穴位治疗中风后上肢功能障碍，疗效优于足阳明经穴组。

（3）下肢不遂。

【治法】疏经活络、培元补肾。

【穴位组成】委中、三阴交、环跳、阳陵泉、昆仑。

【针刺手法】毫针直刺、平补平泻。

【研究进展】中风后，下肢功能的恢复对提高患者日常生活活动能力（Barthel指数）具有决定意义，目前研究发现针刺结合神经易化、促通等技术能有效提高中风患者下肢功能及日常生活活动能力。

（4）中枢性面瘫。

【治法】益髓充脑、疏调经筋。

【穴位组成】风池、太阳、下关，地仓透颊车、健侧合谷。

【加减】歪僻日久局部肌肉萎缩者，在萎缩局部刺络拔罐，下关、颊车加灸疗。

【研究进展】目前临床上对针灸治疗中枢性面瘫的报道较少，还没有大样本的临床随机对照试验，多参照周围性面瘫的针灸选穴方案。

（5）构音障碍、吞咽障碍。

【治法】醒神开窍、利咽通痹。

【处方】内关、人中、风池、廉泉。

【方义】内关、人中刺法同前，风池益髓充脑利机关，廉泉为任脉胞穴，取其近治以利咽通痹。

【研究进展】目前的文献研究多侧重于中风后延髓麻痹导致的吞咽障碍，研究提示针刺治疗能有效改善中风后吞咽障碍及减少误吸导致的并发症。

（6）偏盲。

【治法】益髓填精、充盈目系。

【穴位组成】风池、天柱。

【方义】风池为足少阳胆经腧穴，胆气升则万化安，十一脏皆取决于胆，故针风池以转输五脏；天柱为足太阳膀胱经腧穴，膀胱经入络脑还出到下项处，针之益髓填精。

【研究进展】偏盲作为中风的"三偏征"之一，严重影响患者的日常生活活动能力，由于缺乏疗效评价的方法，目前还没有随机对照研究的验证。在一篇回顾性研究中发现，针刺可促进视路损伤所致视功能损害的恢复。

4. 中风后并发症的针灸治疗

（1）中风后肩痛：肩痛是成年中风偏瘫患者常见的并发症之一，国外报道偏瘫性肩痛发生率为16%～72%，国内报道发生率为5%～84%，多以肩痛、活动受限为主要临床表现，严重影响中风后患者肢体功能恢复、睡眠及日常活动。引起中风患者肩痛的局部因素多为：肩手综合征、滑囊炎症、肩关节半脱位以及由于肌肉挛缩和肌腱挛缩所引起的痉挛。

肩手综合征（shoulder-hand syndrome，SHS）又称反射性交感神经营养不良综合征（reflex sympathetic dystrophy syndrome，RSDS），是引起中风患者肩痛的最常见原因，也是影响中风后上肢功能恢复的因素之一。肩手综合征的发病率为12.1%～61%，大多发生在中风后1～3个月内，肩手综合征至今尚无特异性的治疗方法。现代医学常用交感神经阻滞及切除术、封闭治疗、西药及各种物理和康复疗法进行治疗。

肩手综合征的发病机制目前尚不明确，一般认为，中风发作时，会影响到运动中枢前方的血管运动中枢，导致血管运动神经麻痹，引起患肢交感神经兴奋性增高及血管痉挛。末梢血流减少，产生局部组织营养障碍，末梢感觉神经受到刺激释放大量的P物质，一方面使局部炎性介质如前列腺素、缓激肽、5-羟色胺、组胺等显著增加，出现水肿、疼痛；另一方面，P物质在向中枢传递痛觉冲动过程中，会引发脊髓中间神经的异常兴奋，刺激交感输出神经纤维，释放疼痛介质和去甲肾上腺素而加重疼痛，造成血管运动性异常的恶性循环。

1）中医学认识及针灸治疗概况：中风后肩痛属中医学痹症范畴，中医学从经筋病的角度分析其病机：一是经脉气血不足，经筋失荣；二是局部牵张日久，经筋劳损，气血瘀滞。近年来一些研究结果显示，运用针灸疗法治疗中风后肩手综合征取得了较好的临床疗效，这可能与针刺具有促进中枢镇痛物质的释放，以及改善患肢微循环、抑制交感神经兴奋性有关。目前虽有系统评价结果显示针灸治疗中风后肩手综合征有一定疗效，但仍需进一步开展大样本的随机双盲对照实验来确定针灸在治疗中风后肩手综合征中的效用。

2）针灸治疗原则及处方：

【治则】通经活络，调补气血，舒筋利节。

【处方】肩髃、天容、极泉、巨骨、秉风、曲池、合谷、腕骨、天井、劳宫。

【针刺手法】上述穴位均直刺，得气后，平补平泻。

【方义】针灸治疗中风后肩痛多以局部取穴为主，《针灸甲乙经》提到"肩痛不可举，天容及秉风主之""肩中热，指臂痛，肩髃主之""血瘀肩中不能动摇，巨骨主之"；《证治准绳》中亦有"肩臂痛不得上头，取肩髃、腕骨""手太阳之经，上绕肩胛引颈而痛"之说。

【研究进展】目前研究结果表明针刺主要通过抑制患肢交感神经兴奋性及缓解血管痉挛达到治疗中风后肩痛的作用。

（2）中风后便秘：中风后便秘是指患者在急性脑血管意外后出现的排便困难或排便障碍，此种便秘可以是新发的，也可以是在发病前已有的基础上有所加重，多在发病后1周内起病，是临床常见的中风并发症。国内有学者报道，脑出血者便秘发生率在50%以上，甚至高达69.3%。国外曾有报道称，便秘在中风后康复患者中的比例约占60%。中风后便秘患者肠道的内毒素（如硫化氢、氯、二氧化碳、甲烷酚、氨等）被大量吸收，进一步作用于中枢神经系统，加重神经损伤；胆固醇的吸收加快动脉粥样硬化进展，不仅给患者带来不适感或加重原有疾病，还可诱发脑出血、猝死、心绞痛、心肌梗死等严重疾病；心肺负担增加，腹压升高，颅内压增加，加重脑水肿，严重时可诱发脑疝，严重危及中风患者生命。随着人们对中风患者生活质量的关注增加，中风后便秘已引起许多学者的重视。引起中风后便秘的因素是多方面的：出血性中风，基底核（基底节）区病变，缺少膳食纤维，活动量少，药物制剂（如阿片类镇痛药、抗胆碱能类药、抗抑郁药、钙拮抗剂、利尿剂等）的使用，素有肛周疾病（痔、瘘、裂），水、电解质紊乱，排便环境改变，排便生物节律或习惯改变，精神焦虑、紧张、抑郁等心理因素的影响均可导致便秘的发生。

1）中医学对中风后便秘的认识：中风和便秘为中医学中两个不同的病证。中风多由正气不足，肾阴亏损，阴阳乖戾，阳化风动，气血冲逆，蒙闭清窍，神明失宣所致，以肝肾阴虚，气血衰少为本；便秘则以阳盛，胃肠积热，气血阴津亏虚为本，二者存在内在联系，相互影响。中风后气血更虚，阴亏于下，易诱发便秘，便秘又致气机不畅，血行不利，气血不能濡养肢体经脉，加重中风病情。

2）针灸治疗原则及处方：

【治则】开窍潜阳，行气导滞。

【穴位组成】天枢、足三里、上巨虚、支沟、大肠俞、太冲。

【针刺手法】天枢深刺，电针刺激，连续波，5 Hz，30分钟；针刺得气后，施以平补平泻法。

【方义】天枢为手阳明大肠经之募穴，大肠俞为大肠经之背俞穴，足三里为足阳明胃经之上合穴，上巨虚为手阳明大肠经之下合穴，支沟为治疗便秘的有效穴，太冲为足厥阴肝经之原穴，行气潜阳。诸穴相配共凑行气通腑、开窍潜阳之功。

【研究进展】"国家十一五支撑计划"之一的"电针深刺天枢穴治疗功能性便秘"研究提示，电针深刺天枢穴能有效促进肠蠕动，增加便秘患者排便次数，改善便秘相关症状。

5. 其他疗法

（1）头皮针：脑为奇恒之腑，是经络之气血汇聚的部位，脑与全身经络、脏腑在生理上密切相关。头为脑府，脑居头颅内，故针刺头皮可作用于脑而调整全身气血，用于治疗中风。

1）偏侧感觉障碍：取对侧感觉区，即相当于大脑皮质中央后回在头皮上的投影部位。定位方法：自运动区向后移1.5 cm的平行线即为感觉区。上1/5是下肢、头、躯干感觉区；中 2/5 是上肢感觉区；下 2/5 是面感觉区。下肢感觉障碍，取对侧感觉区上 1/5，对侧足感区；上肢感觉障碍，取对侧感觉区中 2/5；头面部感觉障碍，取对侧感觉区下 2/5。

2）偏侧运动障碍：取对侧运动区。下肢瘫，取对侧运动区上 1/5，对侧足运区；上肢瘫，取对侧运动区中 2/5；头面部瘫痪，流涎，舌歪斜，取对侧运动区下 2/5。失语（常见运动性失语），选瘫痪侧运动区下 2/5。

【研究进展】头皮针疗法自 20 世纪 50 年代问世以来，在中风的治疗中发挥了独特的作用，收到了良好的临床疗效，国内外学者对其作用机制也展开了广泛的研究。研究结果表明，头皮针疗法在对中风症状、体征的改善、肢体功能恢复及脑部血液循环改善等方面有一定作用，提示头皮针可促进脑血管侧支循环的建立，使脑血管扩张，阻力降低，脑血流量增加，血流速度加快，改善病灶周围脑组织的缺血、缺氧状态，从而加速解除瘫痪肢体的痉挛，促进上运动神经元随意运动功能的恢复。

（2）穴位注射：

【处方】足三里、三阴交、阳陵泉、曲池、肩髃、臂、夹脊穴。

【药物】三磷酸腺苷、丹参注射液、生脉注射液及维生素类。

【方法】每次取 2~4 穴，每穴注入 2~4 ml。

（3）耳针：

【处方】脑点、皮质下、肩、肘、膝、踝等。

【方法】耳针每天贴一侧耳穴、次日贴对侧。

【操作】采用王不留行籽耳穴压丸。

注：针灸治疗脑血管意外的文献报道甚多，各家经验不同，针刺方法各异。在选穴组方、行针手法上具有代表性的是"接气通经"法和"醒脑开窍"法。"接气通经"法通过"催而运之"的手法使经气沿经脉循行，上接下引，从而达到"气至病所"的目的。陈四有等采用"接气通经"治疗脑卒后偏瘫显示，此法在促进偏瘫肢体恢复中有一定疗效。"醒脑开窍"法由中国工程院院士石学敏教授创立，其针刺手法，包括捻转行针的频率、进针的角度等都有具体的量化要求，在中风各个阶段均可运用，目前此法亦被全国各大医院广泛应用。

除上述方法外，亦有注重以头皮针快速捻转以治疗中风的疗法，即强调运用头皮针快速捻转激发经气，使气至病所。聂卉等研究发现，头皮针快速捻转与慢捻转对中风偏瘫患者肢体肌力的恢复以及痛阈的影响存在差异。田桂芳用梅花针治疗早期中风患者，研究结果提示梅花针对中风患者浅感觉的恢复以及重建神经反射弧有一定作用。此外，还有注重用火针代灸以治疗中风的疗法，如王桂芳应用拮抗肌上腧穴为主针刺法配合痉挛肌上火针针刺法，对针刺治疗中风患者瘫痪肢体痉挛的疗效进行观察。结果显示，针刺拮抗肌上腧穴配合痉挛肌上火针点刺对改善脑血管病偏瘫肢体肌痉挛的疗效优于传统针刺法。

二、周围性面瘫

周围性面瘫，中医学称为"口眼歪斜"，可发生于任何年龄，多数患者年龄在 20～40 岁，男性比女性发病率略高，常于夏、秋、冬季发病。

周围性面瘫主要症状为病侧面部表情肌瘫痪，额纹消失，不能皱眉，眼裂闭合不全；闭眼时，病侧眼球向上外方转动，露出白色巩膜；病侧鼻唇沟变浅，口角下垂，露齿时歪向健侧，因口轮匝肌瘫痪而鼓气或吹口哨时漏气，因颊肌瘫痪而食物易滞留于病侧齿颊之间，严重者可有同侧味觉丧失。通常急性起病，于数小时或 1～2 天内达高峰。病初可有下颌角或耳后疼痛。

中医运用针灸治疗面瘫在我国有着相当长的历史，早在《黄帝内经》中就有对针灸治疗面瘫的论述，《灵枢·经脉》曰："胃足阳明之脉……是主血所生病者"，《灵枢·经筋》曰："足阳明之筋……其病……卒口僻，急者目不合，热则筋纵目不开，颊筋有寒则急引颊移口，有热则筋弛纵缓不胜收，故僻"，《圣济总录》云："足阳明手太阳二经俱受寒气，筋急引颊令人口僻"，《针灸大成》指出了面瘫的穴位选取，"口眼㖞斜：颊车、水沟、列缺、太渊、合谷、二间、地仓、丝足空"。

（一）中医病因病机

中医学认为，周围性面瘫的发病根于正气不足，络脉空虚，卫外不固。外邪入侵于面部经络，气血阻滞，经脉失养，以致肌肉弛缓不收。头为诸阳之会，百脉之宗。面部有众多经络循行（手阳明大肠经、足阳明胃经、手太阳小肠经、足太阳膀胱经、手少阳三焦经、足少阳胆经、督脉、任脉、冲脉、阴跷脉、阳跷脉），易受外邪侵袭，以致经气阻滞，经筋失养，筋肌纵缓不收而发病。根据侵袭外邪性质，中医临床辨证将其分为风寒、风热、风痰、痰血阻滞四种证型，其中以风寒型面瘫临床较多见。

（二）针灸治疗原则

周围性面瘫的针灸治疗应坚持经络辨证与八纲辨证相结合的原则，仔细辨别病位（受侵袭的经络），机体气血的盛衰，遵循"虚则补之，实则泻之"的治疗原则。

（三）治疗方法

中医学认为面瘫主要是因为经络空虚，风邪侵袭阳明、少阳经络所致。目前临床上，在传统病机论治的基础上提出了分期论治的观点，按照面瘫发生、发展的规律分为急性期、静止期、恢复期三个阶段，并采用相应的治疗方法。

1. 以毫针为基础的治疗

（1）急性期（1～7 天）：在此期间，病始发，邪盛为主，且病情呈进行性加重，由于病位比较表浅，在表在络，针灸治疗以浅刺络脉为主，取穴不宜太多，手法不宜太重，留针 30 分钟左右即可，不强求针感，不宜用电针。

【治法】祛风通络。

【处方】风池(患侧)、合谷(健侧)、下关(患侧)、颊车(患侧)、太阳(患侧)、风府。

【配穴】风寒可加大椎，风热可加曲池(双侧)、外关(双侧)。

【操作手法】泻法为主，风池、风府加灸。

（2）静止期（8~20 天）：在此期间，患者病情处于相对稳定状态，正邪处于相持阶段。针刺采用平补平泻法，并以皮下透刺为主，适当延长留针时间，促使经络功能恢复正常。

【治法】疏通经络、调和气血。

【处方】翳风(患侧)、合谷(健侧)、下关(患侧)、颊车(患侧)、阳白(患侧)、地仓(患侧)。

【配穴】眼睑闭合不全加攒竹(患侧)，鼻唇沟变浅加迎香(患侧)，人中沟歪斜加人中，耳后乳突疼痛加完骨(患侧)。

【操作方法】平补平泻法为主，穴位以透刺为主，可用电针加强通络的作用。

（3）恢复期（21 天以后）：外感症状已基本缓解，表现为正气亏虚，经络不通。治疗以培补正气、活血通络为主，可改善局部血液循环，促进神经功能的恢复。针法上以补法为主，延长留针时间，少针深刺，使面瘫症状逐步改善。

【治法】补气活血。

【处方】翳风(患侧)、合谷(健侧)、太冲(患侧)、颊车(患侧)、阳白(患侧)、地仓(患侧)、迎香(患侧)、攒竹(患侧)、神阙、足三里(双侧)。

【配穴】气虚加关元、气海。

【操作手法】补法为主，神阙、关元、气海、足三里可加灸。

【研究进展】周围性面瘫目前尚无特效治疗方法，近年来，有大量的临床研究用于验证针灸治疗周围性面瘫的有效性并进一步探讨针灸治疗面瘫的规律。梁繁荣等进行的一项多中心随机对照研究结果显示，针灸临床治疗贝尔麻痹疗效肯定。李瑛等研究总结发现，针灸治疗面瘫最常用的治疗方法是毫针、电针、灸法，最常用的针刺方法是透刺法、浅刺法，而且透刺法疗效优于浅刺法。

2. 其他方法

（1）皮肤针：用皮肤针叩刺阳白、太阳、四白、牵正等穴后，用小火罐吸拔 5~10 分钟，隔天 1 次。本法适用于发病初期，或面部有板滞感觉等面瘫后遗症。

【研究进展】目前研究结果表明，皮肤针叩刺可改善炎症局部的血液循环，常作为辅助疗法治疗周围性面瘫。

（2）穴位注射：用维生素 B_1 100 mg 或维生素 B_{12} 100 μg 注射液注射翳风、牵正等穴，每穴 0.5~1 ml，每天或隔天 1 次，以上腧穴可交替使用。

【研究进展】目前关于穴位注射治疗周围性面瘫的临床研究报道显示，穴位注射可单独也可配合其他针灸方法治疗面瘫，常用的药物有胞磷胆碱、甲钴胺等，研究结果提示其在治疗周围性面瘫恢复期及顽固性面瘫时有一定疗效。

（3）穴位贴敷：将马钱子锉成粉，1~2 g，撒于膏药或胶布上，贴在患侧的下关穴，隔 2~3 天更换 1 次，4 次或 5 次为 1 个疗程。

【研究进展】目前关于穴位贴敷治疗周围性面瘫的临床报道较多，使用频率较高的中药主要有蓖麻籽、马钱子、斑蝥粉、僵蚕、全蝎、麝香等，研究结果显示其在治疗重症、顽固性面瘫方面有一定疗效。

三、脊髓损伤

脊髓损伤（spinal cord injury，SCI）是指多种致病因素引起的脊髓结构、功能的损害，常造成损伤水平以下正常运动、感觉、自主神经功能的减弱或丧失，属中医"痿证"范畴。针灸作为一种传统的中医治疗手段，具有"简、便、验、廉"的优点，在促进 SCI 患者神经功能恢复、提高生活质量、治疗并发症方面发挥了重要的作用。

（一）中医对脊髓损伤的认识

中医学认为，脊髓损伤是由于督脉受损所致。督脉与手足三阳经相会，又与多经相联系，故被称为"诸阳之海""总督诸阳"。所以一旦受外伤而损伤了"脊里"，则出现以督脉为主的多经症状，如督脉气血乱溢，经络阻滞不通，必然引起手、足三阳经脉的经络不通，则出现肢体不用，麻木不仁；伤及冲脉引起气血不通，则出现肌肉萎缩，关节不利；伤及大肠经及膀胱经，则出现二便异常；阳经久病之后，必然损及阴经，而表现出阴阳俱虚的症状。

（二）针灸治疗方法

1. 治 则

疏通督脉，以上带下，调理阴阳，调和气血。

2. 操作方法

（1）体针。

【处方】断面九针穴〔上穴为损伤平面上一个棘突，下穴为第五腰椎（L_5）棘突，中穴为上下穴连线之中点，合上、中、下三穴两旁之夹脊穴，共九穴〕。

【配穴】调理二便加八髎、天枢、气海、中极、中极旁开 5 分处、三阴交；增加食欲加间使、足三里、中脘、脾俞、胃俞；上肢无力加风池、肩周、曲池、支沟、合谷；下肢无力加髀关、伏兔、梁丘、风市、阳陵泉、绝骨、承扶、殷门、昆仑、解溪、商丘、太冲、照海、申脉。

【针刺手法】进针后行针候气，尽量取得针感。针背部穴位时要求针感逐渐向麻痹平面下传，针腹部穴位天枢穴时要求针感传至腹股沟，针任脉穴位气海、关元、中极等穴时要求针感传至阴部，有此放射感者则二便功能改善之疗效显著。脊髓损伤，宜用轻刺激补法；马尾损伤，宜用中等刺激平补平泻法，既补了正气，又泻了邪气，达到扶正祛邪、疏通经络的目的。

【方义】断面九针治疗脊髓损伤的理论依据来源于中医学理论。中医学认为外伤性截瘫是督脉损伤所致，气为阳，督脉循行贯脊，总管人身之阳气，与脊髓和脑功能有密切的联系，因而脊柱骨折伴脊髓损伤后，督脉之阳气损伤，经气运行不畅，气滞血瘀，不能濡养筋骨肌肉，故取其断面九针以疏通督脉调和气血，使肢体麻木、痿软等得到改善，此乃治疗截瘫的有效方穴。其余配穴则为局部与循经取穴相配合以达到疏通经络、调和气血、恢复功能之目的。督脉取穴重点在受伤平面及其上下椎体处，任脉取穴以强壮穴为主。

【研究进展】脊髓损伤无特效治疗方法，目前临床文献报道指出针刺治疗不仅在于脊髓损伤后的运动功能恢复方面，还在改善二便功能、痉挛、疼痛方面有一定的作用。当前对针刺治疗脊髓损伤的研究从血管和神经生化方面揭示了针刺治疗脊髓损伤的机制，但还未有重大的突破，仍处于萌芽阶段，其机制可能与针刺能促进神经修复再生的多项生理、生化过程有关。

（2）穴位注射：根据小量药物注射后刺激经穴的原理。

【处方】血海、足三里、承山、肾俞、三阴交。

【药物】红花、丹参注射液及维生素。

【方法】每穴 0.5～2 ml，隔天 1 次，各穴交替使用，每次选 2 穴或 3 穴。

【研究进展】动物实验表明，穴位注射能有效降低脊髓损伤区 Ca^{2+} 的含量，具有保护残存脊髓神经，促进脊髓神经细胞修复的功能。

（3）功能锻炼：在针灸治疗的同时，患者应在医务人员指导下，加强功能锻炼，从易到难，循序渐进，动静结合，以动为主。

3. 针灸治疗脊髓损伤并发症

脊髓损伤除造成截瘫或四肢瘫的严重后果，还常合并二便功能障碍、疼痛、痉挛等症状，严重影响患者的生活质量，且药物治疗往往效果不佳，针灸在处理其并发症方面形成了独特的理论及方法。

（1）神经源性膀胱：神经源性膀胱是指控制膀胱的中枢或周围神经发生病变后出现的排尿功能障碍，包括尿潴留、尿失禁，可导致泌尿系统的感染、结石、积水，严重者可导致肾功能不全甚至死亡，是引起 SCI 患者死亡的首要原因。

【治法】温阳化气利水。

【穴位组成】八髎、气海、关元、会阴、三阴交、膀胱俞。

【针刺手法】八髎加电针，疏密波，30 分钟，3～5 Hz；其余穴平补平泻。

【研究进展】目前关于针灸治疗 SCI 后膀胱功能障碍的文章较多，显示针刺治疗此症的确具有一定的疗效，但上述文献报道多是经验性、小样本量的。此外，神经源性膀胱公认的评价疗效的金标准尿垫试验和尿流动力学指标还未被广泛用于评价针灸治疗神经源性膀胱的疗效。

（2）自发性疼痛：90％以上的脊髓损伤患者会发生慢性疼痛，其中 69％为中枢性疼痛，疼痛的部位多为下肢或会阴部，主要表现为幻肢痛或马尾症候群。

【治法】通络止痛。

【穴位组成】头针感觉区、足运感区、运动区、阿是穴。

【针刺手法】头皮针采用平刺，头皮针加用电针，疏密波，30 分钟/次；阿是穴埋线，3~5 天 1 次。

【研究进展】研究结果表明，脊髓损伤后疼痛多为中枢性疼痛，针刺多通过中枢镇痛机制发挥镇痛作用。

（3）肢体痉挛：中医学认为 SCI 患者痉挛是由于督脉损伤后经脉阻滞，筋脉失去阳气温煦以及阴津不得输布濡养筋脉所致。虽然病在筋脉，但究其本质则在于督脉损伤，故临床上常选用督脉的腧穴。

【治法】温阳舒筋。

【穴位组成】腰俞、腰阳关、至阳、大椎、阳陵泉。

【针刺手法】腰俞穴、腰阳关加电针，断续波，30 分钟/次；至阳、大椎，平补平泻。

【研究进展】目前研究结果表明，针刺治疗可能通过促进上运动神经元修复的方式治疗肢体痉挛。针刺治疗后，上运动神经元对下运动神经元的控制增强，肢体痉挛可在一定程度上得到缓解。

针灸治疗神经系统疾病的机制

针灸作为传统医学中的一种重要治疗方法，在神经系统疾病治疗领域的应用越来越受到国内外专家的重视，但关于其作用机制的论述多局限于经典著作，缺乏可视性实验依据。近年来，用于研究针灸原理的脑电技术、医学免疫及基因技术进一步发展，脑功能成像技术的普及，正电子发射断层摄影术（positron emission tomography，PET）、单光子发射计算机断层摄影术（single photon emission computed tomography，SPECT）和磁共振功能成像（functional magnetic resonance imaging，fMRI）在临床科研中的应用，均为探讨针灸作用于神经系统的原理及机制提供了新的视角。

一、中枢机制

（一）大脑皮质

1. 针灸可特异性激活大脑皮质特定功能区域

经络、穴位与特定大脑皮质中枢之间存在一定联系。1998 年 Cho 用 8 Hz 光线直接刺激 12 名健康志愿者眼睛并行 fMRI 检查，同时针刺与视觉有关的膀胱经至阴穴（BL67）并进行 fMRI 检查，结果显示，光线刺激眼睛与针刺至阴穴都能诱发双侧视觉中枢（枕叶内侧皮质）出现功能活动信号，而针刺至阴穴旁开 2~5 cm 的非穴位点则不出现视觉中枢功能活动信号。Siedentopf 等用激光针刺激左侧膀胱经至阴穴（BL67），发现同侧视觉中枢枕叶内侧皮质、楔叶内出现功能活动区，但右侧大脑及第一视觉皮质

BA17 区未出现功能信号，这一结果与 Cho 的结果不完全一致。Siedentopf 等的研究中，对照组实验时仅将激光针置于皮肤上，不给予激光刺激，结果未检测到任何功能信号。由此可见触觉刺激不能激发与针刺同样的功能活动，也就是说，针刺引起的脑功能活动不是单纯的感觉传入过程。

2. 针灸激发脑神经细胞功能，提高葡萄糖代谢率

许建阳等运用 fMRI 和 PET 检测针刺太冲、合谷穴治疗老年性痴呆在脑功能成像方面的规律发现，针刺老年性痴呆患者时，其脑内颞叶和额叶葡萄糖代谢率明显增加，并明显增加了颞叶和额叶的血流量和血容量，明显提高了老年性痴呆患者的认知能力，改善其脑功能。

3. 针灸可以改善大脑皮质功能区血液循环

何扬子等采集 15 例缺血性中风患者在基础和针刺状态下食指运动时脑功能区磁共振功能成像图，同时测量激活的区域大小及信号强度。实验发现基础状态下食指运动可见对侧初级运动区、运动前区以及第一感觉区的激活，针刺状态下的食指运动除见上述区域激活外，还可见同侧初级运动区、病灶部位及对侧顶上小叶、颞上回、岛叶等部位的激活。针刺状态下激活面积和最小信号强度均大于基础状态。由此何扬子等认为针刺对缺血性中风的康复作用与改善大脑皮质功能区血液循环有关。

从目前这些研究中我们可以看出，利用 fMRI 技术可以获悉针灸治疗中起作用的脑功能区，有助于揭示针灸这一传统中医疗法的治疗机制。但同时我们还应看到 fMRI 在研究针灸治疗作用机制时的不足：现存的文献报道多是探讨利用 fMRI 技术检测到的针灸引起的机体某些生理功能的变化及病理状态的改善。总的来说，fMRI 在针灸研究中的应用已经取得了一定的成果，但存在的问题也是显而易见的，这种应用只是初步的探索，尚需要更深层次的研究。

（二）皮质下中枢、脊髓

针刺对皮质下中枢、脊髓有明确的调整作用。针刺能缩短蛛网膜下隙麻醉（腰麻）后患者下肢麻痹的恢复时间，电针刺激坐骨神经也可使硬脊膜外阻滞麻醉的家兔提早恢复活动，这说明针刺对处于抑制状态的脊髓和脊神经有兴奋作用。用电针刺激去脑猫和去脊髓猫的下肢皮神经、混合神经，或于足部施以自然刺激，强度足以激活 $A\delta$ 和 C 传入纤维以诱发屈肌反射，再以强度超过 C 纤维兴奋阈值的电流（20 Hz 持续 15 分钟或 30 分钟）刺激腓总神经或腔神经，高强度低频率的"针刺样刺激"，可使其屈肌反射产生长时间的抑制，这说明电针可能对兴奋状态的脊髓有抑制作用。

在应用超微结构定量法探讨针刺对猫脊髓后角第 11 板层的可塑性影响研究中，切断实验动物双侧第一腰椎至第三腰椎（$L_1 \sim L_3$）和第七腰椎至第二骶椎（$L_7 \sim S_2$）脊神经背根，保留第六腰椎（L_6）脊神经背根，针刺动物一侧后肢 L_6 背根支配范围内的足三里、悬钟、伏兔和三阴交四穴。应用电镜超微结构定量方法，观察到电针刺激腧穴 28 天后，脊髓后角第 11 板层单位面积中复合终末纤维的数量，针刺例比未针刺例增多 32%，提示针刺能促进完好背根纤维更快地侧支出芽和重建突触联系，以代偿损伤的背根纤维终末。

二、周围神经的参与机制

针灸调整机体功能的机制主要是一种反射，因而必然和周围神经有密切关系。之所以针灸能使病理状态下机体的各系统、器官紊乱的功能均趋于正常化，很大程度上是通过对自主神经系统功能实施调节而实现的。这种调节作用不是单一的对某系统或某器官、部位的影响，而是一个综合反映。单独研究针灸对周围神经调节作用的报道极少，但从临床观察看，针刺在治疗周围神经疾病，如面神经炎、三叉神经痛、坐骨神经痛、周围神经炎、视神经萎缩时疗效颇佳。这可能与针灸的消炎镇痛、促进神经纤维再生等作用有关。

针灸治疗中风的机制研究进展

一、缺血性中风

（一）对神经干细胞（NSC）、神经生长因子的影响

缺血性中风是临床最常见的急性脑血管疾病，其治疗的关键在于挽救缺血及濒临死亡的神经元和促进损伤后神经功能的恢复。有人提出针灸治疗缺血性脑病研究中的新思路：针灸治疗可能促进了内源性 NSC 参与缺血性脑损伤后神经结构与功能的修复与重塑。研究结果表明，电针针刺百会穴对缺血性脑中风大鼠脑内神经干细胞的增殖、分化有促进作用。采用凝闭大鼠一侧大脑中动脉 10 小时制造局灶性脑缺血模型，针刺百会穴，采用免疫组化染色 SP 法进行观察，结果显示电针治疗能使局灶性脑缺血大鼠脑组织神经生长因子免疫阳性表达在细胞数量及强度上明显增加，从而阻止神经细胞内 Ca^{2+} 超载，稳定细胞内环境。电针刺激缺血再灌注大鼠神经干，可显著增强其缺血侧脑皮质 BDNF mRNA 的表达，这可能是电针刺激发挥脑保护效应的重要机制之一。

（二）对脑血流量的影响

针刺可促进脑血管侧支循环的建立，从而改善脑组织微循环，使脑血流量增加，改善病灶周围脑细胞的缺血、缺氧状态，起到活血化瘀作用，加速症状及体征的好转，促进瘫痪肢体的恢复。解除瘫痪肢体痉挛状态，即解除中风的痉挛模式，使肢体功能得以恢复。

（三）对血液流变学的影响

针灸治疗对减少脑缺血后损害具有重大意义，TXA_2 由血小板微粒体合成和释放，是强烈的血管收缩剂和血小板聚集剂。PGI_2 由血管内皮细胞合成，是强烈的血管扩张剂和血小板聚集抑制剂。研究结果表明针刺可调节 TXA_2 和 PGI_2 之间的平衡，从而调

节血管张力和血小板聚集。

(四) 对生化与免疫学的影响

脑梗死发生后，机体会出现一系列的炎性反应和免疫反应，肿瘤坏死因子（TNF-α）、白细胞介素-6（IL-6）、白细胞介素-1β（IL-1β）及白细胞介素-8（IL-8）等炎性细胞因子的含量均将显著升高，它们共同参与脑损伤后机体的免疫反应。研究提示，针刺能够上调脑缺血 IL-1 Ram RNA 的表达，IL-1 Ram 是一种内源性拮抗剂，有拮抗 IL-1β 的作用，其对脑缺血再灌注损伤的保护作用可能与针刺抑制脑组织中 IL-1β 含量有关，但具体机制有待于进一步研究。电针可明显提高缺血脑组织中 IL-6 的表达，并且可减少 IL-8 的合成分泌而抑制炎性细胞的黏附及浸润，从而发挥脑保护作用，这可能是电针治疗缺血性脑损伤的机制之一。

二、出血性中风

研究结果显示：①针刺能显著地降低血浆内皮素并增加血浆降钙素基因相关肽的生成，即一方面通过改善脑组织血液循环降低脑组织损伤程度，促进损伤组织的修复；另一方面直接减轻内皮素的组织损伤作用，增加血浆降钙素基因相关肽对组织的保护作用。②针刺能显著地抑制自由基的产生，提高超氧化物歧化酶活性，减轻自由基的脂质过氧化反应，降低脂质过氧化物含量，从而阻断损伤路径的进一步发展。③针刺能显著地抑制内皮素受体 mRNA 表达，调控内皮素的生物学效应，减少细胞的损伤和死亡。④针刺能显著地促进热休克蛋白表达，增强神经细胞的保护作用，从而达到治疗出血性中风的目的。

参考文献

[1] 杜元灏，李晶，孙冬伟，等. 中国针灸现代疾病谱的研究 [J]. 中国针灸，2011，27 (5)：373-374.

[2] 吴敏霞，万甜，洪昆达，等. 针刺配合金津、玉液放血治疗脑卒中后失语症 58 例 [J]. 福建中医药，2008，39 (2)：29-30.

[3] 赖新生，刘嘉扬，姜桂美. 针刺廉泉穴结合舌尖梅花针治疗脑卒中失语症的效果及对血液流变学的影响 [J]. 中国临床康复，2004，8 (19)：3818-3820.

[4] 王少贞，朱首豪，林粒祥，等. 针刺治疗中风上肢瘫痪临床分析 [J]. 上海针灸杂志，2008，27 (11)：8-9.

[5] 王成伟，李宁，何洪波. 电针深刺天枢穴治疗功能性便秘随机对照研究 [J]. 中国针灸，2010 (9)：705-708.

[6] 聂卉，于致顺，孙中田. 头穴针刺捻转速度治疗中风偏瘫的研究 [J]. 针灸学报，1990，8 (1)：29-34.

［7］田桂芳. 梅花针为主早期治疗缺血性中风偏瘫 30 例［J］. 中国民间疗法，2003，11（4）：12.

［8］王桂芳. 火针针刺拮抗肌治疗脑血管病肌痉挛疗效分析［J］. 中国康复医学杂志，2008，23（2）：163－164.

［9］Cho ZH，Chung SC，Jones JP，et al. New findings of the correlation between acupoints and corresponding brain cortices using functional MRI［J］. Proceedings of the National Academy of Sciences of the United States of America，1998，95（5）：2670－2673.

［10］Siedentopf CM，Golaszewski SM，Mottaghy FM，et al. Functional magnetic resonance imaging detects activation of the visual association cortex during laser acupuncture of the foot in humans［J］. Neuroscience Letters，2002，327（1）：53－56.

［11］许建阳，王发强，单保慈，等. 针刺治疗老年性痴呆的认知能力及其脑功能成像的研究——附 10 例临床报告［J］. 中国中西医结合影像学杂志，2004，2（2）：85－87.

［12］许建阳，尹岭. 针刺治疗老年性痴呆及脑功能成像的研究［J］. 武警医学，2003，14（1）：14－15.

［13］何扬子，王丽娜，黄力，等. 针刺对缺血性中风患者食指运动激活脑功能区的影响［J］. 中国针灸，2006，26（5）：357－361.

（王成伟　鲁凌云　文谦）

第六章　针灸在骨骼肌肉系统疾病中的应用

一、膝关节骨关节炎

膝关节骨关节炎（knee osteoarthritis，KOA）是一种以膝关节软骨的变性、破坏及骨质增生为特征的慢性关节病，又称为退行性关节炎，但本病实际并非炎症，主要为退行性变，属关节提前老化，特别是关节软骨的老化。临床上以中老年发病最常见，女性多于男性。膝关节骨关节炎发病缓慢，主要临床表现是膝关节疼痛和晨僵，疼痛特点是初起疼痛为阵发性，后为持续性，劳累及夜间更甚。早期疼痛为上下楼梯时疼痛，尤以下楼时明显，呈单侧或双侧交替出现。晨起时关节有僵硬及黏附感，活动后可缓解，持续时间较短，一般数分钟至十几分钟可消失。膝关节骨关节炎还可表现为膝关节活动受限，活动时可有弹响、摩擦音。部分患者可出现关节肿胀，多因骨性肥大造成，也可出现关节腔积液，严重者出现膝内翻畸形，甚至跛行。X线表现为关节间隙变窄，软骨下骨质致密，骨小梁断裂，出现硬化和囊性变，关节边缘有唇样增生；后期骨端变形，关节面凹凸不平，或关节内软骨剥落，骨质碎裂进入关节，形成关节内游离体。

本病主要有两个病因：其一，日常关节正常活动中对软骨损伤的积累，随着年龄的增长，加之姿势不良，负重用力等慢性劳损，终引发本病；其二，随着机体的逐渐退化，老年人关节软骨基质中的黏多糖含量减少，纤维成分增加，软骨的韧性减弱，更容易被外力损害而发生关节退行性变。此外，关节畸形、损伤、炎症、骨折、脱位、肥胖及腰椎疾病等使关节负荷增加的疾病均可成为本病的诱发因素。

（一）中医病因病机

根据本病的临床表现，中医多将本病归于"痹证"范畴。《素问·痹论》云："寒湿三气杂至，合而为痹也"，《灵枢·经脉》云："经脉者，所以行血气而营阴阳，濡筋骨，利关节者也。血和则经脉流行，营复阴阳，筋骨强劲，关节清利矣"，《张氏医通》云："膝为筋之府，膝痛无有不因肝肾虚者，虚则风寒湿气袭之"，《景岳全书》云："盖痹者闭也，以气血为邪所闭，不得通行而病也"。总之，经长期临床实践探索，中医学普遍认为肝肾亏虚是膝关节骨关节炎病变的根本，风寒湿邪是致痹的外因，瘀血、痰饮是其病变过程中的病理产物。邪、瘀、痰日久可致虚，虚、邪又相互为患，使疾病缠绵难愈。目前治疗本病多以滋补肝肾和营养血为大法，强调以补虚为主，再根据邪气的盛衰，佐以祛风除湿、活血通络，标本兼治。

（二）辨证分型

1. 病因辨证

（1）风痹：因外感风邪，侵犯肌肤、关节、经络。因风性走串，以关节疼痛游走不定为症状特点。

（2）寒痹：阳气不足，感受寒邪，表现为肢体关节疼痛较剧，固定不移，遇寒加重，得热痛减。其症常兼恶寒、肢体拘挛、屈伸不利、脉弦紧等。

（3）湿痹：以感受湿邪为主，湿邪留滞于肢体、关节、肌肉之间，临床表现为上述部位肿胀疼痛、重着麻木。尚伴有头沉而重、胸闷纳呆、腹胀身倦、苔腻、脉濡缓等。

（4）热痹：因感受热邪或湿热之邪，或风寒湿邪入里化热，表现为肌肉关节红肿热痛，常兼有红斑、结节、口渴、便干、身热、汗出、舌苔黄腻、脉象滑数。中医又将这种局部灼热红肿疼痛显著、关节不能屈伸的症状，描述为"疼烦"。

（5）燥痹：以感受燥邪为主，或由于阳热之邪化燥伤阴，引起肌肉筋骨关节失于濡养而致的一类痹症。因阴血津液不足，筋骨关节失于濡养，而以肌肉消瘦、关节不利、口鼻干燥、目干而涩等为主要临床表现。

（6）痰瘀痹阻：因痰浊瘀血留滞于经络、关节、肌肉所引起的肢体关节肌肉疼痛。关节常有刺痛，痛处不利，甚至关节变形，屈伸不利或僵硬；关节、肌肤色紫黯、肿胀，按之稍硬，或有痰核硬结、瘀斑、肢体顽麻等。

2. 经络辨证

（1）足阳明经：膝髌肿痛；足阳明经筋：足中指支，胫转筋，脚跳坚。

（2）足太阴经：强立（欠）膝股内肿、厥，足大指不用；足太阴经筋：膝内辅骨痛，阴股引髀而痛。

（3）足太阳经：腘如结，踹如裂，是为踝厥；足太阳经筋：腘挛。

（4）足少阴经：是为骨厥；股内后廉痛，痿厥。

（5）足少阳经：膝外至胫、绝骨、外踝前诸节皆痛；足少阳经筋：小指次指支转筋，引膝外转筋，膝不可屈伸，腘筋急，前引髀，后引尻。

（6）足厥阴经筋：足大指支，内踝之前痛，内辅痛，阴股痛，转筋。

（三）治 疗

1. 主方处穴

以局部阿是穴为主，再配以经脉（经筋）辨证的不同选穴：阿是穴、犊鼻、膝关、膝阳关、足三里。

2. 配 穴

游走性疼痛，加风市；痰瘀互阻、肌肤肿胀，加阴陵泉、血海、阳陵泉；局部疼痛伴红肿，加委中（可点刺放血）；疼痛固定不移且遇冷加重，加委阳穴。

3. 操 作

毫针刺激，针刺深度以"病位所在，针刺所及"为原则，膝关节局部穴位可在关节囊处寻求针感，远端所取腧穴刺激以针刺入皮下肌肉层深度为准，行针催气以达到气至病所（膝部）。伴肌肉萎缩、局部不温，或疼痛固定不移、遇冷加重者，以温灸治疗为主，配合手法按摩，穴位可增加腰阳关、关元。

（四）研究进展

1. 古代文献记录

（1）"膝疼无力腿如瘫，穴法由来风市间。更兼阴市奇妙穴，纵步能行任往返。"（《针灸玉龙经·玉龙歌》）

（2）"股膝疼，阴市能医，行间治膝肿目疾。"（《针灸指南·流注通玄指要赋》）

（3）"脚膝诸痛羡行间，三里申脉金门移。"（《医学入门·杂病穴法》）

（4）"鹤膝肿劳难移步，尺泽能舒筋骨疼。更有一穴曲池妙，跟寻源流可调停。其患若要便安愈，加以风府可用针。"（《针灸聚英·肘后歌·卷四上》）

（5）"膝痛三分针犊鼻，三里阴交要七次。但能仔细寻其理，劫病之功在片刻。"（《针灸大全·治病十一证歌》）

（6）"膝风肿痛：天枢、梁丘、膝眼、膝关、足三里、阳陵泉、阴陵泉、太冲（寒湿）。"（《类经图翼·手足病》）

（7）"膝风太白与丰隆，膝眼梁丘针可通，并有膝关足三里，阴阳陵泉及委中。"（《针灸逢源·症治要穴歌》）

（8）"鹤膝风膝如大瓢而膝之上下皆细身热痛：中脘、委中、风池并针，神效。"（《针灸集成·脚膝》）

2. 现代临床研究

（1）英国普利茅斯半岛医学院经过筛选，对最终的 8 个针刺治疗膝关节骨关节炎的随机对照试验（RCT）进行了 Meta 分析与系统性回顾。结果发现：短期内，针刺在减缓疼痛和改善功能上要优于假针刺，具有统计学差异；长期随访中，针刺对疼痛和功能的改善仍优于假针刺，具有统计学差异；且针刺辅助治疗效果在缓解疼痛和改善功能上也优于不加针刺的常规治疗。因而应该鼓励更广泛地将针刺应用到慢性膝痛的治疗当中。

（2）美国马里兰大学医学院、德国海德堡大学、德国柏林慈善大学医学中心、西班牙 Centro de Salud Dos Hermanas A 疼痛治疗部四家欧美医院分别进行了"针刺治疗膝关节骨关节炎的随机试验"，针刺取穴：阳陵泉、阴陵泉、膝眼、足三里；远端配穴：太溪、三阴交、合谷、丰隆；针刺治疗 12 周。结果：8 周时，针刺组的患者在 WOMAC 功能评分上较假针刺组显著改善；26 周时，针刺组较假针刺组在 WOMAC 功能评分、WOMAC 疼痛评分及患者总体评价上均有显著改善。该研究结果表明，与假针刺和辅导教育相比，针刺能更显著改善膝关节骨关节炎患者肢体的功能和缓解其疼痛。目前，因发现大多数治疗方法对该病的单独治疗作用较小，而当不同的治疗方法同时应用时效果则可能会增强，大多数临床医生都根据美国风湿病学会（ACR）或其他机构的建议，在骨关节炎的治疗中应用了综合学科疗法，针刺也已经被广泛应用到对膝痛的治疗中。许多科学研究对针刺的有效性进行了评价，一些研究结果表明针刺的确在缓解患者疼痛和改善功能上显著优于假针刺或不针刺。

（3）有学者采用三号陆氏银质针（针身长 12 cm，针柄长 6 cm，直径 1 mm），经内、外膝眼，沿髌骨下斜透刺关节腔，并在针柄上插长约 2 cm 艾条，点燃温灸，2 周 1 次，4 周为 1 个疗程，并与普通毫针对照（2 次/周，4 周为 1 个疗程）。结果：银质针组患者在膝关节疼痛评分、日常活动功能受限评分方面均优于对照组。[中国中医骨伤杂志，2011，19（3）：14－16]

（4）取关元、足三里（双）、犊鼻（患侧），置附子饼（炮附子研粉后以黄酒、饴糖调制成直径 2 cm，厚 0.3～0.5 cm 的圆形药饼，中间均匀戳火柴棒粗细小孔 5 个）隔物灸，并与物理热疗加拔罐疗法比较。结果：治疗组患者晨僵、关节肿胀、关节压痛、关节活动障碍及最大步行距离、行不平坦地面改善程度均较对照组有明显好转。[上海针灸杂志，2010，29（3）：178－180]

（5）取神阙（温和悬灸）、患侧犊鼻、内膝眼、阳陵泉、阴陵泉、足三里、梁丘、阿是穴，选疏密波电针刺激，与单纯电针刺激 1 个月治疗比较。结果：神阙穴悬灸组患者疼痛及膝关节功能积分变化程度均较对照组有明显改善。[中国针灸，2008，28（8）：565－568]

（6）采取针灸结合推拿治疗膝关节骨关节炎，并与药物治疗比较。结果：针灸结合推拿治疗膝关节骨关节炎有助于减轻患者膝关节疼痛，恢复膝部肌肉功能，加快膝关节活动功能的恢复。[中医药临床杂志，2011，23（5）：419－420]

（7）采用电针加红花注射液穴位注射血海、梁丘、内膝眼、犊鼻、阿是穴治疗膝关节骨关节炎，治疗 12 次后，患者疼痛、步行、关节屈曲动度、膝关节不稳定感、膝关节肿胀、上下楼梯困难等症状均较治疗前有明显改善。[上海针灸杂志，2010，29（1）：43－44]

（8）以 30 号 2.5 寸毫针深刺犊鼻、内膝眼、鹤顶、阳陵泉、阴陵泉、血海、梁丘等穴位。内、外膝眼进针与膝关节额状面成 45°角斜刺，阳陵泉与阴陵泉互相投刺，血海、梁丘向膝关节方向斜刺，所有穴位均刺入 2 寸；以患者出现局部酸胀感，伴有向足部放射针感为度；与直刺 0.8～1.2 寸入穴比较，经 12 次治疗，深刺组在减轻患者膝关节疼痛、恢复膝部肌肉功能、加快膝关节活动功能恢复等方面症状改善优于常规深度针刺。

附：膝关节骨关节炎的诊断。

（1）近 1 个月内大多数时间内有膝痛；

（2）X 线片示关节边缘有骨赘；

（3）关节液检查符合骨关节炎；

（4）年龄大于或等于 40 岁；

（5）晨僵短于 30 分钟；

（6）关节活动时有骨响声。

满足（1）（2）或（1）（3）（5）（6）或（1）（4）（5）（6）者可诊断为膝关节骨关节炎。

二、颈型颈椎病

颈型颈椎病是指具有头、肩、颈、臂疼痛及相应压痛点，X线片上没有椎间隙狭窄等明显退行性变，但可伴有颈椎生理曲线改变、椎体间不稳定及轻度骨质增生等变化的病证。本病大多由于风寒、潮湿、枕头不适或卧姿不当、颈肌劳损、头颈部长时间保持单一姿势、姿势不良或过度疲劳、外伤等导致颈肌痉挛、劳累或肌力不平衡，最终引起颈椎生理曲线改变，颈椎关节囊及韧带松弛，颈椎小关节失稳，肌肉劳损等刺激颈神经根背侧支及副神经而致发病。

本病的主要临床表现：患者时感头痛及后枕部、背部疼痛不适，胸痛及上肢无力，晨起后"脖子发紧""发僵"，活动不灵便或活动时颈部有响声；颈部易于疲劳，不能持久看书、写作和看电视，甚时颈肩部疼痛剧烈不敢触碰，头颈部不敢转动或歪向一侧，转动时往往需躯体协同转动；少数患者可出现反射性的上肢疼痛、麻木不适，颈部活动时并不加重。医生检查时可发现颈部偏歪，活动正常或受限，颈部肌肉痉挛；压痛往往表现在颈椎棘突的两侧及肩胛骨的内侧部；可见棘上韧带肿胀、压痛及棘突歪斜，棘突间距增大；叩头试验和上臂牵拉试验阴性，无肌乏力、肌萎缩表现，上下肢肌腱反射正常，无病理反射；X线片上可见颈椎曲线消失、变直，少数患者有骨质增生及项韧带骨化等表现，但也有患者没有X线片改变或仅有颈椎生理曲线的改变。

上述症状在临床上极为常见，是最早期的颈椎病表现，由于症状较轻，患者往往重视不够，以致反复发作使病情加重。不少反复落枕的患者即属于此种改变。大量的临床观察证实，颈型颈椎病实际上是颈椎病的最初阶段，也是最为有利的治疗时机。

（一）中医病因病机

中医将本病归于"颈项痛"范畴。颈项痛是指颈项部位产生疼痛的自觉症状，可伴有项部肌肉筋脉牵强板滞不舒。中医把颈项分为前后两部分，前部称颈，后部称项，因位置上联系密切，故常相提并论。中医学认为，颈项为头与躯干之枢纽，周身气血之通道，诸多经脉由脑通过颈项部到达周身，颈项部功能正常，保证了经脉通畅、气血循环通调，使元神之府总司生命之职。脏腑的气血均通过颈项部而上奉于脑，保证全身脏腑气血的协调一致。

中医学认为六淫外感、劳倦内伤、外伤跌扑、禀赋不足等皆可致颈项部经脉气血运行受阻，血液留滞于脉外或停滞于脉中，气滞血瘀，或筋脉失养，导致本病。本病证多属本虚标实，以气血不足、筋骨失养为本，风寒湿邪或痰瘀痹阻、经脉不通为标。本病的发展是一个由轻到重、由局部到整体、从经络到脏腑的过程。

（二）辨证分型

1. 病因辨证

（1）风寒痹阻：多有久卧湿地或受冷经历。颈强脊痛，肩臂酸楚，颈部活动受限，甚则手臂麻木发冷，遇寒加重，或伴形寒怕冷，全身酸楚，舌苔薄白或白腻，脉弦紧。

（2）劳伤血瘀：多见于有外伤史或久坐低头职业者。颈项、肩臂疼痛，甚则放射至前臂，手指麻木，劳累后加重。项部僵直或肿胀，活动不利，肩胛冈上下窝及肩峰有压痛，舌质紫黯有瘀点，脉涩。

（3）肝肾亏虚：颈项、肩臂疼痛，四肢麻木乏力。伴头晕眼花、耳鸣、腰膝酸软、遗精、月经不调，舌红、少苔，脉细弱。

2. 经络辨证

（1）手少阳经：耳后、肩、臑、肘、臂外痛。

（2）手厥阴经：手心热，臂、肘挛急。

（3）足太阳经：冲头痛，项如拔，脊痛。

（4）手太阳经：颈、颔、肩、臑、肘臂外后廉痛。

（5）手少阴经：臑臂内后廉痛，臂厥。

（6）手阳明经：肩前臑痛，大指次指痛不用。

（7）手太阴经：气盛有余肩背痛，臑臂内前廉痛厥，掌中热。

（8）督脉：实则脊强反折，虚则头重，高摇之。

（三）治 疗

1. 主方处穴

以颈项局部取穴为主：天柱、颈椎夹脊、阿是穴、大椎、风门、手三里、列缺、后溪。

2. 配 穴

上肢及手指麻痛甚者加曲池、合谷、外关，头痛、头晕加百会、风池、太阳，恶心、呕吐加天突、内关。

3. 操 作

根据中医理论，结合西医疼痛来源组织分析，针刺时可选相对较长针具，进针较深以接近病源组织。行针时除穴位局部得气，尚应采用相应手法催气，使患者出现针刺得气的传导感（颈肩穴位向手臂传导，手臂穴位向颈肩部传导）。此外，大椎、风门等穴同时可采用温和悬灸，每穴悬灸5~8分钟。

（四）研究进展

1. 古代文献记录

（1）"大风颈项痛，刺风府。"（《素问·骨空论》）

（2）"项强兼头四顾难，牙痛并作不能宽，先向承浆明补泻，后针风府即时安。"（《针灸玉龙经·玉龙歌》）

（3）"项强天井及天柱，肩井曲池躯背痛，风伤项急风府寻。"（《针灸玉龙经·针灸歌》）

（4）"挫枕项强，不能回顾：少商、承浆、后溪、委中。"（《针灸玉龙经·盘石金直刺秘传》）

（5）"风伤项急，始求于风府；头项强承浆可保。"（《针经指南·流注通玄指要赋》）

（6）"肩背胛痛：昆仑、悬钟、肩井。"（《医学纲目·肩背痛》）

（7）"项强：风门、肩井、风池、昆仑、天柱、风府、绝骨详其经络治之，兼针阿是穴，随痛随针之，法详在于手臂酸痛之部能行则无不神效。"（《针灸集成·颊颈·卷二》）

（8）"项强多恶风，束骨相连于天柱。"（《针灸聚英·百症赋》）

2. 现代临床研究

（1）温针灸，取天柱、百劳、大杼，天柱穴直刺 0.8~1 寸，针感扩散至后头部，同时配合艾灸治疗 10 次，与口服颈复康冲剂治疗比较。结果：在改善 NPQ 颈痛量表积分方面温针灸组明显优于药物组。[广西中医药，2011，34（3）：24-25]

（2）采用一次性微创埋线针具，在压痛点局部选取 2 点或 3 点进针，针尖对准病灶，针体沿浅筋膜层（皮下疏松结缔组织）行进，施以青龙摆尾手法后，将长 1.2~1.5 cm 线体留置在皮下，与常规针灸治疗 10 次后比较发现，上述手法在改善颈肩疼痛症状方面明显优于常规针灸治疗。[中国民间疗法，2011，19（2）：22]

（3）采取颈项部药物铺灸疗法[鲜姜 500 g 榨成姜泥和汁，细艾绒 250 g，自行研制中药抗骨质增生散（威灵仙、羌活、独活、肉桂、丁香、细辛、川芎、冰片等各适量，研细末装瓶备用）]，与常规针灸治疗 10 次后比较，铺灸组在改善颈型颈椎病主要症状、体征分级量化计分表和 NPQ 颈痛量表积分方面均具有较明显优势。[中国中医药信息杂志，2011，18（4）：7-9]

（4）独取下廉穴治疗颈型颈椎病（以颈肌痉挛为主要表现）：男取左侧穴、女取右侧穴，或均取双侧穴。患者取坐位，双上肢平放于诊桌上，肘关节屈曲，取毫针斜刺，针尖朝向肘部方向刺入，深度约 30 mm，行快速捻转、提插手法，至产生放射至手部的串麻感，当针感出现时嘱患者左右转动头部。[中国针灸，2004，24（9）：610]

（5）取腹针治疗颈型颈椎病。主穴取天地针（中脘、关元），配穴取商曲（双）、滑肉门（双）、神阙（TDP 灯局部照射）。中脘、关元深刺，商曲浅刺，滑肉门中刺，颈椎退行性变加建里，肩部强痛在商曲与滑肉门连线中间浅刺 1 针。[中国针灸，2007，27（9）：652-656]

（6）用腕踝针治疗颈椎病，进针点在双腕部上 4、上 5、上 6（腕部横纹上二横指，平外关穴，从腕背桡侧至尺侧的三个刺激点）。[中国针灸，1999，19（5）：318]

（7）取液门透刺中渚穴治疗颈型颈椎病，可改善临床疼痛不适症状。远期随访复发率较单纯采用针刺治疗低。[颈腰痛杂志，2009，30（1）：79-81]

（8）取第二掌骨上的全息颈穴（患者第二掌骨侧近肢端为足穴，远肢端为头穴。头穴和足穴之间划分为 10 等分，第二分点处为颈穴），配合天柱、百劳、大杼三穴温针灸治疗颈型颈椎病，与口服药物治疗相比，可明显缓解疼痛不适的症状。[辽宁中医杂志，2007，34（3）：350－351]

（9）取颈椎棘旁开 0.5～1 寸压痛点处 1 穴或 2 穴，肩胛内侧缘压痛点 1 穴，肩胛下角压痛点 1 穴。采用阻力针法，即针刺时进针 2 分，旋转并施重雀啄手法，频率为 120～150 次/分钟，每穴针刺 1～3 分钟后出针，不留针，本法治疗颈椎病较之常规针刺方法可明显缓解疼痛症状。[浙江中医药大学学报，2010，34（2）：259]

注：目前临床上治疗颈椎病采取单一的针灸疗法者较少，多以 2 种或 2 种以上的方法配合使用，可获得较好疗效。但在治疗上规范性较低，操作参数模糊，给临床推广应用及交流带来了较大困难。本病复发率较高，临床报道多观察近期疗效，对远期疗效的观察随访还需医疗工作者引起重视。

三、下腰背疼痛

腰痛是指从十二胸椎棘突下至臀裂以上区域的疼痛，是最常见的全球性公共健康问题之一，可分为有相关明确病理形态改变的特异性腰痛（specific low back pain，SLBP）和无相关明确病理形态改变、查不出具体病因的非特异性腰痛（non-specific low back pain，NSLBP）。腰痛患者中仅有 15%～20%是 SLBP，而绝大多数腰痛患者是没有明确器质性病变的 NSLBP，疼痛症状往往会在一段时间以后自动得到改善。

腰痛是一种在针灸科门诊常遇到的症状，涉及腰痛的相关病证包括：急性腰扭伤、腰肌劳损、腰椎间盘突出症、腰三横突综合征、腰椎椎管狭窄、腰肌筋膜炎、坐骨神经痛、腰椎骨质增生、腰肌痉挛等。

（一）中医病因病机

腰痛，中医又称"腰脊痛"，是指因外感、内伤或挫伤导致腰部气血运行不畅，或失于濡养，引起以腰脊或脊旁部位疼痛为主要症状的一种病证。

腰痛病因，中医多分内外两因，内因责之体虚年衰，或劳欲太过，外因则为感受风寒湿热之邪，或跌打损伤。论其基本病机，外感腰痛的主要发病机制多为外邪痹阻经脉而致气血运行不畅，外邪多以湿邪为主；内伤腰痛多因肾精亏虚，腰府失其滋润、濡养、温煦而致疼痛不适。就本病的病理性质而言，外感属实，内伤属虚或虚实夹杂。

（二）辨证分型

1. 病因辨证

（1）寒湿腰痛：腰部重痛、酸麻，或拘急强直不可俯仰，或痛连骶、臀、股、腘，疼痛时轻时重，每遇天寒、阴雨发作，苔白腻，脉沉。

（2）瘀血腰痛：多有陈伤宿疾，腰痛每遇劳累而发，腰部强直酸楚，其痛固定不移，转侧俯仰不利，舌质紫黯，或有瘀斑，脉涩。

（3）肾虚腰痛：起病缓慢，隐隐作痛，绵绵不已。腰酸膝软，喜按喜揉，遇劳更甚，卧则减轻。如伴有神倦肢冷、滑精、舌淡、脉细者，为肾阳虚；如伴有虚烦、小便黄、舌红、脉数者，为肾阴虚。

2．经络辨证

（1）太阳经腰痛：痛引项脊及尻骨，腰重而痛，骨节疼烦；

（2）阳明经腰痛：腰痛不能转动，使人不能回视，回视则痛；

（3）少阳经腰痛：如针刺腰部皮肤，逐渐出现不可以俯仰，也不可以左右回顾；

（4）太阴经腰痛：痛引少腹或季肋，不可以仰；

（5）少阴经腰痛：痛引脊内廉；

（6）厥阴经腰痛：腰中强急如张弓弩弦状，常有胁痛；

（7）督脉腰痛：脊强反折；

（8）带脉腰痛：腰脊痛，腰溶溶若坐水中。

（三）治　疗

1．主方处穴

以足太阳膀胱经腧穴为主：委中、肾俞、大肠俞、腰阳关、阿是穴。

2．配　穴

寒湿腰痛加大椎、命门，劳损腰痛加夹脊、血海，肾虚腰痛加志室、太溪。

3．操　作

毫针直刺，施以平补平泻手法；寒湿盛及肾虚证型患者均宜加用穴位艾灸疗法，瘀血显著者加用火罐刺络拔罐疗法。

（四）研究进展

1．古代文献记录

（1）"腰痛不可以转摇，急引阴卵，刺八髎与痛上，八髎在腰尻分间。"（《素问·骨空论》）

（2）"中年以上之人，腰腿骨节作痛，乃肾气虚惫也，风邪所乘之证，灸关元三百壮，若服辛温除风之药，则肾水愈涸难救。"（《扁鹊心书·附窦材灸法·卷上》）

（3）"腰痛不可忍，针昆仑及刺委中出血。"（《素问病机气宜保命集·药略·卷下》）

（4）"治腰胯疼痛，不得转侧，刺足少阳经环跳二穴……用长针刺入一寸，次针丘墟二穴。"（《针经摘英集·治病直刺诀》）

（5）"针：血滞于下，委中出血。灸：肾俞、昆仑。"（《难病治例·腰痛》）

（6）"腰痛针承山，得气泻之立愈。或连胯痛，于风市、足三里兼泻之。"（《医方类聚·腰脚针灸·卷九十四》）

（7）"腰痛肩井环跳穴，阴市三里委中煨，承山阳辅昆仑穴，复兼腰俞与肾俞。"（《针灸聚英·难病歌》）

（8）"腰背重痛，腰俞、大肠俞、膀胱俞、身柱、昆仑。"（《神灸经纶·身部证治》）

(9)"腰挫闪疼,起止艰难:脊中、肾俞三壮、七壮,命门、中膂内俞、腰俞俱七壮。"(《类经图翼·胸背腰膝痛》)

2. 现代临床研究

(1)取肾俞、大肠俞、腰眼、委中、阿是穴,埋线10次治疗劳损性腰痛,可明显改善腰痛症状,降低远期随访复发率。[中医药通报,2009,8(5):61—62]

(2)主穴:腰痛穴(额头正中划"十"字,"十"字中间即为腰痛穴);辅穴:臀痛穴(腋后纹头与肩峰连线中点),膝痛穴(上肢伸直,肘横纹外侧末端正中央)。用3寸针,腰痛穴平刺,臀痛穴与膝痛穴垂直刺入,针刺入1.5~2寸,行提插手法,要求局部产生针感为度,不留针。即时止痛效果佳。[中国康复医学杂志,2009,24(7):635—637]

(3)尺泽穴,直刺进针得气后行苍龟探穴手法治疗,可明显缓解腰部疼痛不适症状。[针灸临床杂志,2007,23(6):36—37]

(4)后溪穴透刺劳宫穴,配合运动疗法治疗急性腰扭伤,能迅速缓解疼痛不适。[现代中西医结合杂志,2010,19(15):1888]

(5)急性腰痛采用腕踝针,取患者双侧下5、下6,针体与皮肤呈30°角向远心端刺入皮肤,然后针放平,将针身沿皮下缓慢推入约23 mm。在治疗后的5分钟、10分钟能显著减轻急性腰痛患者的疼痛。[中国针灸,2010,30(8):617—622]

(6)取双耳腰椎、皮质下、坐骨神经、三焦、膀胱等穴,用王不留行籽按揉至两耳发热,配合手法治疗能有效缓解腰痛症状。[中国康复理论与实践,2003,9(9):575]

(7)取王不留行籽或六神丸1粒置腰椎、神门、肝、胃、膀胱等耳穴,嘱患者每天自行轻度按压8~10次,每次1~2分钟,以局部疼痛、热感或酸麻感为度,5~7天更换1次,能有效缓解腰痛症状。[华北国防医药,2007,19(6):38]

(8)取肾俞(双)、大肠俞(双)、腰阳关、委中(患肢),温针灸,能有效改善JOA下腰痛评价表积分。[辽宁中医药大学学报,2011,13(7):137—138]

注:①针灸治疗腰痛因病因不同,疗效常有差异。风湿性腰痛和腰肌劳损者疗效最好;对腰椎病变和椎间盘突出引起的腰痛,针灸可以明显缓解症状;对腰部小关节周围韧带撕裂痛疗效较差;对肿瘤、脊柱结核等引起的腰痛,治疗需谨慎。②急性腰痛,病程较短,轻微活动即可引起一侧或两侧腰部疼痛加重,脊柱两旁常有明显压痛,针灸治疗效果佳,往往1~3次即可解决疼痛不适问题。慢性腰痛,病程较长,缠绵难愈,腰部多隐痛或酸痛,常因体位不当,劳累过度,天气变化等因素而加重,此种腰痛需坚持较长时间治疗以获得最终症状缓解。

四、肩周炎

肩周炎又称肩关节周围炎、冻结肩、粘连性关节囊炎、漏肩风、五十肩等,属于中医肩痹肩凝等范畴,常常指一种没有明确器质性病变、隐匿起病、以肩关节疼痛和活动障碍为特征的常见病，好发于 50 岁左右者。本病有特殊的病程，当关节疼痛和僵硬逐渐达到某种程度后症状开始逐渐消失至完全恢复。

本病证起病多隐匿，大多数无外伤史，常因上举或外展动作引起疼痛时被注意，少数有轻微肩部和上肢外伤史。主要症状为疼痛及肩关节活动障碍和僵硬。疼痛是最突出的症状，多呈持续性疼痛。疼痛的性质和程度可有较大差异，或为钝痛，或为刀割样痛，夜间加重，影响睡眠。疼痛局限于肩部，也可放射至枕部后背、前臂或手。疼痛诱发持续性肌肉痉挛，尤其是斜方肌，局部血管痉挛，肌肉活力降低，有时继发性改变明显，甚至掩盖了原发病变。检查时可见局部压痛点在肩峰下滑囊、肱二头肌腱长头或结节间沟、喙突、冈上肌止点等处，用拇指推动肱二头肌腱可加重疼痛，表明其是疼痛主要来源。亦常见局部广泛性压痛而无局限性压痛点。若将肱二头肌腱置于张立位，疼痛加重。患者常害怕损伤患处而将臂置于体侧。某些患者出现血管运动障碍，尤其见于疼痛严重、肌痉挛明显者。后期盂肱关节活动度受限明显，接近强直。病程较长者可见肩胛带肌肉萎缩，三角肌尤为明显。

活动障碍可分为三期。

（1）冻结进行期（初期）：本期患者的主要临床表现为肩前外侧疼痛，可扩展至三角肌止点。因疼痛诱发持续性肌肉痉挛而出现肩关节活动受限。

（2）冻结期和粘连期（中间期）：持续性肩痛，夜间加重甚至痛醒，上臂活动受限，患者多在此期就诊。本期盂肱关节活动受限达高峰。有的患者血管痉挛和肌肉痉挛表现突出。通常在数周、数月或数年后，疼痛逐渐缓解，进入解冻期。

（3）解冻期和缓解期（末期）：疼痛逐渐减轻，肩部粘连缓慢地进行性松解，活动度逐渐增加。

此病程可持续数月至两年，在不同程度中停止，疼痛消失，肩关节的活动逐渐恢复。病程中若进行积极的锻炼及其他治疗，则病程缩短，恢复亦较快。X 线检查肩关节多为阴性，但可排除骨与关节疾病，有时可见骨质疏松、冈上肌腱钙化，或大结节处有密度增高的阴影。

（一）中医病因病机

中医认为，本病是由于年老体衰，气血虚损，经脉失去濡养，风寒湿外邪侵袭肩部，经脉拘急所致。因此，气血虚损，血不荣筋为内因，风寒湿邪的侵袭为外因。该病的病变部位主要是纤维关节囊。活动减少，肩部肌腱变性等因素，促使纤维关节囊炎症发生，随着时间迁延，滑膜、筋膜、肩袖、二头肌腱及其腱鞘、肩峰下滑囊等组织均受累。

病变早期关节囊挛缩，关节下隐窝闭塞，关节腔容量减少，二头肌腱粘连，其余组织正常。后期大部分软组织均受累，胶原纤维变性，血管增加，组织失去弹性，纤维化并挛缩。晚期喙肱韧带增厚挛缩呈条索状，冈上、冈下、肩胛下肌紧张，将肱骨头抬高并限制其各方向上的运动，滑膜隐窝均闭塞，肩峰下滑囊增厚，关节囊粘连。肱二头肌腱与腱鞘均有明显粘连。

（二）辨证分型

1. 风寒痹阻

肩臂酸楚，肩部活动受限，甚则手臂麻木发冷，遇寒加重，或伴形寒怕冷、全身酸楚，舌苔薄白或白腻，脉弦紧。多有久卧湿地或受冷经历。

2. 劳伤血瘀

有外伤史或久坐低头职业者，肩臂疼痛，甚则放射至前臂，劳累后加重，肩臂部僵直或肿胀，活动不利，肩胛冈上下窝及肩峰有压痛，舌质紫暗有瘀点，脉涩。

3. 肝肾亏虚

肩臂疼痛，四肢麻木乏力，伴头晕眼花、耳鸣、腰膝酸软、遗精、月经不调，舌红、少苔，脉细弱。

（三）治　疗

1. 主方处穴

肩贞、肩髃、肩髎、阿是穴。

2. 配　穴

手臂麻木发冷，遇寒加重，或伴形寒怕冷、全身酸楚者加外关、阳陵泉、太冲、合谷、鱼际、三间、后溪；肩臂疼痛，四肢麻木乏力，伴头晕眼花、耳鸣、腰膝酸软者加关元、气海、中脘、商曲、滑肉门；肩臂疼痛，甚则放射至前臂，劳累后加重，肩臂部僵直或肿胀，活动不利者加肺俞、肩井、肩外俞、曲池、天宗、大椎、条口。

3. 操　作

根据中医理论，结合西医疼痛来源组织分析，针刺时可选相对较长针具，进针较深，以接近病源组织，并且在行针时除穴位局部得气，尚应采用相应手法催气，使出现针刺得气的传导感。

（四）研究进展

1. 古代文献记录

（1）《灵枢·经筋》有载，"以痛为腧"为经筋病的治疗原则，刺激经筋痛点有助于活血通络止痛。阿是穴取穴即是"以痛为腧"，即根据按压肩部时患者有胀、麻、酸、重、痛等感觉或皮肤变化来确定阿是穴的位置。

（2）《玉龙歌》记载："偏正头风最难医，丝竹金针亦可施，沿皮向后透率谷，一针两穴世间稀。"窦汉卿、杨继洲都擅用此法。临床应用中，透穴分局部透穴和远部透穴，两种取穴法对肩周炎所致肢体疼痛效果明显。

（3）《素问·阴阳应象大论》有载："善用针者，从阴引阳，从阳引阴，以右治左，以左治右"。巨刺法即是《黄帝内经》记载的左病取右，右病取左，左右交叉取穴治疗病证的方法，意在借健侧之正气行患侧之经气，对肩周炎等肢体疼痛及功能障碍有良好效果。

2. 现代临床研究

（1）季玲琳等认为肩周炎患者肌筋膜扳机点（骨骼肌纤维中可触及的紧张性条索状高度局限和易激惹的点）疼痛是因为骨骼肌的肌筋膜痛性病理改变导致持续性肌纤维收缩。因此，破坏肌筋膜局部的扳机点可以达到止痛的效果。[上海针灸杂志，2017，36（1）：85－89]

（2）蔡圣朝教授认为肩周炎发病应责之外伤复感风寒，以致气血经络凝滞不通，针刺"环臂八针"常可收获良好的效果。即选取患侧肩前、肩髃及二者连线的中点，肩贞、肩髎及二者连线的中点，肩井、臂臑此两个中点取穴合称"肩二交"。[吉林中医药，2017，37（7）：664－666]

（3）王国书等采用对穴温针灸治疗肩周炎，《灵枢·始终》中有记载："病在上，下取之"，即采用远近配穴法取穴，其中近端取肩髃配肩髎、肩贞配外关，以疏通肩部经络、活血化瘀、散寒止痛。远端取阳陵泉配太冲穴，以调肝行气、散瘀活血、缓急止痛。此法可有效改善肩关节量表评分，提高临床总有效率。[湖北中医药大学学报，2018，20（3）：88－91]

（4）王宁等以并针缠提法治疗肩周炎，认为粗毫针的镇痛效果优于细毫针，故予"并针"之法，令患者健侧卧位，医者取 2 根 0.30 mm×75 mm 毫针对齐并列而握，取穴肩髃、肩髎、臑俞，快速向肢体远端每次斜刺进针 60 mm。待三穴得气后，顺时针捻转至滞针状态，每隔 1 s 向上提拉 3 次，每次 5 s，此为"缠提"之法，相当于传统针法中的"搓法"与"提插手法"的结合。[针刺研究，2017，42（3）：267－270]

（5）胡怀珍等应用巨刺法针刺"手六针"，即健侧手部合谷、鱼际、三间、后溪、三四指间及二三指间之八邪治疗肩周炎，意在取手太阴之荥穴鱼际以祛散风寒，多气多血之手阳明之原穴合谷、手阳明之输穴三间以通调气血，手太阳之输穴后溪以调畅小肠经之气血，强化督脉阳气，八邪作为经外奇穴可使局部气血得调，兼能疏风活络、缓急止痛。[中国针灸，2018，38（5）：553－554]

（6）齐昌菊等以巨刺法针刺肩痛穴即腓骨小头与外踝高点连线的上 1/3 处治疗肩周炎。[上海中医药杂志，2016，50（11）：58－59]

（7）莫晓枫等以腹针治疗肩周炎，取中脘（速刺进针 15 mm）调稳态，取商曲（速刺进针 8 mm）促循环，取滑肉门（速刺进针 8 mm）疏经脉，另取关元、气海以补益正气，诸穴配伍，可调和脾胃、补益气血、疏经通络、强壮筋骨。[中国针灸，2013，33（9）：847－849]

（8）林如意等以温针灸治疗肩周炎，取患侧肩髎、肩髃、肩井直刺进针，得气后三穴针柄同时插上 1 cm 艾条施灸，各灸 2 壮，每天 1 次，可有效改善患者肩关节疼痛、肌力、日常活动以及关节活动范围评分，临床有效率高。[中国医学装备，2018，15（10）：83－86]

（9）索生云等以内热针治疗肩周炎，选取患者压痛部位进针直刺，待有明显的酸麻涨沉等针感时即停，连接内热式针灸治疗仪治疗 30 min，能有效提高肩周炎患者的近

期疗效和远期疗效。[实用中医药杂志，2018，34（6）：724－725]

（10）王芳以毫火针针刺患肩阿是穴（疼痛部位的结节或条索状痛点等）治疗肩周炎，每处 1～3 针，连续治疗 5 个反应点左右，每天 1 次。研究显示毫火针能有效提高肩周炎的治疗总有效率，临床效果满意。[中国社区医师，2018，34（25）：111－112]

（11）李岩峰等观察电针条口穴治疗粘连期肩周炎的效果，针刺条口穴得气后，连接电极（BT701－1B 电麻仪），另取足背非经穴处放置辅助电极，电流予以患者耐受为度的疏密波。研究显示，电针疗法能有效改善肩周炎患者的肩关节功能，缓解肩部疼痛。[中国中医骨伤科杂志，2016，24（3）：63－65]

（12）刘而君等应用揿针治疗肩周炎，取患肩 4 处痛感最明显处，以揿针对准痛点刺入，8 h 后取出，可有效改善患者视觉模拟评分（VAS）、肩关节活动度及肩关节功能（CMS）评分，临床有效率高。[上海针灸杂志，2018，37（12）：1424－1427]

（13）张林剑以浮针治疗肩周炎，选中号浮针，于炎症痛点 8 cm 处以 20°角进针，达到皮下结缔组织后改为平行运针，留置软套管 2 天。研究显示浮针可有效改善肩周炎患者的疼痛评分、关节外展和后伸评分。[中国现代药物应用，2018，12（23）：216－217]

（14）应聪等以蜂针治疗肩周炎，取穴阿是穴、肩髃、肩贞、肩前、肩髎，并配以肩井、肩外俞、曲池、天宗、大椎、条口。第 1 次选取 1 个穴位，以后每次选取 2～5 个穴位，留针 10～20 min 后将蜂刺拔出，3 次/周，可有效降低患者疼痛程度和改善肩关节功能，临床有效率高。[中医学报，2018，33（5）：919－922]

（15）冯闪闪等选取肩关节喙突骨点、肱骨大结节、盂下结节以及局部压痛点为治疗点，使用扁圆刃筋骨针对治疗点行筋膜扇形分离法治疗肩周炎，可有效缓解肩周炎患者疼痛程度，改善肩关节功能活动度及生活质量总分（WHOQOL－BREF）。[针灸临床杂志，2018，34（5）：34－38]

（16）王国忠等以长圆针解结法治疗肩周炎，取手太阳小肠经位于肩后区的结筋病灶点作为治疗点，即肩贞穴、臑俞穴、肩痛点穴、下肩痛点穴，临床有效率高。[中国民间疗法，2018，26（12）：21－22]

注： 肩周炎临床以肩关节疼痛及活动障碍为主要表现。中医认为"不通则痛"，取阿是穴即以"以痛为腧"为治疗原则。此外，有研究表明，阿是穴可以有效增强感应传导，使"气至病所"，肩部气血得以通达，继而"通则不痛"，有效提高针刺镇痛的临床效果。临床常用的阿是穴有喙突、肩峰下、结节间沟等。临床上肩周炎的治疗均不是单一的治疗而是常采用多种治疗方法的结合。

（杨扬　吕建琴　赵雨）

第七章 针灸在消化系统疾病中的运用

一、化疗后呕吐、腹胀

化疗是化学药物治疗的简称，是利用化学合成药物杀死肿瘤细胞、抑制肿瘤细胞生长繁殖和促进肿瘤细胞分化的一种全身性治疗手段，对原发灶、转移灶和亚临床转移灶均有治疗作用。但化疗在杀伤肿瘤细胞的同时，也会将正常细胞和免疫细胞一同杀灭，带来诸多不良反应，如身体衰弱、免疫力下降、骨髓抑制、炎性反应、心脏毒性、肾脏毒性、肺间质纤维化、消化功能障碍、神经系统毒性等，所以化疗是一种"玉石俱焚"的治疗方法。在化疗中，患者常见的消化系统不良反应有明显的恶心、呕吐、腹胀等，这往往使一部分患者难以完成预期的治疗，甚至产生恐惧心理而拒绝治疗，造成化疗失败。一般认为，化疗呕吐的产生主要通过三条途径：第一条途径是化疗药物刺激胃肠（尤其是从胃到回肠的嗜铬细胞）释放 5-羟色胺，其与 5-羟色胺受体结合产生神经冲动，神经冲动传入呕吐中枢导致呕吐；第二条途径是抗癌药物及其代谢产物刺激位于第四脑室后区的 CTZ（化学感受器催吐区）导致呕吐；第三条途径是感觉、精神因子刺激大脑皮质通路导致呕吐。而腹胀的产生则被认为与化疗药物刺激机体，造成机体神经—免疫—内分泌网络失衡和肠屏障功能持续减退有关。肠道持续的轻度炎症，加之化疗后肠动力异常及内脏高敏感性，导致化疗后肠功能紊乱的发生，产生腹胀不适症状。因此，积极采取有效的干预措施降低化疗引起的呕吐、腹胀发生率，是化疗得以实施的保障。

（一）中医病因病机

呕吐是指胃失和降，气逆于上，胃中之物从口吐出的一种病证。中医学认为，有物有声谓之呕，有物无声谓之吐，无物有声谓之干呕。呕与吐常同时发生，很难将其截然分开，故并称呕吐。腹胀是指腹部胀满的感觉，常有腹部膨隆胀大（也可仅为自觉胀满不适而无客观表现），可以是全腹性的，也可仅为局部性的。

呕吐、腹胀形成的原因很多，或湿热挟痰，或饮食阻滞，或脾胃虚弱，或七情不和、气机阻滞，或误下伤中，或暴怒忧郁，或痰气搏结。本部分讨论的是化疗后的呕吐、腹胀症状。尽管中医没有"化疗呕吐"一词，但中医学中很早就有"药毒"及"药邪"的记载，比如《素问》记载："方有大小，有毒无毒，固宜常制矣……"，由此可见化疗药物可视为传统中医学中的"药毒"及"药邪",其引起的消化道不良反应则属于呕吐的范畴。

中医学认为,六腑生理特性是"以降为顺"。药物等因素致脏腑失和,气机升降紊乱,经络气血阻滞,致使胃失和降,痞塞不通,发为呕吐;同时因呕吐可使胃液伤耗,导致其络脉瘀闭,日久可致痰瘀互结而成腹胀。

呕吐、腹胀病位在胃、肠,病变脏腑除胃肠以外,尚与肝脾相关。胃气之和降,有赖于脾气的升清运化以及肝气的疏泄条达,若脾失健运,则胃气失和,升降失职;肝失疏泄,则气机逆乱,胃失和降,因而肝脾的病变均可致呕、致胀。

(二)辨证分型

化疗后呕吐、腹胀的病机总体以虚为主,日久可成虚实夹杂之证。虚者多因化疗药物导致机体出现气虚、阳虚、阴虚等,使胃失温养、濡润,胃气不降。久病脾胃虚弱,复为饮食、外邪等所伤,或成痰生饮,或肝郁气滞,因虚致实,则出现虚实夹杂的复杂病机。

1. 脾胃阳虚证

因化疗药物损伤脾胃阳气出现腹胀、腹满、腹痛,喜温喜按,口泛清水,四肢不温,腰腹酸沉,舌淡胖,苔白滑,脉沉迟无力。

2. 胃阴虚证

由于化疗药物耗损胃液,引起恶心、呕吐,饥不欲食,脘痞不舒,口渴欲饮,或饮水即吐;甚则胃脘隐痛,腹胀,口燥咽干,大便秘结,小便短少,短气,困倦,舌红少苔,脉细数。

3. 痰饮内停证

呕吐物多为清水痰涎,或不时泛呕清水、涎沫,胸脘满闷,不思饮食,头眩心悸,或呕而腹胀,或时兼胃痛,得暖则适,遇寒则诸症加重,少气,困倦,舌淡,苔白腻,脉滑。

4. 肝胃不和证

恶心,或兼呕吐,胸闷,胁痛,口苦,咽干,食欲缺乏,舌苔薄黄,脉弦细。

(三)治 疗

1. 主方处穴

以脾、胃的俞、募、下合穴为主:足三里、中脘、胃俞、脾俞、阴陵泉、内关。

2. 配 穴

脾胃阳虚加关元,胃阴虚加三阴交、太溪,痰饮内停加丰隆、公孙,肝胃不和加太冲、期门。

3. 操 作

虚证以艾灸治疗为主,并配以针刺补法;实证以针刺平补平泻法为主。

(四)研究进展

1. 古代文献记录

(1)"干呕,灸心主、尺泽亦佳;吐逆不得食,灸巨阙五十壮。"(《千金要方·胃

腑》）

（2）"呕吐不食，灸中脘五十壮。"（《扁鹊心书·附窦材灸法·卷上》）

（3）"翻胃：公孙、中脘，针。"（《针灸集成·食不化·卷二》）

（4）"呕吐：中脘、内关并针三阴交，留针，神效。"（《针灸集成·呕吐·卷二》）

（5）"呕吐不下食：中脘、然谷针，心俞二十壮；干呕：期门三壮。"（《针灸集成·咳嗽·卷二》）

（6）"小腹胀满：内庭、三里、三阴交。"（《针剂大成·治症总要》）

（7）"腹胀满，绕脐结痛，坚不能食，灸水分，穴在脐上一寸。"（《千金要方·胃腑·卷十六》）

（8）"治脾胃虚弱，心腹胀满不思饮食，肠鸣腹前，食不化，刺足阳明经足三里二穴，次针足太阴经三阴交二穴。"（《针经摘英集·治病直刺诀》）

2. 现代临床研究

（1）化疗前 30 分钟取两侧足三里穴，直刺进针 2.5～3 cm，行小幅度的捻转补法，以出现向足趾放射感为度，取疏密波，电流强度逐渐加大，使毫针微微颤动，可明显减轻患者化疗后的恶心、呕吐症状。[中国针灸，2009，29（12）：955－958]

（2）化疗前 30 分钟，耳穴取神门、胃、肝、皮质下，配穴：脾、肝。以王不留行籽贴敷，并适当按压至耳廓有发热、胀痛感为止，每次每穴 3～5 分钟，每天 5 次或 6 次，可有效减轻或消除化疗引起的呕吐反应，且能改善患者因应用 5－羟色胺 3 受体拮抗剂造成的便秘。[上海针灸杂志，2011，30（7）：444－446]

（3）足三里穴位注射异丙嗪 0.5 ml（25 mg）可有效改善血液系统肿瘤化疗后顽固性呕吐症状。[广东医学，2011，32（13）：12－13]

（4）取足三里、内关、中脘、止吐穴（位于掌面腕横纹正中下 0.5 寸的经外奇穴），捻转强刺激后留针 20 分钟，能减轻经昂丹司琼（恩丹西酮）治疗无效的化疗患者的呕吐反应，提高化疗期间的生活质量。[上海针灸杂志，2003，22（4）：8－9]

（5）取双侧内关、梁门和足三里用半夏、吴茱萸、生姜等组成的止呕散贴敷，可有效减轻或消除顺铂化疗引起的呕吐反应。[昆明医学院学报，2012（1）：48－50]

（6）从化疗开始，每日取足三里（双侧）、内关（双侧）、中脘用雷火灸灸疗 20～30 分钟，可有效减轻或消除含铂类药物化疗引起的恶心、呕吐反应。[新中医，2010，42（12）：88－89]

二、功能性便秘

功能性便秘（functional constipation，FC）是一种常见的功能性肠病，以持续性排便费力、排便次数减少、排便不尽感、粪便干硬等为主要表现，患者缺乏能够解释便秘症状的器质性病变。我国慢性便秘的患病率为 6%～20%，其中大部分为功能性便秘。

病史和体格检查能为便秘患者的临床评估提供最有诊断价值的信息，应特别注意便秘症状的特点（便意、便次、排便费力程度及粪便性状等）、伴随症状、基础疾病、药物因素以及有无警报征象（包括年龄＞40岁、便血、粪便隐血阳性、贫血、消瘦、腹部包块、明显腹痛、结直肠息肉史以及结直肠肿瘤家族史等），同时要注意患者的饮食结构、对疾病的认知程度和心理状态等。

功能性便秘的发病机制尚未完全阐明，可能病因包括：①结肠动力功能异常、自主神经功能异常、Cajal间质细胞减少以及结肠内分泌细胞减少等造成的结肠传输减慢；②盆底肌肉收缩不协调、不能充分松弛或排便推进力不足等。两种机制可以同时存在。

（一）中医病因病机

中医学认为便秘的产生属大肠传导化物失常，同时与肺、脾、胃、肝、肾等脏腑功能失调有关。或因肺肾阴亏，津液不足，肠道失润或脾肺气虚，大肠传导无力，或肝气郁滞，腑失顺降，皆可影响大肠的传导化物之功。其病机的形成有多种因素参与，如气虚、气滞、津亏、血虚等造成大肠腑气不通，或肠失温煦濡养而致大肠传导失常。

便秘的病性可以概括为寒、热、虚、实四个方面。由于致病原因不同，引起大肠传导功能失常的机制不同，其临床辨证多以虚实为纲。虚证多与脾、肾及肺相关，实证多与肝、胃、肺相关。

关于便秘的预后，如气血不复（如年龄老化），则大便难畅，阳气不通，阴寒不散，则便秘难除，治疗上难求速效。

（二）辨证分型

1. 实证分型

（1）阴寒积滞便秘：大便艰涩，排出困难，四肢不温，喜热怕冷，腹中冷痛，或腰背酸冷，舌淡、苔白，脉沉迟。

（2）气滞便秘：大便秘结，欲便不得，得矢气或便后则舒，嗳气频作或喜叹气，甚则腹痛连及两胁，苔薄腻，脉弦。

2. 虚证分型

（1）气虚便秘：大便并不干硬，虽有便意，但排便困难，临厕努挣乏力，挣则汗出短气，便后疲乏，面白神疲，气怯懒言，舌淡白，脉弱。

（2）血虚便秘：大便秘结，面色无华，头晕目眩，心悸气短，健忘，唇甲色淡，舌淡，脉细涩。

（三）治　疗

1. 主方处穴

以大肠的俞、募、下合穴为主：天枢、腹结、大肠俞、上巨虚、梁门。

2. 配　穴

气滞秘加中脘、行间，气血虚弱加针足三里、脾俞、胃俞，冷秘可加灸神阙、气海。

3. 操　作

天枢、腹结穴，采用 2～3 寸不锈钢毫针快速进针，然后缓慢垂直深刺，直至腹膜壁层（刺至腹膜壁层的标准：患者针刺破皮痛后再次感觉揪痛或较剧烈的刺痛，同时医者自觉针尖抵触感），不行提插捻转；其余腧穴，如上巨虚等，用 1.5 寸毫针直刺 1 寸，小幅度均匀提插捻转 3 次，以局部有酸胀感示得气为度。针刺时实秘用泻法，虚秘用补法。灸法以艾条温和灸为主。

（四）研究进展

1. 古代文献记录

（1）"肠中不便，取三里，盛泻之，虚补之。"（《灵枢·四时气》）

（2）"大便难，灸第七椎两旁各一寸七壮，又灸承筋二穴各三壮。"（《千金要方·脾脏》）

（3）"虚劳人及老人与病后，大便不通，难服利药，灸神阙一百壮，自通。"（《扁鹊心书·附窦材灸法》）

（4）"治大便不通，刺任脉气海一穴，在脐下一寸五分，用长针，针入八分令病人觉急。便三五次为度。次针足阳明经三里二穴，在膝下三寸，极重按之，则足跗上动脉止矣，当举足取之，针入五分。"（《针灸摘英集·治病直刺诀》）

（5）"小腹积聚……大便难，肺俞、大肠俞、肝俞、太冲各七壮。"（《针灸集成》）

（6）"大便虚秘补支沟，泻足三里效可佳；热秘气秘先长强，大敦阳陵堪调护。"（《医学入门·杂病穴法》）

（7）"大便秘结，不通：章门、太白、照海、支沟。"（《针灸大成·治症总要》）

（8）"肚痛秘结，大陵合外关于支沟。"（《针灸聚英·玉龙赋》）

2. 现代临床研究

（1）天枢穴深刺，并取频率 2/100 Hz 电流强度刺激，可以有效治疗结肠慢传输型便秘。[南京中医药大学学报，2009，25（6）：424－426]

（2）取长强、百会、大肠俞、会阴等穴，用补法得气，留针 15 分钟。起针后，于长强、会阴、大肠俞穴位上注射消痔灵液 2 ml，对改善便秘症状有较好效果。[江西中医药，2004，35（10）：55]

（3）取天枢、大横、腹结、气海、关元、足三里、上巨虚为一组处方，大肠俞、肾俞、八髎、四神聪为第二组处方，两组穴位隔日交替使用。腹部和背部穴位深刺，八髎穴针入第 1、2、3、4 骶后孔 2.5 寸，使针感放射至肛门或会阴，灸四神聪。可以有效改善便秘症状。[中国中西医结合杂志，2009，29（11）：1031－1034]

（4）取天枢、大横、气海、关元、足三里、上巨虚、三阴交、中髎、下髎、大肠俞、肾俞、脾俞，毫针刺，行平补平泻法。并于气海、足三里、大肠俞、脾俞施麦粒灸，可以有效改善便秘患者的排便费力程度、排便时间、腹痛、排气不畅、排便不尽感、肛门梗阻感、依赖泻剂等情况。[中国针灸，2011，31（4）：320－323]

（5）取天枢、上巨虚、大肠俞、支沟、腰奇、二白、足三里等穴针灸治疗，可以有

效改善慢性功能性便秘症状。[针灸临床杂志，2012，28（9）：45－46]

（6）取上巨虚、足三里、天枢、关元，下巨虚、天枢、气海、归来，两组穴位交替埋线治疗可以有效改善慢性便秘患者的排便症状。[时珍国医国药，2006，17（8）：1545－1546]

（7）针刺支沟穴配合中频治疗改善慢性便秘患者的排便症状。[湖北中医杂志，2006，28（7）：50]

注：①近期研究结果表明，针灸治疗慢性功能性便秘具有一定的临床疗效，其是针灸优势病证之一。在选取穴位方面，使用频次最多几个穴位包括：足阳明胃经的天枢、足三里、上巨虚，足太阳膀胱经大肠俞、脾俞及手少阳三焦经支沟。在刺激方式上，多以传统针刺疗法与灸法运用为主。此外，耳针疗法、埋线疗法、电针、穴位贴敷、水针、穴位按压、拔罐、皮肤针、刺血疗法、手针、温针疗法、头皮针等均有相关临床报道。②由于便秘易反复发作，经常需反复治疗，故在针灸治疗便秘的整个过程中，应配合健康指导、生活指南、便秘健身按摩操等增强疗效。如体疗操：每天晨起做轻便运动，太极拳、慢跑等有利于大肠蠕动加快，改善症状；摩腹法：以脐为中心，两手绕脐，由小到大，顺时针螺旋式转摩 36 圈，再逆时针方向转摩 36 圈，对改善习惯性便秘有良效。

三、术后胃肠功能障碍

术后胃肠功能障碍（postoperative gastrointestinal dysfunction，PGID）是指术前耐受肠内营养的患者所出现的术后不耐受肠内营养的状态，并表现为恶心呕吐、腹胀腹痛、肛门排气排便障碍，以及呃逆、肠鸣音异常等症状。受到手术前后禁食、麻醉方法、手术方式、术中胃肠暴露、牵拉损伤、渗血渗液，以及反复的低温生理盐水冲洗等多种因素的影响，术后胃肠功能障碍成为开腹手术后常见的并发症之一。

本病证主要的临床表现为反复的恶心呕吐、腹胀腹痛，进食后加重，或肛门排气排便障碍、腹泻、肠鸣音减弱消失或者增强等临床不适症状。腹部 X 线片或 CT 检查可见胃肠胀气影及软组织水肿，不可见明显气液平。

（一）中医病因病机

由于麻醉药物干扰脏腑功能，消耗正气，使机体失去正常的卫外防御功能，而在实施消化道肿瘤等手术过程中，整个腹部脏腑均暴露在开放的手术室环境中，尽管手术去除了已知病邪，但手术进行的同时耗损了患者的大量阴血津液，阳气直接受损，术后患者脏腑的气血阴阳失调，胃肠腑气壅塞，使之脾胃功能失调，六腑不能以降为顺，从而出现一系列临床不适症状。

总之，肠腑之气机运行应降而不应升，宜动而不宜静，需以通为用。手术在祛邪的同时也损伤正气，克伐后天之本，气机不畅，血行瘀滞，导致胃肠气机失和，腑气不通，从而出现呃逆、恶心呕吐、腹胀腹痛、排气停滞、排便异常等症状。因此，畅通胃肠腑气，调整失衡的阴阳是治疗本病的关键。故根据对本病证的病因病机认识，整体以"益气养血，降逆止痛"为治疗原则。

（二）辨证分型

1. 腑气不通

脘腹胀痛或隐痛明显，不思饮食，或恶心欲吐，或大便秘结不畅，伴气短乏力，面色无华，舌偏淡苔白厚腻或微黄，脉细略弦。多因其脾虚运化乏力，腑气壅塞不通，腹部手术后脾胃功能受损，胃气上逆，腑气不降，当健脾益气，理气助运。

2. 气滞血瘀

脘腹胀刺痛，脐周痛为主，行走后减轻或加重，嗳气呃逆，呕吐后、便后及矢气后腹胀痛减轻，苔厚腻，舌下络脉瘀滞，脉细涩。多因金刃伤及机体破血、破气，致精亏气损，气滞血瘀，腹气不通则痛，传化之物停滞，气机不畅则胀，当以祛瘀通络，活血化瘀，降逆通便为主。

3. 脾虚湿滞

腹胀为主，大便不通，或大便次数增多，每次量小便稀，少气懒言，面色少华，口舌黏腻，舌大苔白腻有齿痕，脉濡弱。多因术后脾胃虚弱，不能运化水湿，气虚不纳食。

4. 肝失疏泄

侧腹胀痛，痛则欲便，肛门有排气排便，但排气排便后腹胀不能缓解，善太息，遇恼怒则加剧，舌边尖红，舌体瘦，脉弦细。肝失疏泄，气机通降不利，肠胃失于健运，而导致"肝木横侮脾土"等诸证发生。

（三）治　疗

1. 主方处穴

以足阳明胃经腧穴为主：足三里、上巨虚、下巨虚、内关、公孙。

2. 配　穴

腑气不通加巨阙、中脘、梁门、天枢、腹结；气滞血瘀加气海、血海；脾虚湿滞加阴陵泉、三阴交；肝失疏泄加太冲、期门。

3. 操　作

局部选穴时根据伤口状况，避开伤口适当选取。常规消毒后，对于局部穴位可采用电极片进行经穴位神经电刺激，远端穴位可直接采用电针刺激。刺激强度视患者体质强弱而定，体质差、术中出血多的虚症患者刺激强度适当偏小，针刺手法以实则泻之，虚则补之为原则。出现酸麻和胀感为得气，每次留针 30 分钟，每日 1~2 次，直至患者胃肠功能恢复正常。

（四）研究进展

1. 古代文献记录

（1）"饮食不下，膈塞不通，邪在胃脘"。（《灵枢·四时气》）

（2）"邪在脾胃，则病肌肉痛……则热中善饥……则寒中肠鸣腹痛……皆调于三里""……肠中不便，取三里……胃气逆则呕苦……取三里以下胃气逆"。（《灵枢》）

（3）"胸腹满痛刺内关"。（《标幽赋》）

（4）"腹中气块痛难当，穴法宜向内关防，八法有名阴维穴，腹中之疾永安康"。（《针灸大成·玉龙歌》）

（5）"六腑传化不藏，实而不能满，故以通为补焉。"（《类证治裁·内景综要》）

2. 现代临床研究

（1）穴位敷贴：通肠散（木香、厚朴、莱菔子、枳实、赤芍、冰片），用醋调成糊状，外敷足三里穴，1 次/天，连续治疗 14 天。研究表明其治疗组的总有效率为92.9%，高于对照组80.8%的有效率。[中国中医基础医学杂志，2013，19（5）：593，596]

（2）艾灸：术后第 1 天开始，每日分别艾灸足三里、涌泉、上巨虚、合谷三次。[结直肠肛门外科，2010，16（3）：164－165]

（3）耳穴贴压：用酒精浸泡后的王不留行籽压于神门、交感、皮质下、大肠、小肠、胃及阿是穴，每天至少按压 3 次，每次 1~2 min。结果表明观察组在肠鸣音、排气排便时间及术后并发症的发生率方面小于对照组。[中国针灸，2011，31（4）：349－352]

（4）穴位注射：足三里穴位注射新斯的明可使患者排气提前 1~2 d。[陕西中医，2006，27（11）：1419－1420]

（5）穴位埋线：实验组以术后 6 h 双下肢感觉恢复后实施双足三里穴位埋线 1 次，结果显示穴位埋线促进胃肠功能恢复。[中国医药导报，2010，7（18）：25－26]

（6）联合治疗：基础治疗加艾灸联合拔罐（足三里、上巨虚、下巨虚），艾灸联合拔罐组肠蠕动恢复时间和肛门排气时间较对照组明显缩短（$P<0.01$），可明显促进术后胃肠功能的恢复。[中华中医药杂志，2013，28（12）：3623－3625]

四、功能性消化不良

功能性消化不良（functional dyspepsia，FD）是指具有餐后饱胀不适、早饱感、上腹痛、上腹烧灼感中一项或多项症状，且不能用器质性、系统性或代谢性疾病等来解释产生症状原因的疾病。在中医学，属于"痞满""胃脘痛""积滞"的范畴。

根据罗马Ⅳ的 FD 诊断标准，FD 除应具有至少一项上述症状外，且应无可解释症状的器质性疾病证据（包括胃镜检查）。诊断前症状出现至少 6 个月，近 3 个月符合以上标准。

对 FD 的评估需包括有无警报症状、症状频率和严重程度、心理状态等。①首先应注意是否有警报征象，包括：初发年龄＞40 岁；消瘦、贫血、上腹包块、频繁呕吐、呕血或黑便、吞咽困难、腹部包块、黄疸；消化不良症状进行性加重及有肿瘤家族史等。对有警报征象者应进行全面检查以排除器质性、系统性或代谢性疾病。②消化不良症状程度和频度的评估可为该病对患者生活质量的影响及疗效的判断提供客观指标。③对经验性治疗无效的消化不良患者应进行 Hp 检测。④与 FD 症状相关的十二指肠嗜酸性粒细胞增多及肥大细胞或淋巴细胞性十二指肠炎可通过胃镜和组织活检加以鉴别，在寄生虫感染流行区域，建议行相应的病原学检测。⑤部分 FD 可同时存在胃食管反流病（Gastro－Esophageal Reflux Disease，GERD）或肠易激综合征（Irritable Bowel Syndrome，IBS）。⑥如排除器质性疾病并符合 FD 诊断标准，应进一步明确是餐后不适综合征（Postprandial Distress Syndrome，PDS）和（或）上腹疼痛综合征（Epigastric Pain Syndrome，EPS），前者为进餐诱发消化不良症状，后者症状不仅发生于餐后，也可能发生于空腹，甚至进餐后改善。

FD 症状程度的判定可采用"五分评分体系"（程度＋频度）。罗马 Ⅳ 建议 FD 症状严重程度至少≥2分。0分：无症状，0 d/W；1分：轻度，稍加注意或经提示才意识到症状存在，1 d/W；2分：中度，症状明显，但不影响工作和生活，2～3 d/W；3分：重度，症状明显，影响工作及生活，4～5 d/W；4分：极重度，症状很明显，严重影响工作及生活且持续。

FD 是临床常见病和多发病，其发病率较高。FD 作为一种反复发作的功能性胃病，起病多缓慢，病程较长，呈持续性或反复发作，严重影响了我国人民的身体健康和生活质量。现代医学多从抑酸药、促动力药、助消化药及根除 Hp 药物等方面对其进行治疗，特点是起效快，作用明显，但长期或大量使用上述药物，部分可以引起头痛、周身不适，甚至白细胞减少、血清转氨酶增高等不良反应，并且停药易复发。针灸治疗效果虽不如西药迅捷，但疗效稳定，不良反应小，复发率较低，因此在治疗 FD 的过程中，应根据病情和病程，充分把握本病的类型及其发病特点，以发挥中西医各自的优势，进行优势互补。

（一）中医病因病机

中医认为"痞满""胃脘痛""积滞"均是饮食不节、情志失调、药物所伤等引起中焦气机异常、脾胃升降失常所致。

饮食不节，损伤脾胃，使之纳运无力，痰湿食滞，胃气壅塞，升降失司；久病，则或痰湿积聚而化热，或由实转虚，脾气不升，胃气难降，因而致病。情志失调，肝气郁滞，乘脾犯胃，脾胃升降失调；或忧思伤脾，脾气受损，运化无力，发为此病。误用、滥用药物，或因他病长期大量应用大寒、大热或有毒药物，损伤脾胃，内生邪气，寒热错杂，遂成该病。

本病病性可分为实证、虚实夹杂证和虚证。由于本病绵延难愈，多数患者依从性有限，很有可能逐渐呈现一个由轻到重、由局部到整体、从经络到脏腑的发展过程。

（二）辨证分型

1．脾虚气滞证

多患病日久，胸脘胀闷，或头晕心悸，或饮食积滞，或纳差乏力，或短气，大便溏泄，舌淡苔白，脉沉迟。

2. 肝胃不和证

常因情志不畅而诱发或加重，胸胁胀满，心烦易怒，善太息，或嗳气、呕恶、反胃，或纳呆食少，或嘈杂吞酸，或胃痛甚，大便不爽，舌质淡红，苔薄白，脉弦。

3. 脾胃湿热证

脘腹闷胀不舒，灼热嘈杂，恶心呕吐，口干不欲饮，口苦，纳少，或头身沉痛，或脘腹胀满，大便干结或黏滞不畅，舌红，苔黄腻，脉滑数。

4. 脾胃虚寒证

症状绵延不休，空腹痛甚，喜温喜按，腹部畏冷，四肢甚或厥冷，劳累或受凉后发作或加重，神疲乏力，舌质淡，苔薄白，脉细弱。

5. 寒热错杂证

心下痞满，但满而不痛，或呕吐，肠鸣下痢，心烦不得安，舌淡红，苔腻而微黄，脉滑。

（三）治 疗

1. 针刺疗法

（1）主方处穴：足三里、中脘、天枢、内关。

（2）配穴：本病的配穴需要区分实证与虚证。实证者，以足厥阴肝经、足阳明胃经穴位为主，常取太冲、三阴交、上巨虚、丰隆等。虚证者，以足太阳膀胱经、任脉、足太阴脾经、足阳明胃经穴为主，常用脾俞、胃俞、关元、下脘等。

（3）操作：根据中医理论，针刺时可根据"浅刺调筋骨，中刺调经络，深刺调脏腑"的基本原则，选取不同长度的针具，采取不同的进针深度操作，并且在行针时除穴位局部得气，尚应采用相应手法催气，出现针刺得气的传导感最佳。一般来说，实证多用泻法，虚证多用补法。

2. 耳针疗法

取脾、胃、肝、交感、大肠、小肠，按压 10 min，2 次/天，7 天为 1 个疗程。

3. 灸 法

取中脘、神阙，患者仰卧位，在两穴中各切厚约 2 分许的生姜 1 片，在中心处用针穿刺数孔，上置艾炷并点燃，直到局部皮肤潮红为止。1 次/天，10 天为 1 个疗程。

（四）研究进展

1. 古代文献记录

（1）"先热而后生病者，治其本。……先病而后中满者，治其标。先中满而后烦心者，治其本。"（《灵枢·病本》）

（2）"脾病者，……虚则腹满肠鸣，飧泄食不化，取其经，太阴阳明少阴血者。"（《素问·脏气法时论》）

（3）"厥心痛，腹胀胸满，心尤痛甚，胃心痛也，取之大都、太白。胃脉足阳明属胃络脾。脾脉足太阴流于大都，在足大趾本节后陷中；注于太白，在足内侧核骨下陷中，支者别胃上膈注心中。脾胃主水谷，水谷有余则腹胀胸满尤大也。此腑病取于脏输也。"（《黄帝内经太素》）

（4）"井主心下满。"（《难经·六十八难》）

（5）"胸满心腹积聚痞痛，灸肝俞百壮，三报。"（《千金要方·胃腑方·胀满》）

（6）"心痛腹胀，心尤痛甚，此胃心痛也，大都主之，并取太白。"（《针灸甲乙经》）

（7）"腹胀气喘，心下痛不可忍，穴中脘、气海。"（《普济方·针灸》）

（8）"九种心痛及脾疼，曲泽大陵三里寻，上中脘与冲阳穴，内关公孙主客针。"（《针灸逢源·症治要穴歌》）

2. 现代临床研究

（1）电针中脘穴、灵骨穴、内关穴及足三里穴，双侧灵骨穴和内关穴留针 30 min，每 5 min 捻转行气一次，中脘穴和双侧足三里穴的针柄套上艾条行温针灸，每次 2 壮，可促进患者胃肠功能恢复，改善临床症状，可获得较为持久和较高的疗效。［临床医药文献电子杂志，2018，5（74）：23，25］

（2）腹三针组（中脘、天枢）、穴位对照组（建里、滑肉门）、药物对照组均能有效降低功能性消化不良患者 NDSI 评分、中医症状积分，提高 NDQLI 评分；腹三针在减轻症状、改善患者生活质量方面具有更好疗效。［上海针灸杂志，2018，37（6）：599—604］

（3）通过系统评价方法，评价针灸对比胃肠促动力药治疗 FD 的疗效。发现针灸治疗功能性消化不良的效果优于胃肠促动力药，且安全性较高。［世界最新医学信息文摘，2018，18（68）：9—12］

（4）电针上脘、中脘、梁门（双）、承满（双）、足三里（双），每次 30 min，每周 3～5 次；发现与药物相比电针治疗功能性消化不良上腹痛综合征具有快速缓解上腹疼痛症状，且疗效持续时间长的临床治疗优势。［四川大学学报（医学版），2018，49（5）：817—820］

（5）选耳穴"胃点"予以耳针刺激，可降低 FD 患者的胃高敏感性，从而起效。［PLoS One，2017，12（3）：e0174568］

（6）无论是韩式传统六针法，或是阿是穴，均对 FD 患者的症状改善有益处。［The Journal of Alternative and Complementary Medicine，2009，15（8）：879—884］

（7）分别对中脘穴、足三里穴采取电针或灸法，比较两者的疗效。虽然两者均有限，但相较于灸法而言，电针在上腹痛、早饱感、腹部灼烧样疼痛的症状改善上更优秀。［中国针灸，2017，37（9）：943—946］

（8）比较电针下合穴、募穴、合募配穴对 FD 患者症状的改善效果。虽然合募配穴、下合穴、募穴均能改善功能性消化不良患者的症状，但合募配穴疗效更显著。［上海针灸杂志，2015，34（8）：731—733］

五、单纯性肥胖

肥胖病包括单纯性肥胖和继发性肥胖两大类，此处讨论的是单纯性肥胖，即无明显的内分泌代谢性疾病，以形体肥胖、体重超标为主要表现的肥胖病。肥胖是由于人体脂质代谢紊乱，或热量摄取多于消耗，体内脂质储存过多。

（一）肥胖度指标

目前判断人体肥胖度的指标主要有以下几个。

1. 体重指数（Body Mass Index，BMI）

WHO 推荐的体重指数是临床上衡量体重超重和肥胖的常用指标。体重指数＝体重/身高^2（kg/m^2）。我国对于超重和肥胖的 BMI 的认定与 WHO 标准有所不同，一些国家将 BMI 大于等于 30 定义为肥胖，而国际生命科学学会中国办事处中国肥胖问题工作组根据对我国人群大规模测量数据的分析，提出中国成人超重和肥胖的诊断界限值为：BMI<18.5，定义为体重过轻；18.5≤BMI≤23.9，定义为正常体重；24.0≤BMI≤27.9，定义为超重；BMI≥28，定义为肥胖。

2. 腰围和臀围

虽然对于腰围的测量部位，全球仍未达成共识。但腰围的测量通常按照 WHO 的推荐方法，受试者直立，双足分开约 30 cm，用一根没有弹性、最小刻度为 1 mm 的软尺放在右侧腋中线髂骨上缘和第十二肋下缘连线的中点，沿水平方向围绕腹部一周，紧贴而不压迫皮肤，在正常呼气末测量腰围的长度，计数准确到 1 mm。臀围为臀部向后最突出的水平周径。受试者两腿并拢站立，两臂自然下垂，用皮尺经过两侧股骨粗隆（股骨上端外侧的突起部位）沿着水平方向绕臀部一周，即为臀部的最大周径。腰围是评估肥胖的指标之一，尤其是对于体重指数正常，但腹部脂肪堆积的中心性肥胖，其可以作为独立的诊断肥胖的指标，并且腹部脂肪堆积的程度与肥胖相关性疾病有很强的关联。目前，WHO 对于亚太地区建议，将男性腰围>90 cm，女性腰围>80 cm 作为肥胖标准。而对于中国女性，腰围>85 cm 或许是一个更为合适的标准。腰臀比是反映肥胖的另一个指标，可以根据腰臀比区分中心性肥胖和周围性肥胖，如肥胖男性腰臀比（WHR）>0.9，女性腰臀比（WHR）>0.85 则为中心性肥胖。其他如各种方法测得的身体脂肪率、内脏脂肪指数，临床也可根据条件选用。

无论发达国家或发展中国家，肥胖症的患病率和发病率都在迅速增长。WHO 2014 年的数据显示，全球共有 19 亿成人超重，超过 6 亿人肥胖。在既往统计中，美国成人超重率 50%，肥胖检出率 22%，欧洲成人肥胖率约为 15%。《中国居民营养与慢性病状况报告（2020 年）》显示，18 岁及以上居民男性和女性的平均体重分别为 69.6 千克和 59 千克，与 2015 年发布结果相比分别增加了 3.4 千克和 1.7 千克。城乡各年龄组居民超重，肥胖率继续上升，18 岁及以上居民超重率和肥胖率分别为 34.3% 和 16.4%；6~17 岁儿童青少年超重率和肥胖率分别为 11.1% 和 7.9%；6 岁以下儿童分别为 6.8%

和 3.6%。肥胖已成为全球性严重影响健康的流行病，对超重和肥胖的健康教育和防治刻不容缓。

肥胖可以引起一系列相关疾病，如糖尿病、血脂异常、高血压、冠心病、脑卒中、支气管哮喘、睡眠呼吸暂停综合征、脂肪肝、胆囊疾病、胃食管反流、肥胖相关性肾病、多囊卵巢综合征、骨关节炎等。肥胖可发生于各个年龄段，给人类健康带来极大危害。高血压、高血糖、高血脂是与肥胖直接相关的生理改变，在此基础上可引发糖尿病、冠心病、脂肪肝等一系列疾病。据统计，肥胖者的心脏病发病率是正常人的 2.5倍，高血压是正常人的 3 倍，糖尿病发病率是正常人的 3 倍以上，动脉硬化是正常人的2~3 倍，癌症是正常人的 1 倍以上。这些疾病都是导致死亡的主要疾病。此外，肥胖者还存在着机体、心理、社会活动等多方面的痛苦，肥胖已经成为整个社会关注的健康课题。

对于超重和肥胖者进行干预是为了促进健康，减重是一个循序渐进的过程，首先需要按照科学的方法，有计划地实施干预措施，不能为了减轻体重而伤害身体，甚至引起其他疾病，因此合理地设置干预目标十分必要。如在 3~6 个月的时间里使体重下降达到 5%~15%，严重肥胖者如 BMI>35 可能需要 20% 的体重减轻量，在达到目标后继续减重，直到体重在正常范围。这样的减重目标是按照 WHO 发布的《亚太地区肥胖治疗指南》和《中国成人超重和肥胖症预防控制指南》的建议而确定的，已被证实是可行的并且有利于健康状态的恢复。其次，必须防治肥胖的相关疾病。随着肥胖者的体重减轻，与肥胖相关的疾病也在不同程度得到改善。因此在干预体重的同时，我们也需要监测与肥胖相关的疾病，并积极予以防治。最后，必须预防体重再次增加，应当告知超重和肥胖患者，在体重达标后，如果很快就疏于运动，停止干预措施，体重就会再次增加。肥胖和高血压、糖尿病一样，是一种慢性病，和糖尿病、高血压一样，需要定期监测，一旦发现体重有增加的趋势，需要寻找原因，积极干预。

单纯性肥胖的干预原则应该是坚持预防为主，从儿童和青少年开始，从预防超重入手，并需终生坚持。采取综合措施预防和控制肥胖症，积极改变人们的生活方式，包括改变膳食，增加运动，矫正过度进食和活动不足的行为习惯，倡导多学科（如心理、内分泌、营养、中医等）协作实现肥胖的慢病管理。

（二）中医病因病机

中医认为本病是由饮食不节及脏腑功能失调所致，脾运失常是发病的关键，所涉及的脏腑是肺、肾。脾虚为肥胖的主要病理基础，因其职司消化吸收、血液生成、内分泌功能、免疫功能及自主神经调节等，是全身代谢的中心环节。

1. 饮食不节

平素嗜食肥甘厚味，或贪饮酒浆，使脾胃功能受损，水液输布失常，水不化津，津不化气，阻滞体内，为湿为痰，痰湿积累，导致肥胖。

2. 脾肺气虚

脾虚则运化失司，不生气血，则肺气虚弱，通调受阻，水湿停滞，可致肥胖。年老之人，动作迟缓，活动量减少，或年轻人平时缺乏锻炼，也可使脾运不健，肺虚气阻，导致肥胖。

3. 肾阳不足

肾阳虚衰，不能温化寒水，温暖脾胃，以致脾肾阳虚，精微不布，痰湿滋生，发为肥胖。亦有素体阴虚，或早婚、多育，耗伤阴血，或思虑忧郁过度，损伤肝脾等，本属阴虚之人，病程日久，阴损及阳，形成脾肾阳虚，水精不化，发为肥胖。

4. 胃肠实热

素体阳盛，脾胃积热，食欲亢进；七情失调（比如焦虑、紧张、压抑），肝气郁结，郁而化火，肝胃热盛，食欲亢进，摄入过多，导致肥胖。

本病与体质遗传有较为密切的关系，阳虚、痰湿、实热体质的人较易发胖。在正虚（脾虚、肾虚）的基础上，因生活安逸、心情舒畅、焦虑忧郁、暴饮暴食、嗜食肥甘、好静好坐等因素，体内化生痰、浊、瘀，诱发或加重肥胖，是本虚标实之证。青少年的肥胖偏于实，中老年的肥胖多虚中夹实。

（三）辨证分型

1. 脾胃积热型

常见于青少年。形体肥胖健壮，面色红润，精神饱满，食欲亢进，大便秘结，小便黄赤，易于上火，口疮口臭，体味较大。舌红苔黄，脉象有力。

2. 痰湿内盛型

多见于中年女性。有暴饮暴食史，形体肥胖，面目浮胀，腹部松软肥厚，肌肉无力下坠，四肢沉重，身困懒动，多睡，喝水较少，口不渴，咽喉痰多，白带量较多，大便不调。舌体胖大色淡，舌苔白厚腻，脉濡缓。

3. 气滞血瘀型

多见于女性。身体肥胖，经常有头痛、胸痛、胁痛等，月经不调，性情急躁易怒，食欲亢进，大便秘结。舌质瘀暗或有瘀斑瘀点，脉涩。

4. 脾肾阳虚型

形体肥胖，肌肉松软无力，肤色黄（白光）白，精神萎靡不振，形寒怕冷，腰膝冷痛，小便清长，大便稀溏，白带清稀，缺乏性欲。舌质胖嫩，舌苔润白，脉沉迟。

（四）治 疗

1. 电针疗法

（1）主方处穴：曲池、合谷、天枢、大横、中脘、水分、气海、关元、足三里、带脉点。

（2）配穴：脾胃积热型加内庭、三阴交；痰湿内盛型加阴陵泉、丰隆；气滞血瘀型加血海、太冲；脾肾阳虚型加太溪、阳陵泉。

（3）操作方法：使用规格为 30 mm×40 mm 的不锈钢针刺入相应腧穴，行平补平泻，在天枢、大横、中脘、水分、气海、关元连接电针刺激。电针时间 20～30 分钟，每日或隔日 1 次。

2. 耳　针

（1）脾胃积热型：取胃、大肠、三焦、外鼻（饥点）、口、食道、内分泌。

（2）痰湿内盛型：取肺、脾、肾、三焦、膀胱、内分泌、皮质下。

（3）气滞血瘀型：取肝、脾、内分泌、饥点、皮质下、交感、内生殖器，并行耳尖放血。

（4）脾肾阳虚型：取脾、肾、三焦、肾上腺、皮质下、内分泌。

以上各组穴位，每次取 3～5 穴。

操作方法：消毒后在相应腧穴埋入揿针，于每次进食前用手指轻压或用振动器刺激 10～30 秒，每 48 小时更换一次，连续 1～3 个月。

3. 推拿按摩

脾胃积热型：以按摩膏作为按摩介质，顺时针方向以脐部为中心，按摩腹部 10～15 分钟。背部足太阳膀胱经从肺俞至膀胱俞，用揉按、推、提捏的方法循经按摩，其中重点揉按肺俞、胆俞、胃俞、三焦俞、大肠俞、膀胱俞，循经按摩胃经、大肠经、三焦经。

痰湿内盛型：足太阳膀胱经背俞穴（脾俞＋膀胱俞），下肢脾经，任脉（中脘中极）腹部按摩同上。

气滞血瘀型：拍打下肢肝经、胆经。同时配合腹部按摩以及擦胁。

脾肾阳虚型：推擦督脉（大椎→命门）；推擦任脉（膻中→中极）；循经按摩下肢脾经、肾经。

此外，腰腹部特别肥厚者，可于就寝时平卧床上进行自我按摩，对局部进行推、揉、按、拍等手法。

4. 刮　痧

脾胃积热型：中脘至中极，双侧天枢至水道。用刮痧加拔罐法。先刮中线，再刮侧线，均刮至出现痧痕为止。刮后在中脘、中极、天枢、水道、腹结拔罐 10～15 分钟，3～5 天 1 次，10 次为 1 个疗程。一般宜连续治疗 3 个疗程。

痰湿内盛型：穴位分为三组，一为肺俞、脾俞、肾俞；二为中脘、关元、腹结；三为足三里、三阴交、丰隆。先刮第一组，再刮第三组，均刮至出现痧痕，然后点揉第二组，每穴 3～5 分钟，以酸胀得气为度，3～5 天 1 次，10 次为 1 疗程，连续 3 个疗程。

气滞血瘀型：第一组，期门、京门、章门、带脉；第二组，肝俞、胆俞、膈俞；第三组，血海、三阴交、太冲。隔天取一组穴位，刮至出现痧痕，15 天为 1 疗程。

5. 穴位埋线

取穴：中脘、水分、天枢、大横、滑肉门、气海、关元、大巨、带脉点。

操作步骤：

（1）在埋针的腧穴部位予以龙胆紫记号笔标记后，局部涂抹利多卡因乳膏，并覆盖保鲜膜，敷药 1 小时。

（2）准备穴位埋线的治疗车及工具，包括一次性换药包、手套、一次性埋线针、PGA 合成线、手套、拆线剪。

（3）打开一次性换药包平铺于治疗车上，使用拆线剪将 PGA 合成线剪为 2～3 cm 的小段备用，将 9 号规格的一次性埋线针放入治疗盘中备用，戴无菌手套，用消毒棉球消毒患者所要埋针的腧穴。

（4）将剪好的 PGA 合成线放入埋线针中，使用一次性埋线针将线依次埋入上述穴位。

（5）埋线完毕再次消毒相关腧穴，并覆盖消毒胶贴。

（五）研究进展

1. 古代文献记录

（1）"黄帝曰：何以度知其肥瘦？伯高曰：人有脂有膏有肉。黄帝曰：别此奈何？伯高曰：腘肉坚、皮满者，肥。腘肉不坚、皮缓者，膏。皮肉不相离者，肉。黄帝曰：身之寒热何如？伯高曰：膏者其肉淖，而粗理者身寒，细理者身热。脂者其肉坚，细理者热，粗理者寒。黄帝曰：其肥瘦大小奈何？伯高曰：膏者，多气而皮纵缓，故能纵腹垂腴。肉者，身体容大。脂者，其身收小。"（《灵枢·卫气失常》）

（2）"如体丰色白，皮嫩肌松，脉大而软，食啖虽多，每日痰涎，此阴盛阳虚之质。"（《医门棒喝》）

（3）"肥白人多痰湿，肥白之人，沉困怠惰是气虚。"（《丹溪治法心要》）

（4）"脾胃俱旺，能食而肥；脾胃俱虚，则不能食而瘦；或少食而肥，虽肥而四肢不举，盖脾实而邪气盛也"。（《脾胃论·脾胃盛衰论》）

（5）"肥人也……其为人也，贪于取与"。（《灵枢·逆顺肥瘦》）

（6）"富润屋，德润身，心广体胖"。（《礼记·大学》）

（7）"刺此者，深而留之，多益其数"。（《灵枢·逆顺肥瘦》）

2. 现代临床研究

（1）肖再军将 132 例单纯性肥胖症患者分为脾虚湿阻型（选取天枢、水分、气海、足三里、三阴交为主穴）、胃热湿阻型（取足三里、上巨虚、合谷、支沟为主穴）、气滞血瘀型（以太冲、太渊、足三里为主穴）及脾肾两虚型（以太白、大横、三阴交为主穴）。针刺 30 min，1 次/天，30 天 1 个疗程。治疗结束后，患者体重、腹围明显较治疗前减小，基础代谢率较前明显增大，且治疗前后统计学比较差异有显著性。[中医临床研究，2014，6（13）：39－40]

（2）张艳丽等采用电针疗法治疗 56 例单纯性肥胖患者，选用主穴中脘、下脘、水分、天枢、大横、髀关、足三里，每天 1 次，15 天为 1 个疗程。根据中医肥胖辨证分型适当配伍其他穴位：痰湿内盛者加丰隆、阴陵泉、三阴交；胃肠实热者加内庭、合谷、下巨虚；气滞血瘀者加血海、太冲、膈俞。治疗期间患者应清淡饮食配合理锻炼，3 个疗程后患者体重、BMI、腰围及臀围均有所下降，总有效率达 89.9%。[世界中西医结合杂志，2014，9（1）：74－75，85]

（3）甄宏鹏运用腹针治疗单纯性肥胖患者 30 例，选用中脘、下脘、水分、天枢、大横、滑肉门、上风湿点、关元、气海等穴位进行针灸，10 次为 1 疗程，结果 4 个疗程后总有效率为 90％。[中国针灸学会，2011 中国针灸学会年会论文集（摘要），2011]

（4）彭晶琪将 150 例单纯性肥胖患者按中医辨证分为 4 型，耳穴取：肺、脾、胃、肾、内分泌、饥点、三焦、皮质下、神门、子宫。先用耳穴探测仪找到所需耳穴敏感点，加压使之形成凹陷，常规消毒后将生王不留行籽按贴于所取穴位上，用0.8 cm×0.8 cm脱敏胶布固定。嘱患者每天三餐前 15 分钟按压所有穴位 3~5 分钟，以患者有胀痛为度。每次取单侧耳穴，3~5 天更换 1 次，两耳交替进行，1 个月为 1 个疗程，3 个疗程后观察疗效，胃热炽盛型总有效率84.4％，脾虚湿困型总有效率8.7％，心脾两虚型总有效率81.8％，脾肾阳虚型总有效率66.7％，提示耳穴贴压治疗本病临床疗效确切。[现代医药卫生，2005，21（16）：2187]

（5）章燕等采用穴位埋线治疗单纯性肥胖患者，每次选取固定主穴进行埋线，并根据不同证型加减穴位，治疗前后比较腰围、臀围、BMI 均有统计学意义。[上海中医药杂志，2013，47（10）：57−58]

注：目前临床上对于单纯性肥胖的针灸治疗常联合饮食生活方式干预及运动治疗，并倡导多学科心理、内分泌、营养、中医协作实现肥胖的管理。

参考文献

[1] 高树中，杨骏. 针灸治疗学 [M]. 北京：中国中医药出版社，2016.
[2] 邓良月，黄龙祥. 中国针灸证治通鉴 [M]. 青岛：青岛出版社，1995.
[3] 周仲瑛. 中医内科学 [M]. 北京：中国中医药出版社，2003.
[4] 赵金铎. 中医症状鉴别诊断学 [M]. 北京：人民卫生出版社，1985.
[5] 王永炎，严世芸. 实用中医内科学 [M]. 上海：上海科学技术出版社，2009.

（吕建琴 文谦 刘梦阅）

第八章 针灸在儿科、妇产科疾病中的应用

第一节 儿科病证的针灸治疗

一、小儿食积

小儿食积是以小儿不思饮食、腹胀嗳腐、大便不调为主要症状的一种病证。本病主要由乳食喂养不当，乳食内积，或脾胃运化失健，致乳食停滞不化所致。

西医学的胃肠消化不良属于本病范畴。

（一）辨 证

本病以不思饮食、腹胀嗳腐、大便不调为主要症状。根据临床兼症不同分为乳食内积和脾胃虚弱两型。

1. 乳食内积

患儿表现为食欲缺乏，脘腹胀满，疼痛拒按，嗳腐吞酸，烦躁哭闹，大便酸臭，舌淡、苔白腻，脉弦滑。

2. 脾胃虚弱

患儿表现为面色萎黄，困倦无力，形体消瘦，纳呆厌食，食则饱胀，腹满，呕吐酸馊，大便溏薄，夹有乳片或食物残渣，舌淡红、苔白厚腻，脉细弱。

（二）治 疗

1. 基本治疗

【治则】健脾和胃，化积消滞。以足阳明胃经腧穴为主。

【主穴】足三里、天枢。

【配穴】乳食内积者加中脘，脾胃虚弱者加脾俞、胃俞，呕吐者加内关。

【方义】足三里为足阳明胃经合穴，能健脾消食，强胃益气；天枢为手阳明大肠经募穴，能调理肠道，消积化滞。

【操作】主穴毫针刺，足三里用补法或平补平泻法，天枢用泻法。配穴中脘用平补平泻法，脾俞、胃俞用补法，内关用平补平泻法。

2. 其他治疗

皮肤针：选脾俞、胃俞、华佗夹脊，轻轻叩打，每天1次，每次20分钟。

（三）按　语

（1）针灸治疗小儿食积有较好疗效，配合捏脊治疗效果更佳。

（2）小儿饮食应注意定时、定量，纠正饮食不良习惯，不宜过食生冷油腻。

二、小儿遗尿

遗尿是指3岁以上小儿睡眠中小便自出，醒后方知的一种病证，又称"尿床""夜尿症"。3岁以下的小儿由于脑髓未充，智力未健，正常的排尿习惯尚未养成，尿床不作病论；年长儿因贪玩少睡、过度疲劳、睡前多饮等原因偶然尿床者也不作病论。

西医学认为本病由大脑皮质、皮质下中枢功能失调而引起。中医学认为本病多因肾气不足，下元亏虚，脾肺两虚，下焦湿热导致膀胱约束无力而发生。

（一）辨　证

本病以睡中尿床，数夜或每夜一次，甚至一夜数次为主要症状。根据病因不同可分为肾气不足和脾肺气虚两种证型。

1. 肾气不足

患儿表现为睡中遗尿，醒后方觉，一夜可发生1次或2次或更多。面色苍白，精神萎靡，小便清长而频数，甚则肢冷恶寒，舌淡、苔白，脉沉迟无力。

2. 脾肺气虚

患儿表现为睡中遗尿，尿频而量少，面白神疲，四肢无力，食欲缺乏，大便稀溏，舌淡，脉缓或沉细。

（二）治　疗

1. 基本治疗

【治则】温补肾阳，补益脾肺。以膀胱俞、募穴为主。

【主穴】中极、膀胱俞、三阴交。

【配穴】肾气不足者加关元、肾俞，脾肺气虚者加肺俞、脾俞、足三里，睡眠深沉者加百会、神门。

【方义】中极、膀胱俞是足太阳膀胱经的募穴和俞穴，可调理膀胱以增收涩固脱之力，三阴交为足三阴经交会穴，疏调肝脾肾而止遗尿。

【操作】主穴毫针刺，用补法。中极、关元直刺或向下斜刺，以针感达到阴部为佳，肾俞、关元可行温针灸或隔附子饼灸，其余配穴用平补平泻手法。

2. 其他治疗

（1）耳针：选肾、膀胱、皮质下、尿道区敏感点。每次取2穴或3穴，毫针中等强度刺激，每天1次，留针20分钟，亦可耳穴埋针或用王不留行贴压。

（2）皮肤针：肾俞、关元、气海、曲骨、三阴交、夹脊穴［胸 12 椎～腰 5 椎（T_{12}～L_5）］，梅花针叩刺，中等刺激。

（3）穴位注射：肾俞、次髎、三阴交，用 10％普鲁卡因注射液，每穴注射 1 ml，每次 1 穴，三穴交替使用，隔天 1 次。

（三）按　语

（1）针灸治疗小儿遗尿效果良好，针对某些器质性病变引起的小儿遗尿以治疗原发病为主。

（2）治疗期间应注意培养患儿定时排尿的习惯，夜间定时叫醒患儿起床排尿。

（3）平时勿使孩子过于疲劳，适当加强营养，晚上临睡前不宜过多饮水。

（4）治疗期间家属应密切配合，积极消除患儿自卑、恐惧、紧张的心理，树立战胜疾病的信心。

三、小儿惊风

小儿惊风又称小儿惊厥，是以四肢抽搐、颈项强直、角弓反张、双目上视、牙关紧闭为特征的一种病证，严重者可出现神昏。本病以 1～5 岁婴幼儿多见，相当于西医学的小儿惊厥，可见于高热、乙型脑炎、脑病、脑膜炎、原发性癫痫、大脑发育不全等。

根据发病的缓急，临床上分为急惊风和慢惊风两种。急惊风多因小儿纯阳之体感受时邪，急速化热，热盛生风；或乳食不节，积滞痰热内壅，气机逆乱，清窍闭塞，发为惊风。慢惊风多因急惊失治，或久病吐泻，津液耗伤，筋脉失于滋养；或热病伤阴致肾阴不足，肝血亏虚，木失濡养而致虚风内动。

（一）辨　证

本病以四肢抽搐，角弓反张，口噤，甚至神志不清为主要症状，临床分为急惊风和慢惊风两种证型。

1. 急惊风

起病急骤，发热往往在 39℃以上，患儿表现为面红唇赤，气急鼻翕，烦躁不安，啼无涕泪，继而出现昏迷，双目上视，牙关紧闭，脊背强直，四肢抽搐、颤动，苔微黄，脉浮数或弦滑。

2. 慢惊风

起病缓慢，患儿表现为面色苍白，嗜睡无神，两手握拳，四肢不温，抽搐乏力，时作时止。

（二）治　疗

1. 基本治疗

【治则】急惊风治以清热祛邪，豁痰开窍，镇惊息风；慢惊风治以补益脾肾，镇惊熄风。选穴以督脉、足厥阴肝经腧穴为主。

【主穴】急惊风：水沟、印堂、合谷、太冲；慢惊风：百会、印堂、气海、足三里、太冲。

【配穴】壮热者加大椎、十宣点刺放血；痰多者加丰隆；惊恐者加神门；潮热者加太溪；口噤者加颊车。

【方义】百会、水沟、印堂位居督脉，有开窍醒神定惊之功；合谷、太冲相配谓之四关穴，功善平肝息风治惊厥；气海益气培元，足三里补脾健胃。

【操作】主穴毫针刺，急惊风用泻法，慢惊风用平补平泻手法。

2. 其他治疗

（1）耳针：选交感、神门、皮质下、心、肝，毫针刺，每次取2穴或3穴，中强度刺激，每次留针30分钟，每天1次。

（2）三棱针：取十宣或十二井穴点刺放血。

（三）按　语

（1）针灸对小儿急惊风有很好的缓解作用，待症状缓解后须查明病因，针对病因治疗。

（2）惊风伴痰涎过多者，应注意保持呼吸道通畅；治疗过程中应保持室内安静，避免惊扰患儿。

四、小儿脑性瘫痪

小儿脑性瘫痪简称"脑瘫"，是指小儿脑损伤所致的非进行性中枢性运动功能障碍，主要由围生期各种原因引起颅内缺氧、出血等导致，母孕期感染、胎儿窘迫、新生儿窒息、早产、脑血管疾病或全身出血性疾病均可导致此病的发生。脑瘫属于中医学五迟、五软、五硬、痿证的范畴，中医学认为此病主要由于先天禀赋不足，肝肾亏虚；或后天失养，气血虚弱所致。

（一）辨　证

本病以患儿肢体运动障碍为主要症状，常伴有智力障碍、癫痫、视力异常、听力减退和语言障碍等临床表现。根据病因不同临床分为肝肾不足和脾胃虚弱两种证型。

1. 肝肾不足

患儿表现为单瘫、偏瘫或全瘫、痉挛性瘫痪（硬瘫），智力低下，发育迟缓，筋脉拘急，屈伸不利，急躁易怒或多动秽语，舌红，脉弦或脉细。

2. 脾胃虚弱

患儿表现为四肢痿弱，手不能举，足不能立，咀嚼乏力，口开不合，舌伸外出，涎流不噤，面色萎黄，神情呆滞，反应迟钝，少气懒言，肌肉消瘦，四肢不温，舌淡，脉沉细。

（二）治　疗

1. 基本治疗

【治则】补益肝肾，益气养血，强筋壮骨，健脑益智。选穴以督脉、足少阳胆经腧穴为主。

【主穴】大椎、身柱、百会、四神聪、风府、悬钟、阳陵泉。

【配穴】肝肾不足者加肝俞、肾俞、太溪、三阴交；脾胃虚弱者加中脘、脾俞、足三里；上肢瘫痪者加肩髃、曲池、手三里、外关、合谷、后溪；下肢瘫痪者加环跳、风市、委中、承山、太冲；语言障碍者加通里、廉泉；咀嚼乏力者加颊车、地仓；涎流不噤者加承浆；舌伸外出者加廉泉。

【方义】大椎、身柱疏通督脉经气；百会为诸阳之会，能醒神开窍；四神聪、风府具健脑益智之功；悬钟为髓会，可养髓健脑充骨；筋会阳陵泉可舒筋通络，强筋壮骨。

【操作】毫针刺，补法。

2. 其他治疗

（1）耳针：选交感、神门、脑干、皮质下、心、肝、肾、肾上腺、脾、小肠、胃，上肢瘫痪加肩、肘、腕，下肢瘫痪加髋、膝、踝，每次取4~6穴。毫针中等强度刺激，留针20分钟，或用王不留行贴压，每天按压刺激穴位2次或3次。

（2）头皮针：选顶颞前斜线、顶旁1线、顶旁2线、颞前线、枕下旁线，毫针刺，留针30~60分钟，每天1次。

（3）穴位注射：选大椎、肾俞、曲池、手三里、足三里、阳陵泉、承山，每次取2穴或3穴，用胎盘组织液或维生素B_1、维生素B_2注射液等，每穴注入0.5~1 ml，每天1次。

（三）按　语

（1）针灸治疗脑瘫有一定疗效，诊治越早疗效越好。

（2）治疗期间嘱家长积极配合患儿行语言、肢体功能锻炼及智能训练，以提高疗效。

五、小儿多动症

小儿多动症即注意缺陷多动障碍，是以注意力不集中，自我控制能力差，多动，学习困难，但智力基本正常为特点的一种常见的儿童时期精神病综合征。小儿多动症属于中医学脏躁、躁动证的范畴，与健忘、失聪亦有关联。多见于学龄期儿童，男孩发病多于女孩。预后良好，绝大多数患儿进入青春期后将逐渐好转痊愈。

本病的发病原因尚不明了，一般认为本病存在遗传倾向，还可能与脑损伤如早产、中枢神经系统感染、中毒等有关。心理因素可能是诱因。

中医学认为本病因先天不足、肾精亏虚、心脾两虚、脑髓不充、肝阳上亢、元神受扰而致。

（一）辨　证

本病以患儿活动过度，说话过多，注意力涣散，情绪不稳定，易受外界影响而激动，自我控制能力差为主要症状。根据临床兼症不同可分为阴虚阳亢和心脾两虚两种证型。

1. 阴虚阳亢（肾虚肝亢）

患儿智力落后于同龄儿童，手足多动，动作笨拙，性格暴躁，幼稚任性，难以静坐，五心烦热，盗汗，大便秘结，舌红、苔薄，脉弦细。

2. 心脾两虚

患儿心神不宁，神疲乏力，眠差健忘，纳食呆钝，形体消瘦或虚弱，多动而暴躁，语言冒失，兴趣多变，做事有始无终，面色淡黄无华，舌淡、苔薄白，脉弱。

（二）治　疗

1. 基本治疗

【治则】滋补肝肾，潜阳安神，补益心脾。选穴以足少阳、足太阴、手厥阴经腧穴为主。

【主穴】神门、内关、三阴交、太溪、太冲、四神聪。

【配穴】阴虚阳亢者加肾俞、关元、行间；心脾两虚者加心俞、脾俞、足三里；食欲缺乏者加中脘、足三里。

【方义】神门为手少阴心经原穴，内关为手厥阴心包经络穴，二穴合用能宁心安神；三阴交能补脾益智、滋养肝肾；太溪为足少阴肾经原穴，太冲为足厥阴肝经原穴，二穴可调养肝肾，滋阴潜阳；四神聪可安神定志，健脑益智。

【操作】主穴毫针刺，其中神门、三阴交、太溪用补法，内关、太冲、四神聪用平补平泻法。

2. 其他治疗

（1）耳针：选皮质下、心、肾、神门，针刺或用王不留行贴压，每周3次。

（2）头皮针：选顶颞前斜线、额中线、顶中线、顶旁1线、顶旁2线、颞前线，毫针刺后给予疏密波电刺激20分钟，隔天1次。

（三）按　语

（1）针灸治疗小儿多动症有较好疗效。

（2）家长、学校、社会应共同配合患儿治疗，加强平日对患儿的教育、心理治疗，对其不良行为要耐心纠正，多加关怀和爱护，切忌打骂、歧视患儿，以免患儿自暴自弃。

（3）合理安排患儿作息时间，培养有规律的生活习惯。

（4）注意患儿饮食营养，创造轻松愉快的生活环境。

第二节　妇产科病证的针灸治疗

一、痛　经

痛经是指妇女在行经期间或行经前后，以周期性小腹或腰骶部胀痛，甚则剧痛难忍为主要症状的一种妇科常见病。以青年妇女较为多见，多由经期受寒饮冷，坐卧湿地，冒雨涉水，寒邪客于冲任；或肝郁气滞，经血滞于胞宫；或脾胃虚弱，化源不足；或大病久病，气血亏虚，以致冲任气虚血少，胞脉（胞络）失养；或禀赋素弱，肝肾不足，精血亏损，加之行经之后精血更虚，以致冲任不足，胞脉失养而发。

西医学的原发性痛经（生殖器官无器质性病变）和继发性痛经（常见于子宫内膜异位症、急慢性盆腔炎症或子宫颈狭窄、子宫内膜增厚、子宫前倾或后倾等）属于本病范畴。

（一）辨　证

本病以经期或经行前后小腹疼痛为主要症状，短则数小时，长则 2～3 天，或伴有恶心呕吐、便溏尿频、头痛头昏等。临床常根据发病原因、痛势、腹诊等辨别虚实。

1. 实　证

患者腹痛多在经前或经期，疼痛剧烈，拒按，经色紫红而夹有血块。血下痛缓，脉沉涩，为血瘀；经前胸胁乳房胀痛，甚至痛连两胁，胸闷泛恶，脉弦，为气滞；小腹冷痛，拒按，得热痛减，月经量少，色紫黯有块，畏寒肢冷，脉沉紧，为寒湿凝滞。

2. 虚　证

患者腹痛多在经期或经后，痛势绵绵不休，喜揉喜按，经量少且淡。伴神疲肢倦，面色苍白或萎黄，头晕心悸，舌淡脉细，为气血虚弱；伴腰膝酸软，失眠多梦，头晕耳鸣，舌红少苔，脉细或细数，为肝肾不足。

（二）治　疗

1. 基本治疗

（1）实证：

【治则】行气活血，散寒止痛。选穴以任脉、足太阴脾经腧穴为主。

【主穴】三阴交、中极、次髎、地机。

【配穴】气滞血瘀者，加太冲；寒湿凝滞者，加归来；腹胀痛者，加天枢；胁痛者，加阳陵泉；胸闷者，加内关。

【方义】三阴交为足三阴经交会穴，可通经止痛；中极为任脉经穴，可通调冲任之气，散寒行气；次髎为治疗痛经之经验穴；地机乃脾经郄穴，可疏调脾经经气而止痛。四穴合用，以行气活血散瘀，温经散寒止痛。

【操作】毫针刺，泻法，寒邪甚者可艾灸。

（2）虚证：

【治则】调补气血，温养冲任。选穴以任脉、足太阴及足阳明经腧穴为主。

【主穴】关元、足三里、三阴交。

【配穴】气血虚弱者，加气海、脾俞、胃俞；肝肾不足者，加肝俞、肾俞、太溪、太冲；失眠多梦者，加神门；头晕耳鸣者，加太溪。

【方义】关元为任脉经穴，又是全身强壮要穴，有暖下焦、温养冲任之功效；三阴交为肝、脾、肾三阴经之交会，可调理三经气血；足三里为足阳明胃经之合穴，补益气血。三穴合用，使气血充足，胞脉得养，冲任自调。

【操作】毫针刺，补法，可温灸。

2. 其他治疗

（1）耳针：选内生殖器、内分泌、交感、子宫、肝、脾、肾、神门，毫针中等强度刺激。亦可用揿针埋藏或王不留行贴压。

（2）皮肤针：选第2腰椎以下夹脊穴，下腹部任脉、脾经、肾经，中等强度叩刺，以皮肤潮红为度，隔天1次，每次10~15分钟。

（3）穴位注射：选中极、关元、上髎、次髎、地机、三阴交，每次取2穴或3穴，用5%当归注射液，或10%红花注射液，或1%普鲁卡因注射液，每穴注射0.5~1 ml，隔天1次。

（三）按　语

（1）针灸对原发性痛经有显著疗效。治疗应选择在月经前1~2周开始，一般连续治疗2~4个月经周期。

（2）对于继发性痛经，在运用针灸治疗缓解疼痛症状后，应及时确诊原发疾病，施以相应治疗。

（3）注意经期卫生和营养，防止受凉，忌食生冷，避免过度劳累和精神刺激。

二、闭　经

闭经是指发育正常女子年龄超过18岁月经尚未来潮，或已形成月经周期，未处于妊娠、哺乳或绝经期，月经连续中断3个月以上的病证。本病多因禀赋不足，肾气未充，或多产堕胎，耗伤精血；饮食劳倦、脾胃受损、气血生化不足、久病大病、营血耗损、失血过多等导致血海空虚，无血以下；或因七情内伤、肝气郁结、气滞血瘀，或饮冷受寒、血为寒凝、脾失健运、痰湿内盛、阻于冲任，而使冲任阻滞不通，胞脉闭阻所致。

西医学的原发性闭经或继发性闭经，排除先天性无子宫、无卵巢、无阴道及处女膜闭锁等器质性病变所致的闭经，属于本病的范畴。

（一）辨　证

本病以月经超龄未至或已有月经周期，但又连续中断 3 个月以上为主要症状。临床根据发病原因、症状、脉象等，分为血枯经闭和血滞经闭两种证型。

1. 血枯经闭

患者月经超龄未至或经期错后，经量逐渐减少，终至经闭。兼头晕耳鸣，腰膝微软，口干咽燥，五心烦热，潮热盗汗，舌红、少苔，脉弦细，为肝肾不足；兼头晕目眩，心悸气短，神疲肢倦，食欲缺乏，舌淡、苔薄白，脉沉缓，为气血虚弱。

2. 血滞经闭

患者月经停闭数月，小腹胀痛、拒按。兼情志抑郁，烦躁易怒，胸胁胀满，嗳气叹息，舌质紫黯或边有瘀点，脉沉弦或涩而有力，为气滞血瘀；兼小腹冷痛，形寒肢冷，喜得温暖，苔白，脉沉迟，为寒凝血滞；兼形体肥胖，胸胁满闷，神疲倦怠，白带量多，苔腻，脉滑，为痰湿阻滞。

（二）治　疗

1. 基本治疗

（1）血枯经闭：

【治则】滋补肝肾，益气扶脾，养血调经。选穴以任脉、足阳明胃经腧穴为主。

【主穴】关元、足三里、归来。

【配穴】肝肾不足者，加肝俞、肾俞、太冲；气血虚弱者，加脾俞、胃俞、气海；潮热盗汗者，加太溪；心悸气短者，加内关；食欲缺乏者，加中脘。

【方义】关元为任脉与足三阴经交会穴，可补下焦真元而助经血化生；足三里、归来健运后天之气，调补脾胃以资生化之源而养血。血海充盈，则经自通，月事按时而下。

【操作】毫针刺，补法，可加灸。

（2）血滞经闭：

【治则】温经散寒，燥湿祛痰，活血调经。选穴以任脉、足太阴及足阳明经腧穴为主。

【主穴】中极、三阴交、血海。

【配穴】气滞血瘀者，加合谷、太冲；寒凝血滞者，加命门、腰阳关；痰湿阻滞者，加阴陵泉、丰隆；胸胁胀满者，加内关；小腹胀满者，加归来。

【方义】中极为任脉经穴，能理冲任，疏调下焦；三阴交、血海通胞脉而调和气血。气血调和，冲任条达，经闭可通。

【操作】毫针刺，泻法，寒凝者可加灸。

2. 其他治疗

（1）耳针：选内生殖器、皮质下、内分泌、卵巢、神门、肝、肾，每次 2 穴或 3 穴，毫针中等刺激，也可用揿针埋藏或王不留行贴压。

（2）皮肤针：选腰骶部背俞穴、夹脊穴，下腹部任脉、肾经、脾经、带脉等，轻或中等强度叩刺，以皮肤潮红为度。

（3）电针：选中极、归来，或三阴交、血海，或地机、大赫，可选任意一组或各组交替使用，疏密波，强度以患者耐受为度。

（4）穴位注射：选足三里、关元、归来、三阴交、肝俞、脾俞、肾俞，每次取2穴或3穴，用5％当归注射液或10％红花注射液，每穴注射1～2 ml，隔天1次。

（三）按　语

（1）闭经病因复杂，治疗难度较大，因此针灸治疗效果各异。对感受寒邪、气滞血瘀、气血不足和精神因素所致的闭经，针刺疗效较好；对严重营养不良、结核病引起的闭经，针灸推拿治疗疗程较长。临床应注意分清导致闭经的是功能性还是器质性疾病，并与生理性停经、早孕相鉴别，必要时应进行有关检查。

（2）治疗前必须进行认真检查，以明确发病原因，采取相应的治疗。先天性生殖器官异常或后天性器质性损伤所致无月经者，不属于针灸治疗范围。

（3）嘱患者注意七情调护，保持乐观心态，加强体育锻炼，劳逸结合，起居有时，经期应避免过度劳累，忌受凉和过食冷饮。

三、不　孕

不孕是指育龄期或曾孕育的女性，有正常性生活2年以上，男方生殖功能正常，未避孕而不受孕的病证。前者古称"无子""全不产"，即原发性不孕；后者古称"断绪"，即继发性不孕。本病主要因先天肾气不充，精血不足，冲任脉虚，胞脉失养；或情志不畅，肝气郁结，疏泄失常，气血不和，冲任不能相资；或脾失健运，痰湿内生，痰瘀互结，气机不畅，胞脉受阻，不能摄精所致。

西医学的原发性不孕和继发性不孕，经治疗后能受孕的相对不孕及因生理性因素造成终身不能受孕的绝对不孕等属于本病范畴。

（一）辨　证

本病以育龄期妇女，有正常性生活2年以上，男方生殖功能正常，未避孕而不受孕为主要症状。临床根据致病原因的不同分为肾虚、肝郁、痰湿和血瘀四种证型。

1. 肾　虚

患者月经后期，量少色淡，面色晦暗，腰膝酸软，性欲淡漠，小便清长，大便不实，舌淡、苔白，脉沉细或沉迟。

2. 肝　郁

患者精神抑郁，烦躁易怒，经前乳房胀痛，经期先后不定，经行腹痛，行而不畅，量少色黯，有血块，舌质正常或黯红、苔薄白，脉弦。

3. 痰　湿

患者形体肥胖，经行延后，甚或闭经，带下量多，质黏稠，头晕心悸，胸闷纳呆，时泛恶，苔白腻，脉滑。

4. 血 瘀

患者月经后期，量少色紫有块，小腹疼痛，经行尤甚，舌质紫黯、苔薄白，脉弦或涩。

（二）治 疗

1. 基本治疗

针灸治疗不孕重视肾及冲、任脉的作用。临床选穴主要为中极、气海、关元、太溪、三阴交、肾俞、肝俞、血海及子宫，针灸并用，以隔姜灸常用，并可同时采用推拿治疗调节生理功能。

（1）肾虚：

【治则】补肾益精，调理冲任。选穴以任脉、足少阴肾经腧穴为主。

【主穴】关元、肾俞、大赫、阴交、三阴交。

【配穴】偏肾阳虚者，加命门；偏肾阴虚者，加太溪；腰膝酸软者，加腰阳关、腰眼、阴谷。

【方义】关元为任脉经穴，位居小腹，为元气之根，可补益元气；肾俞温补元阳，以暖胞宫；大赫补益肾气；阴交为任脉和冲脉的交会穴，可温养冲任；三阴交调补三阴经气，调气血，益胞脉。

【操作】毫针刺，补法，可重用灸法。

（2）肝郁：

【治则】疏肝解郁，调理冲任。选穴以足厥阴肝经腧穴及相应背俞穴为主。

【主穴】肝俞、太冲、曲泉、气海、三阴交。

【配穴】经前乳房胀痛，加阳陵泉；经行不畅，加地机；腹胀，加天枢。

【方义】肝俞、太冲、曲泉疏肝理气；气海通于胞宫，调理下元，调畅气机；三阴交健脾疏肝，理气和血。

【操作】毫针刺，泻法，可灸。

（3）痰湿：

【治则】健脾化痰，调理冲任。选穴以任脉、足阳明胃经腧穴为主。

【主穴】关元、中极、足三里、丰隆、归来。

【配穴】头晕心悸，加百会、内关；胸闷纳呆，加中脘；带下量多，加次髎。

【方义】关元为任脉经穴，乃元气之根，可补益元气；中极可疏通胞宫，调理冲任；足三里、丰隆补益脾胃，除湿化痰；归来化瘀通胞脉。

【操作】毫针刺，平补平泻法，关元、中极可灸。

（4）血瘀：

【治则】活血化瘀，调理冲任。选穴以任脉、足太阴脾经腧穴为主。

【主穴】膈俞、地机、血海、气冲、中极。

【配穴】小腹痛甚者，加次髎、归来。

【方义】膈俞为血之会穴，配血海、地机行气活血；气冲、中极针灸并用，以调摄冲任。

【操作】毫针刺，泻法，可灸。

2. 其他治疗

（1）耳针：选内分泌、内生殖器、皮质下、肾、肝，每次取2穴或3穴，毫针刺，中等强度刺激，每天1次，或用耳穴埋针或压丸。

（2）穴位注射：选关元、气海、肾俞、肝俞、足三里、大赫，每次取2穴或3穴，用胎盘注射液或5％当归注射液，每穴注射药液1～2 ml。治疗从月经周期第12天开始，每天1次，连续5天。

（三）按 语

（1）针灸治疗功能失调性不孕有一定疗效。治疗前必须排除男方及患者自身生理性因素造成的不孕，必要时完善相关辅助检查，以便针对原因选择不同的治疗方法。

（2）对不孕症患者应重点了解性生活史、月经、流产、分娩、产褥、是否避孕及其方法、是否长期哺乳、有无过度肥胖和第二性征发育不良以及其他疾病（如结核病）。

（3）针灸治疗本病难度较大，疗程较长，需要坚持治疗。

（4）应注意调节患者情志，节欲保精，监测基础体温，掌握排卵日期。

四、胎位不正

胎位不正是指妊娠30周后，经产前检查发现胎位呈枕后位、臀位、横位者。正常胎位多为枕前位，本病常见于经产妇或腹壁松弛的孕妇。多由于孕妇素体气血虚弱，正气不足，无力安正胎位，或孕后情志抑郁，肝气不舒，气机不畅，胎体不能应时转正所致。

西医学的胎位不正属于本病范畴。

（一）辨 证

本病以妊娠30周后胎位不正为主要表现。临床根据病因不同分为气血虚弱和肝气郁滞两种证型。

1. 气血虚弱

患者表现为胎位不正，伴面色不华，神疲懒言，心悸气短，食少便溏，舌淡、苔薄白，脉滑无力。

2. 肝气郁滞

患者表现为胎位不正，伴情志抑郁，烦躁易怒，胸胁胀满，嗳气，苔薄白，脉弦滑。

（二）治 疗

1. 基本治疗

【治则】益气养血，疏肝理气，调理胎位。选穴以足太阳膀胱经腧穴为主。

【主穴】至阴。

【配穴】气血虚弱者，加足三里、肾俞、三阴交；肝气郁滞者，加行间、肝俞。

【方义】至阴为足太阳膀胱经之井穴，与足少阴肾经脉气相交，是治疗胎位不正的经验穴，灸之可调理足少阴经气，调和冲任。

【操作】至阴用艾条灸。嘱孕妇放松腰带仰卧于床上，或坐在靠背椅上，每次灸双侧至阴穴15~20分钟，每天1次或2次，直至胎位转为正常。配穴手法宜轻，或用灸法。

2. 其他治疗

（1）耳针：选内生殖器、交感、皮质下、肝、肾、腹，以王不留行贴压，每3~5天更换1次，左右两侧耳穴交替使用。每天早、中、晚饭后约30分钟，依次用指压穴15分钟，每晚临睡前放松腰带取半卧位，再按压耳穴1次。

（2）激光照射：选至阴穴，用氦－氖激光仪直接照射穴位，每侧5~8分钟，每天1次，3~5次为1个疗程。

（三）按 语

（1）针灸治疗胎位不正疗效确切，据多数临床观察统计，其成功率达80％以上，一般3次左右即可纠正。治疗的关键在于掌握好治疗时机，临床资料表明，针灸疗法矫正胎位的最佳时机在妊娠28~32周，成功率达90％以上，32周以后则疗效较差。针灸疗法矫正胎位简便、安全，对孕妇、胎儿无不良影响。妊娠23周以前，因为胎体较小，羊水相对较多，胎儿在子宫腔内的活动范围较大，胎儿的位置和姿势容易改变，故发现胎位不正时，可暂不处理，至妊娠后期，大多可自行转成正常胎位。而妊娠32周以后，由于胎儿生长快，羊水相对减少，胎儿与子宫壁更加贴近，胎儿的位置及姿势相对固定，因此此期治疗效果差。

（2）针灸治疗后，指导患者保持胸膝卧位10~15分钟，可提高疗效。

（3）因盆腔狭窄、子宫畸形、盆腔肿瘤，或胎儿本身因素等引起的胎位不正，不适合针灸治疗，应尽早转产科处理。艾灸数次无效者应查明原因，及时转科处理，以免发生意外。

五、滞 产

滞产，又称"难产"，是指妊娠足月胎儿临产时不能顺利娩出，总产程超过24小时，西医学称为"异常分娩"。常见于子宫收缩异常（即产力异常），骨盆、子宫下段、子宫颈、阴道发育异常（即产道异常），胎位异常或胎儿发育异常等情况。针灸主要针对产力异常引起的滞产进行治疗。

（一）病因病机

产妇气血充沛、气机通畅则分娩顺利。若产妇素体虚弱，产时用力不当，耗气伤力则可导致气血虚弱，使分娩时久产不下；或产妇精神过度紧张，产前安逸少动，使气机不展，气血运行不畅，分娩时虽然宫缩较强，但间歇不匀，也可造成久产不下，而延长产程。由此可见，病证有虚实之分。

（二）辨 证

主症：临产浆水已下，胎儿久久不能娩出。兼见腰腹剧痛，宫缩虽强，但间歇不匀，产程进展缓慢，或下血暗红、量少，产妇精神紧张，胸脘胀闷，时欲泛恶，舌质暗红、脉沉实，为气滞血瘀；宫缩微弱，间歇时间较长，持续时间较短，产程进展缓慢，下血量多、色淡，面色苍白，精神疲倦，心悸气短，舌淡、苔薄白、脉虚大或沉细，为气血虚弱。

（三）治 疗

1. 基本治疗

【治则】调理气血，行滞催产。选穴以手阳明、足太阴、足太阳经腧穴为主。

【主穴】合谷、三阴交、至阴、独阴。

【配穴】气滞血瘀加膻中、血海；烦躁加神门、内关；气血虚弱加足三里、太溪。

【方义】合谷为手阳明大肠经原穴，三阴交为足三阴经之交会穴，两穴相配可理气行血。至阴是足太阳膀胱经井穴，独阴为奇穴，均为催产之经验要穴。

【操作】先针合谷、三阴交，合谷行补法，三阴交行泻法，至阴、独阴穴斜刺，行泻法，得气后持续行针5分钟，再间歇行针。配穴按虚补实泻法操作。

2. 其他治疗

（1）灸法：选合谷、气海、关元、三阴交、复溜、昆仑、至阴，选其中2穴或3穴，用艾条温和灸，灸治时间不限，至娩下胎儿为止；或在神阙穴上填适量的细盐，上置黄豆大艾炷点燃，共灸5~7壮。

（2）耳针法：选内生殖器、子宫、肾、皮质下、交感，每次用2穴，用毫针中等强度刺激，每隔3~5分钟捻转行针1次，直到胎儿娩出为止。

（3）穴位敷贴法：选神阙、涌泉，将蓖麻叶捣烂，做成药饼，或巴豆2粒去壳，加麝香0.3g，研末制成药饼，贴于穴位上再盖上敷料，产后去除贴药。

（四）按 语

（1）针灸对产力异常引起的滞产有明显的催产作用。治疗过程中注意消除产妇紧张情绪，让其适当休息，以保持充沛精力。

（2）滞产时间过长，对产妇和胎儿健康危害极大。因此，对病情危重者，应采取综合治疗措施，必要时立即手术处理。

（3）对子宫畸形、骨盆狭窄等原因引起的滞产，应做其他处理，以免发生意外。

六、产后乳少

产后乳少是指产后乳汁分泌甚少或全无，不能满足婴儿需要的病证，亦称"缺乳""乳汁不足"或"乳汁不行"。本病多由于产妇素体脾胃虚弱，生化不足，气血虚弱；分娩失血过多，气血耗损，乳汁化源不足；产后七情所伤，情志不调，肝失条达，气机不畅，乳汁运行不畅，而致乳少，甚至乳汁点滴不通。

（一）辨　证

本病以产后乳少或全无为主要症状，临床根据常见致病原因分为气血虚弱、肝郁气滞两种证型。

1. 气血虚弱

患者表现为产后乳少，乳房无胀感，面色少华，食少神疲，舌淡、苔少，脉虚细。

2. 肝郁气滞

患者表现为产后乳少，乳房胀痛，情志抑郁，胸胁胀满，食欲减退，苔薄，脉弦。

（二）治　疗

1. 基本治疗

【治则】调理气血，活络通乳。选穴以任脉、足阳明胃经腧穴为主。

【主穴】乳根、膻中、少泽。

【配穴】气血虚弱者，加足三里、脾俞、胃俞；肝气郁滞者，加太冲、内关。

【方义】乳根为足阳明胃经穴，调理阳明气血，通络下乳；膻中为气会，调气通乳；少泽乃通乳之经验穴。三穴相配，可奏通乳、催乳之功。

【操作】乳根、膻中毫针刺，行平补平泻法，并可加灸；少泽，虚证者用灸法，实证者点刺出血。

2. 其他治疗

（1）耳针：选胸、内分泌、交感、肝、肾，毫针刺，中等强度刺激，每天1次，每次留针15～20分钟，也可用埋针法。

（2）皮肤针：选第3～5胸椎两侧旁开2寸的平行线、乳房周围及乳晕部。先于第3～5胸椎旁从上而下垂直叩打4次或5次，再沿肋间向左右两侧斜行叩打5～7次，沿乳房放射状叩打，乳晕部做环行叩打，轻刺激，以局部皮肤微红为度，每天1次。

（三）按　语

（1）针灸治疗产后乳少疗效明显。

（2）患者应进食富含营养、易消化的食物，调摄情志，保持精神愉悦，适度休息，并注意采用正确的哺乳方法。

（3）对因乳汁排出不畅而乳房胀满者应促其挤压排乳，以免发生乳腺炎。

参考文献

[1] 罗永芬. 腧穴学 [M]. 上海：上海科学技术出版社，2009.

[2] 梁繁荣. 针灸推拿学 [M]. 北京：中国中医药出版社，2011.

[3] 石学敏. 针灸学 [M]. 2 版. 北京：中国中医药出版社，2011.

[4] 刘清国，胡玲. 经络腧穴学 [M]. 北京：中国中医药出版社，2012.

（冯睿智　赵雨　文谦）

下篇　针灸与养生

第九章　针灸与养生

"养生"是一个具有浓厚中国文化色彩的词语，又称摄生、道生、养性、卫生、保生、寿世等，最早见于《庄子内篇》。春秋战国时代，中医养生思想和养生理论就已经很丰富了，儒家、道家、释家和医家先后出现了不同的养生学说，经过历代发展逐步形成了养生学术的众多流派，主要包括道家养生、儒家养生、佛家养生、医家养生四大派。老子、庄子等道家代表提出了"清静无为""返璞归真""顺应自然""贵柔""贵啬""动形达郁"的养生思想；孔子、孟子、荀子等儒家代表提出精神调摄、道德养生以及饮食卫生的养生思想；《吕氏春秋》中杂家提出"毕数之务，在乎去害""趋利避害，顺应自然"的养生思想；佛家养生主要体现在以戒、定、慧为修行核心以养神、形、德的思想，其定、慧的禅定之学与传统气功的养生之道多有类似，对中国传统气功产生了一定的影响；医家则以《黄帝内经》为代表，提出养生在于掌握"道"，并建立了系统的养生理论和方法体系，如："上古之人，其知道者，法于阴阳，和于术数，食饮有节，起居有常，不妄作劳，故能形与神俱，而尽终其天年，度百岁乃去。"

"养生"之"生"，为生命、生存、生长之意；"养"，为保养、调养、培养、补养、护养之意，就是根据人体生命发展的规律，采取能够保养身体、减少疾病、增进健康、延年益寿的手段所进行的保健活动。"养生"的含义根据养生者的情况、养生的目的，可分为广义和狭义两种。一是狭义的养生，指未病、已病或病后的养生。这些养生者往往是处于亚健康、不健康状态的人。没有生病时养生是为了防病（未病先防），即为防止疾病的发生，从各方面进行身体的调养；一旦患病又要采取药物和非药物等措施以减轻、治愈疾病，从而防止疾病加重和传变（已病防变）；疾病好转和治愈后，还要采取各种方法以防止疾病复发（病后防复），其养生的目的是健康。二是广义的养生，指日常生活中的养生，这些养生者往往是身体健康或比较健康的人。这种养生不以防病、治病为目的，而以提高生活质量（快乐、幸福）、延长生命（长寿）为目的。从现代医学角度看，狭义养生相当于现代医学所说的"保健医学""预防医学"，广义养生则不属于保健医学、预防医学范畴。

受到中国传统哲学思想的影响，我国的"养生"主要是广义的。自古以来中国人养生不是单纯为了增加生命的长度，而是为了提高生命的质量、提升生命的境界。也就是说中国人养生不仅把生命的健康当作目标，而且把快乐、道德当作目标。

中医养生学，是在中医理论的指导下，研究和阐释人类生命发生、发展规律，预防疾病，增强体质，益寿延年的一门实用学科，重点探索和研究我国传统的颐养身心，增强体质，预防疾病，延年益寿的理论和方法，并用这种理论和方法指导人们进行保健活动。在中医理论指导下，养生学吸取各学派之精华，提出了一系列养生原则，如："形神共养、协调阴阳、顺应自然、饮食调养、谨慎起居、和调脏腑、通畅经络、节欲保精、益气调息、动静适宜"等，使养生活动有章可循，从而形成了我国独具特色的养生保健方法。

一、中医生命观

生命观，是指对生命问题的根本看法。它是一个医学家必须明确作出回答的问题，因为医学研究的重点就是生命过程，其他一系列问题都是在此基础上展开的。中医学在对人的生命客体的探索中，认识到生命是一个发展、变化的过程，这一过程可粗略地分为生、长、壮、老、已五大阶段；并且认为人的生命是由"气"生成的，是形与神的统一体，具体表现为"气"在"器"（形）内的升降出入，"器散"和"出入废、升降息"都会导致生命的终止。故中医生命观最大的特点是把生命活动概括为"气"在"器"内的升降出入。

人体就是一个整体的系统，这个系统通过气的升降出入运动来维持自身的相对稳定。"故能形与神俱，而尽终其天年，度百岁乃去。"（《素问·上古天真论》）

"故治病者，必明天道地理，阴阳更胜，气之先后，人之寿夭，生化之期，乃可以知人之形气矣。"（《素问·五常政大论》）

"出入废，则神机化灭，升降息，则气立孤危。故非出入，则无以生长壮老已；非升降，则无以生长化收藏，是以升降出入无器不有。故器者，生化之宇，器散则分之，生化息矣。"（《素问·六微旨大论》）

（一）寿命观

自有人类以来，长寿就是人们的宿愿，无论圣人、庶民，古人、今人，都在探求着长寿之法。究竟人的寿命有多长？这是一个非常复杂的问题。所谓寿命，是指从出生经过发育、成长、成熟、老化以至死亡前机体存活的时间，通常以年龄作为衡量寿命长短的尺度。由于人与人之间的寿命有一定的差别，所以，在比较某个时期、某个地区或某个社会的人类寿命时，通常用平均寿命。平均寿命常用来反映一个国家或一个社会的医学发展水平，它也可以反映某个社会的经济、文化发达状况。

"天年"是我国古代对人的寿命提出的一个有意义的命题。古代中国人通过长期观察，指出人的生命是有一定限度的，并据此提出"天年"的概念——"天年"就是人们应享有的正常寿命，即自然寿命可以活到的年龄，也就是现代医学的"生理寿命"。那么，人应该活到的岁数是多少呢？《黄帝内经》认为是一百岁，《素问·上古天真论》里说："尽终其天年，度百岁乃去。"《礼记》称百岁为"期颐"。《尚书》又提出"一曰寿，百二十岁也"，即活到120岁，才能叫作活到了应该活到的岁数。著名养生家嵇康认为：

"上寿可达百二十，古今所同。"据上所述，古代医学家认为百岁至一百二十岁为"天年"的时限，即人的寿命应该是 100～120 岁。

寿命的长短与先天禀赋的强弱、后天的给养、居住条件、社会制度、经济状况、医疗卫生条件、环境、气候、体力劳动、个人卫生等多种因素有关。人自出生后，带着先天的遗传性因素，经历社会性因素的洗练，生物性因素的干扰，特殊意外情况的遭遇，从而使寿命不尽相同。这些是否意味着人的寿命就深不可测呢？并非如此，通过不断的努力，人们初步探索出了长寿的规律，较准确地算出寿命的长短。目前计算寿命的方法主要包括如下三种：

第一种方法：根据科学家们的细致观察，发现各种动物都有一个比较固定的寿命期限，也就是各有不同的自然寿命。这个寿命与各种动物的生长期或成熟期的长短有一定关系。例如，在哺乳动物中，狗的寿命是 10～15 年，其生长期为两年；猫的寿命是 8～10 年，其生长期为一年半；牛的寿命是 20～30 年，其生长期为 4 年；马的寿命是 30～40 年，其生长期为 5 年；骆驼的寿命是 40 年，其生长期为 8 年。科学家们经过大量的统计研究，发现一般自然寿命为生长期的 5～7 倍。若按这个规律去计算，人的生长期为 20～25 年，其自然寿命应为 100～170 岁。持上述观点的人以古希腊的亚里士多德为代表，他提出："动物凡生长期长的，寿命也长"，继而科学家巴风在此基础上提出一种"寿命系数"，即哺乳类动物的自然寿命应当为其生长期的 5～7 倍。

第二种方法：美国学者海尔弗利在 1961 年提出自然寿命为某动物细胞分裂次数与周期乘积。他通过实验研究发现，动物胚胎细胞在成长过程中，其分裂的次数是有规律的，到一定阶段就出现衰老和死亡。这与细胞分裂的次数和周期有关，二者相乘即为机体自然寿命。海尔弗利的具体实验情况如下：他将胎儿的细胞放在液体培养基中一次又一次地分裂，一代又一代地繁殖，但当细胞分裂到第 50 代时，细胞就全部衰老而死亡。他又在大量实验的基础上，提出根据细胞分裂的次数来推算人的寿命的方法，而分裂的周期大约是 2.4 年。照此计算，人的寿命应为 120 岁。按此推算，鸡的细胞分裂次数是 25 次，平均每次分裂的周期为 14 个月，其寿命为 30 年。小鼠细胞的分裂次数是 12 次，分裂周期为 3 个月，其寿命为 3 年。

第三种方法：根据哺乳动物的性成熟期推算寿命。根据生物学的规律，最高寿命相当于性成熟期的 8～10 倍，而人类的性成熟期是 13～15 岁，据此推测人类的自然寿命应该是 110～150 岁。

以上三种推算方法不尽相同，但是无论哪种推算方法，其结果都表明，人的寿命应该在百年之上。事实上古今中外不乏长寿老人活到百岁的记载，甚至活到 150 岁以上的例子也不罕见。我国甄权、孙思邈和王冰都活到百岁以上，而且还能读书行医。四川绵竹县的老中医罗明山，1980 年时值他 113 岁，每天还看 6 小时的门诊，能诊治 40 多位患者。苏联有一部影片，记录了曾被誉为"地球之祖"的穆斯利莫夫，167 岁时还精力充沛地整修花园。近代的不少资料都已说明，人类的平均寿命正逐渐向天年靠拢。从前讲"人生七十古来稀"，而现在则有"八十不为老，七十不算稀，六十正当年，五十小弟弟"的说法。

（二）中医学的健康观与健康人的特征

我国古代养生学家早在两千多年前就有这样的论断：人是有形体、有情智、有精神的。什么是健康？就是精神，神和行全面的统一，是躯体、精神和社会生活诸方面完满适应的一种状态，而不仅仅是没有疾病。

1. 生理特征

（1）眼睛有神。眼睛是脏腑精气汇集之地，眼神的有无反映了脏腑的盛衰。因此，双目炯炯有神，是一个人健康的最明显表现。

（2）呼吸微徐。微徐，是指呼吸从容不迫，不疾不徐。"呼出心与肺，吸入肝与肾"（《难经》），说明呼吸与人体脏腑功能密切相关。

（3）二便正常。二便是排出水液及代谢后糟粕的主要途径。小便通利与否，与肺、肾、膀胱等脏腑的关系极为密切。《素问·五脏别论》提出："魄门亦为五脏使，水谷不得久藏"，是说经过肠胃消化后的糟粕不能藏得太久，久藏则大便秘结，而大便通畅则是健康的反映。

（4）脉象缓匀。人的脉象应从容和缓，不疾不徐。"脉者，血之腑也"，气血在脉道内运行，所以脉象的正常与否，能够反映气血的运行。

（5）形体壮实。形体壮实指皮肤润泽，肌腠致密，体格壮实，不肥胖，亦不过瘦。

（6）面色红润。面色是五脏气血的外荣，面色红润是五脏气血旺盛的表现。

（7）牙齿坚固。中医学认为齿为骨之余，骨为肾所主，而肾为先天之本，所以牙齿坚固是先天之气旺盛的表现。

（8）双耳聪敏。《灵枢·邪气脏腑病形》说："十二经脉，三百六十五络……其别气走于耳而为听"，说明耳与全身组织器官有密切关系，听力减退、听觉迟钝、失听是脏器功能衰退的表现。

（9）腰腿灵便。肝主筋、肾主骨、腰为肾之腑、四肢关节之筋皆赖肝血以养，所以腰腿灵便、步履从容证明肝肾功能良好。

（10）声音洪亮。声由气发，《素问·五脏生成》说："诸气者，皆属于肺。"声音洪亮，反映肺的功能良好。

（11）须发润泽。须发的生长与血有密切关系，称"发为血之余"。同时，须发又依赖肾脏精气的充养。《素问·六节脏象论》说："肾者……其华在发"。因此，须发的脱落、过早斑白，是一种早衰之象，反映肝血不足，肾精亏损。

（12）食欲正常。中医学认为："有胃气则生，无胃气则死"，饮食的多少直接关系到脾胃的盛衰。因此，食欲正常是健康的反映。

2. 心理特征

（1）精神愉快。《素问·举痛论》说："喜则气和志达，营卫通利"，可见良好的精神状态是健康的重要标志。七情和调、精神愉快，反映了脏腑功能良好。现代医学亦认为，人若精神恬静，大脑皮质的兴奋与抑制作用就能保持正常状态，从而发挥对整体的主导作用，自能内外协调，疾病就不易发生。

（2）记忆良好。肾藏精、精生髓，而"脑为髓之海"，髓海充盈，则精力充沛，记忆力良好；反之肾气虚弱，不能化精生髓，则记忆力减退。

二、中医养生的基本原则

中医养生在其发展的历史长河中，逐渐形成了一套独具特色的思想原则，这些原则充分融合并体现出了中国传统文化的特点。

（一）防重于治，未老养生的未病思想

中医经典著作《黄帝内经》中提出"不治已病治未病"的观点，喻示人们从生命开始就要注意养生，才能保健防衰和防病于未然。《淮南子》云："良医者，常治无病之病，故无病；圣人者，常治无患之患，故无患也。"朱丹溪亦说："与其治疗于有病之后，不如摄养于先病之前。"人不可能长生不老，也不可能"返老还童"，但防止未老先衰、延长生命是可以办到的。这种预防为主的养生思想告诉人们，必须自幼注意养生，注意日常的养生，尤其在生命的转折关头，应高度注意养生。如能持之以恒，即可防衰抗老，预防疾病的发生。这种防病抗衰思想与中国文化中的忧患意识一脉相承。《周易·系辞下》云："安不忘危，存不忘亡。"这种注重矛盾转化、防微杜渐的辩证哲学思想是中国古哲学的精华。

（二）天人合一，形神一体的整体观

中国传统哲学强调自然界是一个普遍联系着的整体，提出天人相应、天人感应等思想，认为天地万物不是孤立存在的，它们之间都是相互影响、相互作用、相互联系、相互依存的。中医养生文化中亦体现出这种原则。中医养生学主张"上知天文，下知地理，中知人事，可以长久"，明确把天文、地理、人事作为一个整体看待。人既是自然界的人，又是社会的人。人生活在自然界，又生存在人事社会之中，不能离开社会群体而生存。影响健康和疾病的因素既有生物性因素，又有社会和心理的因素，这是自古以来人们总结出的客观事实。

中医养生从人与自然、人与社会的关系中去理解和认识人体的健康和疾病，从"天人相应"和"七情六欲"等观点出发，重视自然环境和心理因素对机体的作用，并贯穿在病因考查、诊断治疗以及保健预防的各个环节中，如强调养生要"顺四时而适寒暑"。同时，中医学认为人体本身也是一个有机整体，把人的五脏与五体、九窍、五声、五音、五志、五液、五味等联系起来，组成整个人体的五个系统，在此基础上又根据脏腑的表里关系将相关经络联系起来。

（三）注意调整阴阳的平衡观

《素问·至真要大论》说："谨察阴阳之所在而调之，以平为期。"中医养生学认为阴阳分别代表人体内既对立又统一的双方。《黄帝内经》说："生之本，本于阴阳"，说

明人的形成和生长发育离不开阴阳。在人体正常生理状态下，阴阳保持相对平衡，如果出现一方偏衰，或一方偏盛，就会使人体正常的生理功能紊乱，出现病理状态。人体养生，无论是饮食起居、精神调摄、自我锻炼、药物作用都离不开协调平衡阴阳的宗旨，阴盛则阳病，阳盛则阴病。人的衰老，或为阴虚，或为阳虚，或阴阳俱虚，阴虚则阳盛，阳虚则阴盛。故防治衰老，贵在调和阴阳，使阴平阳秘，精神乃治。这说明中国传统文化注重对称，强调平衡的哲学特征。

（四）动静结合的恒动观

中国哲学对动静的辩证关系认识很早，《周易》中提出"动静有常"，《吕氏春秋》有"流水不腐，户枢不蠹"之说。自然界的物质是不断运动、变化的，只有运动，才发生变化；只有运动，才产生万物。中医学认为人的生命活动，从发生、发展到消亡的全部过程，始终贯穿着一系列内部矛盾运动，这种运动就是气的升降出入。《黄帝内经》提出："高下相占，升降相因，而变化矣。"运动是自然规律，也是维持人体健康最基本的因素，有规律的生命运动保证了日常的新陈代谢，如果人体的升降出入运动发生障碍就会患病。所以中医养生学非常重视通过运动、变化的观点来指导防病治病。生命在于运动，人体的每一个细胞无时无刻不在运动着，只有保持经常运动，才能增进健康、预防疾病、延年益寿。

中国哲学亦有"主静"说。老子说："清静为天下之正""不俗以静"；明代蔡清说："天地之所以长久者，以其气运于内而不泄耳，故仁者静而寿。"中国的道家、佛家思想都是主静的。中国养生学也受此影响，发展成养生、修身理论，同时吸收了道家气功衍生为医疗气功。这里的"静"不是绝对的静止，而是另一种运动形式。运动是绝对的，静止是相对的，动静结合，相辅相成，是养生保健之大旨。

（五）养生方法中的辩证观

辩证法是中国哲学的特色和优势。中医确定的整体辩证观体现了中国哲学的这一特色。中医养生强调因时、因地、因人而异，强调养生保健要根据时令、地域，以及个人的体质、性别、年龄制订相应的方法。人是自然界的一部分，与自然界有着密切的联系，人必须认识自然、顺应自然，同时根据个体的阴阳盛衰情况进行调摄，以期达到健康长寿。这充分体现了中医的原则性和灵活性，中医将这种原则概括为"知常达变"。

中医养生理论突出辩证施治。辨别各种症状，分析病因和发展趋势，结合具体情况来确定疾病性质，全面制订治疗原则，整体地施行治疗方法，叫辨证施治。在练功时，应根据不同年龄、体质、季节及所患疾病的性质来选择特定锻炼项目，采取适当的锻炼方法，以提高练功的效果。

三、常用养生方法介绍

《黄帝内经》中开宗明义地提出：人们若想"春秋皆度，百岁而动作不衰"，就要

"法于阴阳，和于数术，食饮有节，起居有常，不妄劳作，故能形与神俱，而尽终其天年，度百岁乃去"，这就是中医养生的纲领。一个人要"形与神俱"，身心健康，就要做到协调自然，修身养性，饮食起居有规律，脑力、体力劳动适宜，但可长寿，享受天年之福。近代研究发现，人的精神活动和体力，存在一定的周期性变化，有时旺盛，有时处于低潮。因此，生活规律化有益于健康长寿。

（一）调神养神养生法介绍

中医学认为，神具有两个方面的意思，一个是狭义的，专指心神；一个是广义的，指生命活动的一切外在表现，包括意识、思维、情感等，通过这些活动能够体现人的健康状态。中医很重视人的"神"，《素问·移精变气论》记载"得神者昌，失神者亡"，不仅仅是说治病，也是讲养生。

中医养生学，注重精神的调养。人们若能遵循生命规律，修德养性，培养情操，健脑全神，方能享"天年"之寿。古往今来，众多养生家均十分重视精神调养，重视精神治疗和心理养生的作用，强调"神强必多寿""善摄生者，不劳神，不苦形，神形既安，祸患何由而致也"，认为养生的关键在于排除杂念，保持心地纯朴专一，顺乎天理，以达到养生的目的。著名医家石天基作《祛病歌》一首："人或生来气血弱，不会快活疾病作。病一作，心要乐，病都却。心病还将心药医，心不快活空服药。且来唱我快活歌，便是长生不老药。"

所谓养神，主要是指注意精神卫生。要做到安静和调，神清气和，胸怀开阔，从容温和，切不可怨天尤人，急躁易怒。"起居有常，养其神也"，如果人们只注意养身，加强饮食营养，不懂得养神，不善于养神，是难以获得健康长寿的。自古以来无数事例表明，心胸狭窄、斤斤计较的人，能过古稀之年者不多见；而胸怀开阔、情绪乐观者，往往可享高寿。若"以酒为浆，以妄为常，醉以入房，以欲竭其精，以耗散其真，不知持满，不时御神，务快其心，逆于生乐，起居无节，故半百而衰也。"人生的道路坎坷不平，不如意事常八九，尤其人进入老年之后，社会角色、人际关系、健康状况、性格情绪等都会发生改变，若不能很好地把握住自己的"神"，往往可产生孤独、忧郁、失落、自卑等消极心理。从养生角度讲，老年人晚年保持良好性格、乐观情绪、高尚涵养和欢畅心境，对延年益寿意义重大。因此，老年人在注重"养身"的同时，更应重视"养神"与"调神"。

总之，神只可得，不可失，只宜安，不宜乱。伤神则神衰，神衰则健忘失眠，多梦烦乱；神不守舍则发为癫狂，甚至昏厥。安神者在于七情适度，喜、怒、忧、思、悲、恐、惊各有法度，适可而止。"喜伤心，怒伤肝，思伤脾，悲伤肺，恐伤肾"，五脏所伤则精神涣散，精神涣散则神志衰减，神志衰减则诸病丛生。以上三者相互联系、互为因果。现代医学也证实，人类疾病有50%～80%是由于精神过度紧张引起的，如高血压、心动过速、神经衰弱等。因此，我们只有不断地净化自己的心灵，才能真正地快乐、健康。心灵纯净是养生的最高境界，也是我们心地善良、心态平和、心胸开阔、心情快乐的起点和终点。只有这"五心"之神"凝而不乱，敛而不散"，才能达到"保养心神"

之目的。

如何实践养神之法？针对养神，本书提供了一套由中医养生学者张其成创造的具有中华文化特色的动静养神功法作为参考。

1. 动功"养神法"

动功养神法就是取人体的五个中心穴位进行按摩。

（1）头心（百会穴）按摩，这是诸阳之汇。

（2）胸的中心（膻中穴）按摩，捶打它可以驱散心中的闷气、抑郁之气。可两手交叉，握空心拳，不要太实，稍微留一点空，然后捶打这个穴位。现代科学发现，人老是从胸腺开始衰老的，所以经常捶打这里，可以延年益寿。

（3）腹的中心（关元穴）按摩，中医学认为此处是生命的先天之本，每天早晚按摩，让该处有温热舒适的感觉。

（4）手心（劳宫穴）按摩，中医学认为，经常按压该穴有强壮心脏、降心火的作用。

（5）脚心（涌泉穴）按摩，中医学认为劳宫与涌泉这两个穴位要相互交叉按摩，可以达到心肾相交、水火相济的效果。临睡前半小时，先擦热双手掌，然后右掌按摩左涌泉，左掌按摩右涌泉，使心火下降，肾水上升，可促进睡眠。

2. 静功"养神法"

静功的"五心"养神法是指意守上述五个穴位的修炼方法。此法以站桩为主，站的时候两腿自然分开，与肩同宽，微微地弯曲两腿；两手举起，劳宫穴相对。觉得两个劳宫穴之间的热流在流动；两手微微往外拉，就像牛皮筋一样，感到有一点牵拉的力量后，往里收，觉得在压一个气球，慢慢感觉到劳宫穴之间的气越来越热；这时开始把意念集中在头顶进行意想。意想的过程是从上到下，上下贯通。先是头心百会穴，意想百会穴的上方有太阳、月亮，日月之光、天地之气都汇集在此，觉得百会穴微微地发热，越来越热；接着，这道光往下行，到胸的中心（膻中穴），行到这里的时候就觉得膻中发热，膻中被日月之光所照耀，继续吸收天地之精气、日月之灵气，膻中越来越热；接着往下行，来到下腹的中心（关元穴），意念至此，关元处也开始发热，并越来越热；最后这股热流再继续往下行，到脚心的涌泉穴，这股气流通过涌泉穴送往地下，一直射入地下，越射越深。

"五心"养神的方法必须结合起来修炼。其中，精神上的五个"心"是关键，是要在日常生活当中，时时处处都去注意的。在动功与静功之间，可先做动功的"五心"修炼，再做静功的"五心"修炼。

（二）四时养生介绍

中医养生观的整体观是十分明显的，除了要求身心的调和，还讲究"天人相应"，即人和自然环境的关系的充分协调，《黄帝内经》上称作"四令调神"，就是根据春温、夏热、秋凉、冬寒四季时令的变化，调理身心，使之与自然同步，以生、长、化、收、藏，求得与"天地同寿"。

1．起居应四时

日常生活中的作息要顺应自然界的昼夜晨昏和春夏秋冬的变化规律，并要持之以恒。传统养生学认为"精、气、神"为人生三宝，神为生命的主宰，能够反映人体的脏腑功能和体现生命的活力，故"得神者昌，失神者亡"。人们起居有常，作息合理，就能保养人的精神，使人精力充沛，神采奕奕。清代名医张隐庵称："起居有常，养其神也。"长期起居无常，作息失度，会使人精神萎靡、呆滞无神。

一日的起居有常是指人体应按照"日出而作，日落而息"的原则安排每天的作息时间。一日之内随着昼夜、晨昏、阴阳消长的变化，人体的阴阳气血也进行相应的调节而与之相适应。人体的阳气在白天运行于外，推动着人体的脏腑组织器官进行各种功能活动。在夜晚人体的阳气内敛而趋向于里，则有利于机体休息以便恢复精力。现代医学研究也证实，人体内的生物钟与自然界的昼夜规律相符，按照体内生物钟的规律而作息，有利于机体的健康。

一年四季具有春温、夏热、秋凉、冬寒的特点，生物体也相应具有春生、夏长、秋收、冬藏的变化。人体在四季气候条件下生活，也应顺应自然界的变化而适当调节自己的起居规律，《素问·四气调神大论》指出："春三月，夜卧早起，广步于庭，被发缓形；夏三月，夜卧早起，无厌于日，使志无怒；秋三月，早卧早起，与鸡俱兴；冬三月，早卧晚起，必待日光。"春天起居应该"夜卧早起"，因为春天阳气开始复苏，夜晚到得要晚一些，所以要晚一点睡觉，早一点起床，与春天的舒张气息相呼应；夏天起居因为白天更长，晚上更短，人的养生也要与阳气的变化相呼应，要睡得再晚一些，睡的时间比春天还要再少一些，应该"夜卧早起"，同时，不要讨厌夏天的太阳，不要讨厌天热，要做到"无厌于日"；秋天起居要顺应秋季"阴气开始长，阳气开始衰"的自然变化，应增加睡眠时间，以养阳气，故应早一点睡觉，早一点起床，做到"早卧早起"；冬季起居应顺应"万物闭藏"的特性，做到"早卧晚起"，进一步养藏人体阳气与阴精。

2．饮食应四时

中医养生家通过长期观察提出"饮食有节"的养生要求，指出如果有"以酒为浆，以妄为常，醉以入房，以欲竭其精，以耗散其真，不知持满，不时御神，务快其心，逆于生乐，起居无节"的不良生活习惯，便会导致"半百而衰"的结果。此外，饮食不节还会导致很多疾病，如"饮食自倍，肠胃乃伤""膏粱厚味，足生大丁""多食咸则脉凝泣而变色"等。

中医养生指出一日中饮食要定时、定量，如《三元参赞延寿书》说："夜半之食宜戒，申酉前晚食为宜。"《灵枢·师传》指出饮食要："热无灼灼，寒无沧沧，寒温中适。"同时，还要根据一年四季的气候变化调配饮食。张仲景说："春不食肝，夏不食心，秋不食肺，冬不食肾，四季不食脾。春不食肝者，为肝气旺，脾气败。若肝旺补肝，脾气败尤甚。"《千金要方》说："春省酸增甘养脾气，夏省苦增辛养肺气，长夏省甘增咸以养肾气，秋省辛增酸养肝气，冬省咸增苦以养心气。"此外，四时食物的选择还应注意食物寒、热、温、凉四性及其与脏腑的关系。元代忽思慧在《饮膳正要》说：

"春气温，宜多食麦以凉之；夏气热，宜食菽以寒之；秋气燥，宜食麻以润之；冬气寒，宜食黍，以热性治其寒。"张仲景说："服食节其冷热苦酸辛甘。"再根据身体状况、阴阳偏盛调配食物则更为合理。

总之，饮食有节，并根据自己身体的状况、四时的变化、食物的性味等加以选择食物，才有益于人体的健康。

3. 情志应四时

人的精神活动要顺应四时气候的变化，才能使精神内守，生气不竭，防止疾病的发生。情志应四时的思想最早见于《黄帝内经》，如《灵枢·本神》说："故智者之养生也，必顺四时而适寒暑，和喜怒而安居处，节阴阳而调刚柔，如是则避邪不至，长生久视。"《素问·阴阳应象大论》论圣人治身之法说："是以圣人为无为之事，乐恬憺之能，从欲快志于虚无之守，故寿命无穷，与天地终，此圣人之治身也。"说明圣人治身，首先重精神上的恬淡虚无，清静无为。《素问·四气调神大论》认为，人的精神活动与四时的节律变化密切相关，要使情志应四时，必须主动地按季节进行调摄。春三月是生发季节，天地气生，万物荣茂，情志要内守，不能动怒，要有"生而勿杀，予而勿夺，赏而勿罚"的精神状态，思想形体要舒坦、自然、放松、活泼、充满生机，以"使志生"。夏三月是繁荣季节，天地气交，万物华实，情志要喜悦，切勿急躁发怒，"若所爱在外"，这样才能精神愉快，情志舒畅，"使志无怒"。秋三月虽天高气爽，但气候渐转干燥，日照减少，气温渐降。深秋之时，草叶枯落，花木凋零，不免在人心中引起凄凉、垂暮之感，产生忧郁、烦躁等情绪。故秋天要求人们要保持神志安宁，减缓秋季肃杀之气对人体的影响，只有"收敛神气"，才能使"神志安宁"。冬三月是蛰藏季节，情志更要安静、内蓄，达到"若有私意，若已有得"的精神状态，以"使志若伏若匿"。

4. 锻炼应四时

按四季的阴阳盛衰变化，一年四季，春夏为阳，秋冬为阴。故锻炼应遵循"春夏养阳，秋冬养阴"的原则，使阴阳无伤，相生相长。具体说，春夏季节宜练静功，并行"搅海吞津法"或"存思冰雪法"，以滋阴养阳，使肝气不致内变，心气不致内洞；秋冬季节宜练动功，并行"闭气发热法"或"存思火热法"，以生阳养阴，使肺气不致焦满，肾气不致浊沉。

（1）春季锻炼注意事项：

1）锻炼把握循序渐进原则，以顺应"阳气发生"的"生"之特性，以恢复身体功能为主要目的，不求"速成"而盲目加大运动量。锻炼项目因人而异，运动强度应以运动后心率在170（次/分钟）减年龄后所得的数值为宜。

2）锻炼时间以17：00～19：00为佳。研究结果表明：14：00之后，人体新陈代谢效率开始上升，17：00～19：00达到最佳，适合锻炼。如果习惯晨练，需选择空气环境好的地方。初春万物复苏，空气中有很多对人体有利的或不利的负离子，易被人体吸收。

（2）夏季锻炼注意事项：

1）锻炼把握养护阳气的原则，以顺应"阳气旺盛"的"长"之特性。避免在气温高、湿度大的条件下锻炼，否则人体的散热过程发生困难，体热大量积累，体温急剧升高，易致中暑。此外，也应避免在不通风或阴冷的环境下锻炼，这样易导致人体寒热相激而患病。

2）夏季锻炼时间应避开 11:00～16:00 这段全天温度最高时段，而选择在早晨和傍晚日照较弱、较凉快的时间段进行。避免在户外长时间的阳光暴晒下运动，因为研究提示，强烈的紫外线照射可以透过皮肤、骨头到脑膜、视网膜，使大脑和眼球受损伤，引起与中暑相类似的日射病。

3）一次锻炼时间不宜过长，以不超过 30 分钟为宜，如果需要较长时间的锻炼，应每 20～30 分钟休息片刻。锻炼后不宜给予突然的冷刺激，以免使体表已开放的毛孔骤然关闭，从而造成内部器官功能紊乱、大脑体温调节失常等情况。

4）夏季锻炼出汗多，如果锻炼后立刻大量饮水，会给血液循环系统、消化系统增加负担，特别是心脏负担增加。此外，锻炼使大量血液涌向肌肉和体表，而消化系统则处于相对缺血的状态，大量的冷饮不仅降低了胃的温度，还冲淡了胃液，轻可引起消化不良，重则会导致急性胃炎。

（3）秋季锻炼注意事项：

1）锻炼把握收敛阳气的原则，以顺应"阳气收"之特性。秋季天气转凉，清晨气温低，不可穿着单衣去户外活动，应根据户外的气温变化来增减衣服。锻炼时不宜一下脱得太多，应待身体发热后，方可脱下过多的衣服。锻炼后切忌穿汗湿的衣服在冷风中逗留，以防感冒。

2）锻炼应坚持"慢"原则，锻炼的目的是疏通经络、气血通畅，从而保持身心健康。秋天气温下降，时常阴雨连绵，人体在这种环境下皮肤、肌肉血管收缩，关节活动能力减弱，极易造成肌肉、关节、韧带的损伤。另有研究结果表明，秋季心肌梗死的发病率也会明显提高，高血压患者在秋季血压往往要较夏季增高一些，很容易发生冠状动脉循环的障碍。在每次锻炼前，一定要做好充分的准备活动，时间长短和内容可以因人而异，一般应该做到身体微微有些发热较好。比较适宜的锻炼有慢跑、健身操、太极、气功等有氧运动。另外，还可以做一些耐寒锻炼，如冷水洗脸。

3）秋季应防"秋燥"，锻炼后排汗过多可消耗身体体液，故锻炼后要及时补充水分，多吃些滋阴、润肺、补液生津的食物，如梨、芝麻、新鲜蔬菜等，以保持上呼吸道黏膜的正常分泌，防止上呼吸道感染。

（4）冬季锻炼注意事项：

1）锻炼把握收藏阳气的原则，以顺应"阳气藏"之特性。冬季气温较低，早晨尤甚，下午则会暖和一些。人体活动由于受生物钟影响，自身温度也遵循"上午低、下午高"的规律。因此，冬季锻炼的时间宜选择在 14:00～19:00。在室内进行锻炼时，一定要保持室内空气流通、新鲜。不宜在煤烟弥漫、空气浑浊的庭院里进行健身锻炼。如果空气条件太差，如大风沙、下大雪或过冷天气，暂时不要到室外锻炼。若想到室外锻炼，应注意选择向阳、避风的地方。

2）冬季气温较低，人体各器官系统保护性收缩，肌肉、肌腱和韧带的弹力和伸展性降低，肌肉的黏滞性增加，关节活动范围减小，再加上空气湿度较小，易使人干渴烦躁，感到身体发僵，不易舒展。如果在寒冷环境下进行长时间锻炼，热量散失过多，会出现头晕、协调能力下降、步履不稳等情况。因此，冬季锻炼前更要强调做热身活动，通过慢跑等练习，使身体发热微微出汗，避免造成肌肉拉伤、关节扭伤等，同时控制运动时间，以维持体温水平及机体正常功能，使锻炼真正达到强身健体的目的。

3）冬季进行养生锻炼，应注意保暖，若头、背、脚受寒，冷空气从皮肤和口鼻侵入机体，不但影响健身锻炼效果，还容易感冒生病。开始锻炼时，要多穿些衣物，穿着衣物要轻软，不能过紧，热身后再脱去一些厚衣服；锻炼后，如果出汗多应当把汗及时擦干，同时穿衣戴帽，防止热量散失。俗话说："寒从脚下生"，由于人的双脚远离心脏，血液供应较少，加上脚的皮下脂肪薄，保暖性差，所以冬季不宜穿健身鞋过冬。因为胶底鞋导热快，不锻炼时脚掌容易受寒，以致引发冻疮、关节炎等疾病。

（三）神奇的"十岁"周期与"七八"之数——阶段养生介绍

人的生命是否有周期？是否有节律？20世纪初，德国和奥地利的科学家经过长期临床观察发现，人体具有奇妙的生物节律性。其中，人体的体力周期是23天，情绪周期是28天，智力周期是33天。此外，人在一天24小时内感官敏锐程度、温度、血压等也存在有规律的周期性变化。

我国医家是否发现了人体这一有趣的现象呢？这一现象对我国养生学家而言具有什么样的意义呢？

通过长期的实践观察与思想的提炼总结，在两千年前，我国的古圣先贤就发现了人体一身的五脏气血、肾气、生命力、生殖力盛衰的周期，并在《黄帝内经》中提出了两种人体生命周期学说。一种是从五脏六腑气血的盛衰观察出来的以"十岁"为周期的人体生命周期学说；另一种是从肾气和天癸的盛衰观察出来的以"七岁"（女）和"八岁"（男）为周期的人体生命周期学说。

1. "十岁"周期养生要点

《灵枢·天年》说："黄帝曰：其气之盛衰，以至其死，可得闻乎？岐伯曰：人生十岁，五脏始定，血气已通，其气在下，故好走；二十岁，血气始盛，肌肉方长，故好趋；三十岁，五脏大定，肌肉坚固，血脉盛满，故好步；四十岁，五脏六腑十二经脉，皆大盛以平定，腠理始疏，荣华颓落，发颇斑白，平盛不摇，故好坐；五十岁，肝气始衰，肝叶始薄，胆汁始减，目始不明；六十岁，心气始衰，若忧悲，血气懈惰，故好卧；七十岁，脾气虚，皮肤枯；八十岁，肺气衰，魄离，故言善误；九十岁，肾气焦，四脏经脉空虚；百岁，五脏皆虚，神气皆去，形骸独居而终矣。"从文字描述可见，我国养生学家在天人合一的思想指导下通过对人生长、发育、死亡的长期观察，认识到整个人体的成长是自下而上发展的过程，经历从小跑到快步走，再到普通的行走，直至喜欢坐的过程。整个人体的衰老按肝、心、脾、肺、肾之五行相生的顺序依次出现。在这种人体生命周期的认识论下，古代医家提出了根据人体生命阶段养生的要求，即少年时候，血气还没有平稳，这个阶段养生重点在于戒色以保精；壮年时候，血气方刚，要戒斗，忌争强好胜，注意养肝；老年时候，血气衰落，戒贪得无厌，着重养心。

2. 男女不同阶段养生要点

我国古代医家根据人肾气的盛衰情况与天癸来探讨男女生长变化周期，提出女子"七岁"、男子"八岁"的生长周期。《素问·上古天真论》说："女子七岁，肾气盛，齿更发长。二七而天癸至，任脉通，太冲脉盛，月事以时下，故有子。三七，肾气平均，故真牙生而长极。四七，筋骨坚，发长极，身体盛壮。五七，阳明脉衰，面始焦，发始堕。六七，三阳脉衰于上，面皆焦，发始白。七七，任脉虚，太冲脉衰少，天癸竭，地道不通，故形坏而无子也。丈夫八岁，肾气实，发长齿更。二八，肾气盛，天癸至，精气溢泻，阴阳和，故能有子。三八，肾气平均，筋骨劲强，故真牙生而长极。四八，筋骨隆盛，肌肉满壮。五八，肾气衰，发堕齿枯。六八，阳气衰竭于上，面焦，发鬓斑白。七八，肝气衰，筋不能动。八八，天癸竭，精少，肾脏衰，形体皆极，则齿发去。肾者主水，受五脏六腑之精而藏之，故五脏盛，乃能泻。今五脏皆衰，筋骨解堕，天癸尽矣。故发鬓白，身体重，行步不正，而无子耳。"科学家们发现，人的生命具有周期性的规律，大致七八年为一个周期，循环往复。

根据男女生长周期的不同，我国养生学家提出了不同的养生要点：

（1）青春期养生：男子"二八"16岁到"三八"24岁、女子"二七"14岁到"三七"21岁，是人生的青春期。此时天癸已至，有了生育能力，是人生长发育的高峰期，亦是体格、体质、心理和智力发育的关键时期。青春期的男女随着生理方面的迅速发育，心理及行为也出现了许多变化，他们精神饱满、思维活跃、充满幻想、追求异性、容易激动，故养生首先要培养道德修养和健康的心理素质，鼓励其参加户外活动和体育锻炼，养成良好的卫生习惯和生活习惯，积极开发年轻人的兴趣和爱好，激发青年人的进取与奋斗精神。其次，要进行科学的性教育，让其充分了解两性关系中的行为规范，正确处理友谊、恋爱、婚育中的男女关系。

（2）壮年期养生：男子"三八"24岁到"六八"48岁、女子"三七"21岁到"六七"42岁，是人生的壮年时期，肾气充盛，精力最充沛。这个时期也是人心理成熟的阶段，情绪多趋于稳定。但是，脏腑功能也随着年龄的增大不可避免地出现衰退。该阶段养生得当，可以延缓脏腑功能的减退，预防老年性疾病的发生。

壮年期因要承担来自社会、家庭等多方面的压力和责任，心理负担较重，所以养生首要在于调节精神，即保持心态的平和，畅达乐观，防止陷入抑郁、焦虑、紧张的状态。其次，工作上要注意避免长期"超负荷运转"，防止过度劳累，保证睡眠。工作紧张之余，根据各人的实际情况选择锻炼身体的项目及时间。

（3）中年期养生：男子"六八"48岁到"八八"64岁、女子"六七"42岁到"八七"56岁，是人生的中年时期，中医学认为：此期由于人体天癸绝，肾气渐衰，是生命历程的转折点，预示着人体生命活动开始由盛转衰。生理状况开始明显变化，会出现内分泌失调、免疫力降低的情况（女性反应尤为明显）。因肾气渐衰，天癸绝，冲任二脉虚惫，出现阴阳失调的头晕目眩、头痛耳鸣、心悸失眠、烦躁易怒或忧郁、烘热汗出等症状，故此期又被称为人生的"魔鬼时间"。

此期养生需首先注意精神方面的保养。保持稳定乐观的情绪，正确认识自身生理上的变化，排除紧张、恐惧、焦虑的心理，避免不良的精神刺激。其次，此期要注意护养脾肾，充养肾气。饮食上建议补充中医学认为的补肾食物，如黑豆、大豆、黑木耳、胡桃、枸杞、地黄等。最后，此期要注意形体的保养。建议经常按摩身体前面的下丹田和背后的命门穴，劳逸结合，保证睡眠和休息，避免体重过度增加，可通过散步、太极拳及完成力所能及的劳动以达养生的目的。

（4）老年期养生：男子"八八"64岁、女子"八七"56岁以上，是人生的老年时期，"天癸尽、五脏衰"，机体各部分的功能普遍衰退，人来到生命周期的低潮，此期养生要注意：

1）在精神、心理上要知足常乐，怡情悦志，豁达宽宏，谦让平和，保持自信，勤于用脑，进取不止。

2）在饮食上要坚持杂、淡、少、慢、温五大原则，"杂"指食物的多样性，营养来源丰富，有助补益精气，延缓衰老；"淡"指食物要清淡，少吃动物油脂与盐分，以利于老年人虚弱的脾胃摄取养分；"少"指饮食有节，不宜过饱，少量多餐，避免增加肠胃负担；"慢"指进食忌过急过快，要细嚼慢咽，以利饮食消化吸收；"温"是指吃温热熟软的食物，以利益胃生津。同时，营养上坚持"三多三少"，即多蛋白质、多维生素、多纤维素，少糖、少盐、少脂肪。

3）生活起居要有规律，居住环境安静、清洁、空气流通、阳光充足、湿度适宜，劳逸适度，尽可能做些力所能及的体力劳动，避免过度疲倦，面宜常洗，发宜常梳，常用热水泡脚，保持大小便通畅。

4）要注意防病治病，老年人因肾气衰退，往往体弱多病，可适当进行运动锻炼以增强体质，动作宜缓慢而有节律，量力而行，避免情绪过于紧张或激动。

四、针灸养生介绍

从《黄帝内经》开始就有"上工治未病"。养生治未病被视为医学最高境界，日常的养生着眼于未雨绸缪，以强身保健、延年益寿、抗衰防老为重要手段和内容。中医注重对人体正气的养护，正气足，则邪不可干。人体正气是防止致病细菌、病毒等微生物侵袭人体的根本。针灸养生是增强正气、培补阳气的过程。狭义的针灸养生只是涵盖针和灸的外治方法；广义的针灸养生包含了针、灸、拔罐、刮痧、推拿等多种中医外治手段，以达到疏通经络、行气活血、强壮补虚和益寿延年的目的。

（一）灸 法

中医认为阳气为生命的根本，太阳为天之阳，艾灸为地之阳。人从生到死的过程就是阳气不断耗散的过程，小儿也被称为纯阳之体。而养生就是要补充生命活动中所消耗的阳气，保养阳气，强壮阳气，延长阳气损耗至零的时间。因此艾灸是针灸养生中重要的方式。

1. 四时变化——节气灸

根据四季变化与人体气血阴阳变化相呼应而行灸。根据时间和节气，艾灸不同穴位。初春从灸双脚上穴位开始，"二月初，须灸两脚三里，绝骨，各七壮，以泄毒气，而至夏日无脚气冲心之疾"；到了春夏之交，"灼（灸）关元千炷，久久不畏寒暑，累日不饥"；入秋之后，又有"中秋日熏灸脐一次，可以却疾延年"；三伏天行督灸、天灸，以冬病夏治；三九天行艾灸，以温通经络，活血通脉。

2. 阶段不同——年龄灸

阳气在人体内是随着年龄增长由盛而衰的，根据年龄阶段不同，施以不同的灸法，如"儿生十日可灸三壮，三十日可灸五壮，五十日可灸七壮"，由此可以看出艾灸的壮数随着年龄增长而增加。"人至三十，可三年一灸脐下三百壮；五十，可二年一灸脐下三百壮；六十，可一年一灸脐下三百壮，令人长生不老。"艾灸关元穴养生随着年龄的增长而间隔时间缩短。"凡人年三十以上，若不灸三里，令人气上眼暗，所以三里下气也"，人在三十以后，逐渐出现双目昏花，长灸足三里可以调节气血，引气下行，令人目明。"天癸尽，五脏衰"的老年人可灸神阙、气海、关元、足三里、膏肓、命门、绝骨等穴。

3. 扶正祛邪——补虚灸

疾病未愈或初愈，邪未尽去，实时予以艾灸，以扶正祛邪，补益正气，从而提高人体机能，加快机体的恢复。《医学入门》谓之："虚者灸之，使火气以助元阳也""欲使人不成病者，初觉即灸所觉处三二十壮，因此即愈，不复发也"，疾病早期正弱邪盛之时，早期使用艾灸祛邪；"如伤寒、疮疡、劳瘵、中风、肿胀、泄泻、久痢、喉痹、小儿急慢惊风、痘疹黑陷等证，若灸迟，真气已脱，虽灸亦无用矣；若能早灸，自然阳气不绝，性命坚牢"；"唯膏肓俞、崔氏穴，若闻早灸之，可否几半，晚亦不济也"，在疾病初期，越早使用艾灸，效果越好。"腹胀气促，不能食，而大便利，身重足痿，杖而后起。得陈了翁家传，为灸膏肓俞……灸之次日，即胸中气平，肿胀俱损，利止而食进。"疾病初愈阶段，根据疾病所在部位辨证取穴，选取相关脏腑的合穴及下合穴艾灸，增加神阙、关元、足三里等补脾益肾的腧穴艾灸。

（二）针　法

中医认为"不通则痛，不荣则痛"，气血经络的阻滞，是疾病产生的重要原因。因此气血调和，经络通泰是养生的前提。单纯针刺与艾灸相比在养生方面的应用相对少些，但其仍具有非凡的意义。《黄帝内经》说："上工刺其未生者也，其次刺其未盛者也，其次刺其已衰者也""是故刺法有全神养真之旨，亦法有修真之道，非治疾也"。单纯从养生保健方面来说，很少人选择毫针针刺。随着科技的进步，针具有所改善，选择范围有所扩大。

1. 揿针

形似图钉，针体长度为 0.3～1.8 mm，可长时间埋于皮肤下，属于微创。脾胃功能虚弱者可把揿针埋于中脘、足三里、公孙、内关等；情绪低落者可取太冲、合谷、膻中、期门等穴埋揿针治疗；眼周皱纹面部美容可取攒竹、阳白、丝竹空、四白、球后、太阳、下关等；每日 1 次，每次 2～3 穴，时不时按压刺激穴位。

2. 杵针

形大而钝圆，不侵入皮肤，属于无创操作，可自行点扣穴位，以疏通经络。老年人可以点叩、开阖耳八廓、眼八廓，以益气活血，通畅经络，防止眼花耳鸣；学童可取泥丸（百会）八阵、身柱八阵等，以益智助长，提高免疫力。

3. 耳穴贴压

由王不留行籽以及胶布组成，可以贴压于耳穴之上。失眠可取神门、交感、内分泌、心等；肥胖可取内分泌、皮质下、胃、饥点等，每次取穴 3～4 个，左右耳交替贴压。

（三）刮痧法

刮痧是中国传统的自然疗法之一，起源于民间，源远流长。《周礼》中便有刮痧法的记载，使用砭石、铜钱、水牛角等钝缘光滑的器物，蘸取水油等介质后在皮肤表面反复刮擦，达到"皮肤腠理开发郁利""邪气出而病愈"。其主要作用机理是开腠理、行气血、通经络、散邪毒。

刮痧对于疼痛性疾病、神经肌肉疾病、慢性疲劳综合征、小儿积滞、美容、肥胖等均有良好效果，加上此法验、简、便、廉，器具随手可取，兼具治疗与保健功效，逐渐衍生出了"保健刮痧师""中医刮痧师"两个职业。国家专门针对头面、颈肩、腰背、胸腹、四肢编写了保健刮痧的培训教程。

常见养生保健刮痧举例如下：祛斑美容者可根据肌肉纹理走向及骨骼形态，由中间向两边依次做额头区、眼周区、面颊区、口唇区、鼻区、下颌区区域的刮痧，手法轻盈，配合专业的刮痧精油，时长 30～35 min，隔天 1 次，10 次 1 个周期，建议坚持 3～6 个周期；小儿积滞，小儿予以督脉七节骨、六腑穴、三关穴等部位刮痧，每部位 300下，每天 1 次，7 天 1 个周期；颈肩综合征，两风池至肩井穴部位循经刮痧，以局部皮肤出现大片大量紫红色或暗黑的形如沙粒的痧斑为止。注意保暖，避风寒。

（四）拔罐法

拔罐法与刮痧法一样，是中医中常用的一种物理疗法，最早见于《五十二病方》中的"角法"，是排出罐内的空气，造成局部负压，使罐吸附于体表腧穴处产生刺激，以防病、治病的方法。拔罐法可以活血通络、逐寒祛湿、拔毒泄热、消肿止痛等，达到调整人体气血、阴阳，解除疲劳，扶正祛邪的目的。从对拔罐效应的体内生物学效应来看，拔罐可促进机体的血液循环，增强新陈代谢，提高免疫力，缓解机体疼痛，调节肌肉功能。

拔罐手法多样，罐类繁多。临床研究发现走罐法对于提高机体免疫力效果明显，因此在养生防病中较为常用。免疫力低者可选督脉大椎至阳段及双侧膀胱经大杼至膈俞段走罐；更年期综合征者可取夹全脊柱夹脊穴及膀胱经走罐；肥胖者可选取肥胖局部走罐。每次走罐至皮肤潮红或紫红为度，每次 10～15 min，隔日 1 次，5 次为 1 个周期，建议坚持 3～4 周期。养颜美容者则面颊部走罐，宜负压小，走罐手法宜轻柔，不以皮肤颜色改变为度，走罐时间 3～5 min，配合膈俞、脾俞、血海、天枢等穴位留罐，每次选取 2～4 个穴位拔罐，留罐 5～10 min。

五、结束语

中华文明是世界上古老的文明之一。我国的传统养生学有着悠久的历史，早在春秋战国时期的中医学经典著作《黄帝内经》中就已全面地总结了先秦时期的养生经验，明确地指出"圣人不治已病治未病，不治已乱治未乱"的养生观点，为我国传统预防医学和养生学的发展奠定了基础。数千年来，历代的中医药学家和养生学家不断积累和总结流传于民间的养生保健经验，出版了大量的养生专著，进一步促进了我国传统养生学的发展。

在人的一生中，各种因素都会影响最终寿命的长短。因此，养生必须贯穿人生的始终。养生不是养老，养生是一种文化，更是一种生活方式。它是综合性的维持健康的行为与能力，首先追求的不仅仅是长寿，更重要的是生命质量的提高。养生就是顺应自然，既系统安排人们的生活方式，又同时兼具祖国医学简便的特点。人们日常生活中的吃、喝、拉、撒、睡、行、走、坐、卧、动，都有相应的养生原则和保健方法。

在中医理论指导下，运用恰当的手段（包括药物治疗等），使人体生命活动适应自然规律；重视精神调养，心态平和；认为精神养生利于身心健康；心灵升华是中医养生学的主要观点。纵观中华五千年的养生文化史，我们不难看出：顺天道、和阴阳、回归自然、注重养生是预防疾病、健康长寿的有效手段；而阴阳平衡、顺应四时、食养延年、天人合一则是养生文化的精髓所在。总之，只要把养生保健的思想深深扎根于生活、融入生活，就可以达到健身防病、提高自身健康水平的目的。

养生经验介绍——他山之石

一、每天走 1 万步

王鹤滨教授说：2000 年之前，我经常从早上 8 点工作到晚上 10 点。生活没规律，吃饭没钟点。可能是在三年困难时期把胃撑得比较大的原因吧，我下了班就去吃羊肉烩面，一吃就是两大碗。当时体重达到 92 kg，可我自认为身体很好，凭着上学时锻炼出的那点底子，根本不在乎。后来在人民医院体检发现：空腹血糖处于临界值，餐后血糖浓度升高，血脂异常，脂肪肝，胆石症。从那时起，我决定改变自己。

我从健身开始，游泳、爬山、爬楼梯，天天运动。前后一年半，体重只降了 3 kg，收效不大。我开始吃减肥药，结果导致剧烈腹泻。最终我下决心管住嘴——饭吃八成饱。7 年过去了，我的体重始终控制在 72～75 kg，血脂、血糖维持在正常水平，脂肪肝已经不明显了。我还养成一个习惯：日行万步路。我天天带着计步器，每天走 10 000 步路，如果走不够，我宁可不睡觉。走路很枯燥，怎么坚持呢？我去机场，就在候机室里走；出门我尽量坐公交车、地铁，就为能多走点路；参加会议时，我会利用会前、茶歇的时间快走；平时，我用快走来增加锻炼的强度；下班回到家，再抽出 10～20 分钟在跑步机上快走；若周末有空，还会到室外快走或小跑一阵。

二、最爱吃绿色蔬菜

北京大学第一医院老年内科教授刘梅林说：作为一名心脏内科医生，我曾终日忙于临床工作，很长时间未关注自身心血管疾病的预防。直到 1999 年，我去瑞典攻读博士学位时，发现在瑞典，无论医护人员还是普通百姓，都很重视自身健康。当地新闻媒体也经常宣传防病知识。有所感触后我也开始调整自己的生活方式，并尽可能培养健康的生活习惯。每天尽量做到吃品种不同的水果、蔬菜，多吃富含粗纤维的食物，摄入适量海产品，尽量不吃油炸和熏烤食品，不喝全脂奶，不吃太咸的菜，少吃甜食，用植物黄油替代动物黄油。每次吃饭，我最喜欢点的是绿色蔬菜，少吃或不吃多油、多盐和过度烹饪的食物，使餐中蔬菜和肉类搭配合理。我喜欢多样化的主食，有机会尽量多摄入粗粮，如豆类、玉米等。我喜欢喝茶，不喜欢吃零食。

三、每天至少睡 7 小时

北京安贞医院心内科教授马长生说：我不吃红肉，只吃去皮的鸡肉和鱼肉；喜欢吃蔬菜、水果；吃蛋只吃蛋清；豆制品吃得多，以补充蛋白质。在家吃饭时，油和盐都用得少。平时尽量不喝饮料。喝咖啡时，我都会选择添加无糖糖精；喝可乐则为无糖可乐。我重视睡眠，每天确保睡 7 小时，争取睡满 8 小时。因为工作忙，回家较晚，为了睡够，如有可能宁肯把次日早上的工作往后推一推。精神上一直很知足常乐。

四、快乐的情绪

曾任上海市心血管病研究所名誉所长的石美鑫说：今年（指 2008 年）1 月 5 日，我过了 90 岁生日。我的健康首先要感谢母亲，活了 105 岁的她给了我优良的长寿基因。然而，我最大的健康秘诀是保持一颗快乐的心。我在生活上一直很知足，没有太多的物质追求，没有太多的名利向往。简单、朴素、有节奏的平淡生活正适合我。此外，我不忌嘴，但也不贪吃。不少人为了健康长寿恪守严格的生活信条，过着清教徒一般的生活。我不那样，我对自己很仁慈，想吃什么就吃什么，蔬菜、肉类都吃，不过仅吃七八分饱。我家离医院不远，步行上班十多分钟路程，慢慢走过去，一点都不觉得吃力。

五、生命在于运动

生于 1920 年的颜德馨，是上海铁道医学院教授。他从医五十余载，论著甚丰，其养生专著有《中国历代中医抗衰老秘要》《气血与长寿》等。颜老说："我出身中医世家，也是长寿之家，祖父辈均享高龄。我年逾八十，仍奋战在生命科学的第一线，体力充沛，从无倦容。"

1. 调情志

乐观者长寿。近年来颜老基本以此为原则，做到两点：第一，不发怒；第二，遇到不愉快的刺激立即宣泄。颜老有两个宣泄方法：一是一吐为快，回家去向亲人诉说；二是练字，练字要求安心调气，气调则脉络自通，一旦"砚田笔垄"得趣，即能心脑舒展。手的精细运动就是"脑的外化"，在绝虑凝神中自我调节，百试不爽。

2. 常运动

根据自己的身体状况，颜老制订了一套锻炼方法：每天晨晚平卧于床，两手掌向下平放于腰臀之下，左右腿交替抬高 100 次，既锻炼腹肌，又可使周身气血和畅。虽上下班有车接送，但颜老经常以步代车，以增进气血流通。气通血活，何患不除？

3. 勤动脑

除了仍坚持读书学习、著书立说，颜老还创造了一种勤动脑的方法，即每晚临睡前总结当天的工作情况，每晨醒后在脑子里制订新一天的计划。颜老所有文稿以及工作进程，都是睡前醒后在脑子里制订的，从未间断。这样做可保持大脑有足够的信息刺激和血液供应，能培养判断能力。分析条理化，工作有序，是预防老年痴呆症的较好方法。

4. 节饮食

脾胃为生化之源，脾胃虚乃衰老之渐。故颜老不吃过量之食，不饮不喜之饮，以"喜"为界。不乱吃补品，而服一点活血药与运脾药，故能每餐必饥，每食必喜，乐而不疲，保自身康宁。

六、几种简单的运动方式

1. 前进和倒走法

身体自然直立，头要端正，下巴内收，双目平视；上体稍前倾，臀部微翘；两脚成平夹角 90°外展；脚尖翘起，直膝；左右脚依次向前迈进或倒走。两臂随之自由摆动，保持呼吸平稳、自然。

2. 前进后退

向前走三步，后退两步，也可左右走，或前后左右走。此运动在室内、室外均可进行。

3. 下楼梯

身体自然直立，头要端正，下巴内收；上体稍前倾，臀部微翘，两脚成平夹角 90°

外展；两脚脚尖翘起，直膝；集中精神，目视楼梯台阶，左右脚依次向下迈步。此练习强度较大，主要适用于中青年人。老年人身体素质好、手脚灵便者也可进行下楼梯锻炼，但必须注意安全，有家属在旁陪练则更好。

4. 散 步

一段路用脚跟走，一段路有意识地用脚尖着地，两者交替进行。这样既能调节情趣，又能达到锻炼效果。

5. 超意念养生

国外用"内视法"治疗偏头痛取得一定的效果。据报道称：此法通过使患者用意志松弛头部血管来提高它的温度，血管松弛的结果使头部血管压力减轻，偏头痛消失。巨赞法师说："身上有病，一心止于病处，如果没有特殊的障碍，不出三日，都能痊愈。"一些慢性疾病，三日显然不够，应该需要更多时间。这种意守病区、意守病灶的方法，在中国隋代就已经出现。瑞士科学家还发现："超境界的意识活动"可以减缓衰老甚至使衰老逆转，认为人类寿命大有延长数倍的可能。

6. 瑜伽与太极拳、禅功

瑜伽、太极拳、禅功均讲究调息，即通过调节呼吸来调整身心。坚持瑜伽、太极拳或禅功练习，无论对身体还是精神都可达到很好的锻炼效果。瑜伽功夫分八个阶段，可总体概括为道德的训练、身体的训练和精神的训练三个部分，都通过对肌肉、感觉器官以及身体各种生理功能的意念控制来做到身体与精神相结合。所谓身体与精神相结合，是指通过锻炼，既使肉体得到充分休息和放松，也使精神得到充分清醒和放松，从而达到所谓的"瑜伽状态"（也称"冥想状态"）。1982年，日本名古屋大学岛岗禄等报道说："我们曾对八名练瑜伽的人进行过实验和观察，并同一般人做了比较，结果发现练瑜伽时间越长，身体对低氧环境的耐受力越强；练习者在瑜伽状态中的呼吸频率也比平常安静时少。"

参考文献

[1] 王玉川. 中医养生学 [M]. 上海：上海科学技术出版社，1997.

[2] 马烈光. 中医养生学 [M]. 北京：中国中医药出版社，2012.

[3] 施俊. 中国传统养生学 [M]. 武汉：湖北科学技术出版社，2008.

[4] 周际明. 养生学新编 [M]. 上海：东华大学出版社，2006.

[5] 张其成. 张其成讲读《黄帝内经》养生大道 [M]. 南宁：广西科学技术出版社，2008.

[6] 南怀瑾. 小言黄帝内经与生命科学 [M]. 北京：东方出版社，2008.

[7] 慧缘. 慧缘养生学 [M]. 广州：广东旅游出版社，2006.

[8] 萧天石. 道家养生学概要 [M]. 北京：华夏出版社，2007.

［9］蒋力生. 中医养生学释义［J］. 江西中医学院学报，2007，19（7）：35－37.

［10］刘兆杰. 中医养生学发展史纲［J］. 内蒙古中医药，2004（5）：43－46.

［11］金香兰.《黄帝内经》养生理论［J］. 中国中医基础理论杂志，2012，18（5）：465－467.

［12］周守中. 养生月览［M］. 上海图书馆藏，明成化十年甲午（1474）樵阳谢颍校正刊刻本.

［13］窦材辑. 扁鹊心书［M］. 北京：中国中医药出版社，2015.

［14］龚廷贤. 万病回春［M］. 北京：人民卫生出版社，1984.

［15］孙思邈. 备急千金要方［M］. 太原：山西科学技术出版社，2010.

［16］王焘撰. 外台秘要方［M］. 高文铸，校注. 北京：华夏出版社，1993.

［17］李梴. 医学入门［M］. 金嫣莉，等校注. 北京：中国中医药出版社，1995.

［18］陈自明. 妇人大全良方［M］. 田代华，等点校. 天津：天津科学技术出版社，2003.

［19］窦桂芳. 针灸四书［M］. 1311 年刊行.

［20］王洪彬，李晓泓，莫捷，等. 灸法与治未病［J］. 中华中医药杂志，2012（9）：1683－1685.

［21］王敬，杨金生. 中国刮痧健康法大全［M］. 北京：北京科学技术出版社，1997.

［22］王玥，钟维佳，张丹枫，等. 刺络拔罐疗法在中医美容中的应用［J］. 中国民间疗法，2020，28（6）：110－112.

（李宁　潘慧　赵雨）

针灸临床研究方法指南

(世界卫生组织西太平洋地区办事处，1995 年出版)

1 总 论

1.1 背 景

针灸作为一种医疗技术在中国已经使用了 2500 年以上，其产生的年代还要早。公元前二三世纪，针灸已经产生了系统的理论，这可见于《黄帝内经》之中。针灸作为一种显然是简便有效的临床方法于 6 世纪介绍到中国的邻国，包括朝鲜、日本、越南等，到 16 世纪初期，针灸传播到欧洲。

在过去的 20 年里，针灸已经遍及世界各地，人们对针灸在治疗方面的运用越来越感兴趣，并想用现代科学的知识来解释针灸的作用方式。世界卫生组织已经认识到针灸的潜在价值以及针灸对世界卫生组织"人人享有健康"这一目标所能作出的贡献。1985 年，世界卫生组织西太区事务地区委员会正式通过了一项关于传统医学的决议，承认传统医学疗法，尤其是草药医学与针灸，形成了恰当的技术方法，可以纳入国家的卫生战略规划中，并且敦促各成员制定有关传统医学研究、培训及情报信息各方面的项目计划。两年后，于 1987 年世界卫生组织西太区事务地区委员会通过了另一项决议，重申了草药医学与针灸的价值并且敦促各成员根据其各自的具体需求与情况建立或进一步发展有关传统医学尤其是草药与针灸方面的项目计划。

1.2 针灸研究

在世界范围内针灸被认为是一种有效而可行的卫生保健资源，然而针灸的使用却主要是基于传统及个人的经验。虽然针灸已为数千年的临床实践所证实，但是适当的科学研究对针灸的合理使用与进一步发展将是有益的。

世界卫生组织西太区事务地区委员会所通过的有关传统医学的两项决议鼓励各成员在现代与传统医学观念的基础上开展评价传统医学（草药与针灸）的安全性与疗效的研究。评价针灸临床疗效的研究应当比研究其作用机制更受到重视，因为这种研究直接关系到针灸在卫生保健服务体系中的发扬与投入。

1.3 针灸临床评价对本规范之需求

针灸临床及其相关的研究早已为一些独立团体所开展，但研究质量迥异。应当把各种可接受的结果综合起来，进行比较并作出结论。结合并运用现代科研的基本原则与方式方法来保证研究课题的可靠性，对于针灸临床研究来讲是很困难的。现代科研的基本原则与方式方法的运用，如科研设计、科研实施、统计分析、论述与报告等尚不能为针灸研究者们恰当地掌握。1989 年，世界卫生组织的一个科研小组在日内瓦开会，建议由世界卫生组织出面健全强化针灸研究方法的规范，以确保研究结果的质量可以被接受。

2 术语解释

以下词汇在本文件中作为有特定意义的术语使用。

2.1 与临床评价方法有关的词汇

（1）有效性：有效性要达到这样一种程度，即检测结果要与被检测现象的真实状态相符。一般来说临床评价有两种有效性：

1）内有效性，即达到观察结果与本科研病例相符的程度。

2）外有效性，即达到观察结果在其他场合亦有效的程度。与外有效性同义的一个词叫作"可推广性"。

（2）可靠性：可靠性要达到这样一种程度，即对一个相对稳定现象的多次重复检测，其结果都极为接近。这种性质也可用"可重复性"及"精确性"来表达。

（3）统计学意义（即 P 值）：P 值是一项观察试验的统计评价，它指出由一次重复实验研究单独机会进行观察结果的极端或更加极端的概率值。

2.2 与针灸研究特别有关的词汇

（1）针灸：主要指针刺的操作，也包括其他很多非刺入性针灸穴位刺激术。针灸穴位的选取可以是根据：

1）传统中医的方法；

2）患者症状；

3）穴位功用与现代科学的关系；

4）穴位处方学。

（2）真实针灸：即作为真正临床治疗用于患者的针灸。

（3）假针灸：即对于所治疗的病情不适宜的针灸方法，包括一些微针疗法。

（4）模拟经皮神经电刺激：用无输出的 TENS 电针仪来进行治疗，患者并没有接受到什么电刺激，而电针仪看起来却在工作。

（5）浅针法：即将针浅浅地刺入。在有些研究中，以此作为安慰治疗，而有些研究将此作为真正的治疗。

（6）对照组：用来比较真正针灸治疗疗效的对照患者。对照组可以不予治疗，或接受常规医学疗法。

（7）安慰治疗：假如给针刺下定义为用针灸针来刺穿皮肤的话，那么真正的针刺安慰治疗看起来难以做到。一些疗效较差的针灸方式可能是十分恰当的对照疗法。在一些特定情况下，也可能用可靠的办法来模拟针灸。

3　本指南之目的与目标

3.1　目　的

（1）加强针灸的临床研究；

（2）促进针灸的合理使用。

3.2　目　标

（1）为针灸研究人员和临床医师提供基本原则与可用性标准，以便策划实施针灸疗效的临床评估；

（2）为检查科研计划、完成科研结果提供基本标准；

（3）促进研究经验和其他信息的交流，以便积累大量的关于针灸效验的可靠资料；

（4）为对针灸感兴趣的决策者选择并确定使用针灸提供判断准则。

4　总体考虑

4.1　法律方面

各国政府应当积极鼓励针灸的研究，尤其是针灸临床方面的研究，因为设计完善的研究项目可以为针灸治疗的有效性提供可靠的参考资料。

针灸的立法以及针灸行医的规章在保障针灸治疗的质量与管理方面起着十分重要的作用。

4.2　道德方面

针灸的临床研究必须根据所有相关的四项道德原则来进行，即公正、对人尊敬、善心、无邪恶之目的。如果研究中使用动物，它们的利益也必须受到尊重。

4.3　针灸的性质特点

针灸是在东方哲学的基础上发展成为中医的一个分支，这种哲学主张用整体的方法来调整身体的平衡。当然针灸存在着不同的学派，各自有自己的理论原则。在有关针灸的任何研究中，都必须优先考虑尊重这些理论原则。研究的针灸学派不同，这些原则也可能随之而有所不同。为达到这一目的，当策划、准备、实施研究项目时，研究人员应当充分地表达出针灸的传统知识与经验。

一个好的针灸临床研究项目应当在理解并结合传统与现代医学知识的过程中实施完成，传统与现代医学的诊断标准都可以使用。

4.4　临床研究

（1）目的：针灸可以用作一种治疗介入方式，包括用于康复治疗；一种预防与保健介入方式。据此而言，进行针灸的临床研究以帮助指导：

1）开业医师选择治疗方法；

2）患者决定是否选取针灸作为一种疗法；

3）卫生保健的决策者们制定政策。

针灸的临床研究对于其他的卫生专业人员以及科学界人士也是有益的，因为这种研究对他们的工作也可以提供很好的启发。

（2）研究项目的选择：除了科研方面的考虑外，还要充分考虑多方面的因素，如研究结果对改善公众健康的潜在价值，以及有关地方流行病方面的考虑。研究项目的科学认可以及使用替代方法的可行性都应得到考虑，可以通过研究评价来为传统经验提供新的科学依据；也可以通过研究来证实针灸穴位新的适应证或证实新的配穴方法的疗效；还可以研究比较不同穴位的疗效或多组穴位的疗效；可以分析研究多种针法以比较其效力。

4.5 实验室研究

针灸的相关实验室研究可以为针灸临床研究的准备与实施提供有用的想法并起着一种参考作用。

4.6 动物研究

进行动物研究目的在于：①研究针灸用于兽医治疗；②进行基础研究。有些情况下动物实验并不适用于人类的状况。

4.7 教 育

通过办班学习的形式来向职业卫生工作者宣讲针灸及针灸研究的知识，将极大地有助于各方面在改善针灸临床研究中所尽的努力。有关针灸临床疗效及针灸临床研究结果的丰富信息对广大公众也将是十分有益的。

5 研究方法

5.1 文献回顾

由于针灸早在现代科学出现之前就已形成，是建立在不同的文化、哲学基础上的，而且只是在不久前才对其进行科学性的研究，那么必须承认有关针灸的知识资料更多见于口传心授的非正式的观察材料里，在已经发表于科技文献上的系统的基础及临床研究报告里并不多见。进而言之，我们也不得不承认尽管一些针灸方面的出版物尚不能达到国际高水平评论杂志的严格要求，但是这些出版物仍然可以为进一步的研究潜在地提供有用的观察资料与观点想法。因此，在文献方面的全面考察了解应当作为针灸临床研究的起点。

5.2 术语与技术

为确保针灸临床研究的可重复性，与研究相关的术语与技术应该清楚地表达出来并应建立严格的研究方案。

（1）标准针灸术语。研究中应当使用由世界卫生组织西太区总部建立的由世界卫生组织科研小组 1989 年于日内瓦开会推荐的标准针灸术语。

（2）针灸针的长度与直径应当用毫米（mm）表示。

（3）考虑到尚缺乏针灸穴位取穴的国际标准，所有参加研究的人员应当在描述与使用临床取穴方法时保持一致，应当鼓励取穴时使用身体的解剖标志。

（4）进针、留针、行针、出针等针刺技术应当标准统一，并且在研究方案中详细说明。在实施针刺技术时应当尽量限制研究人员的个人影响。

（5）应详细描述使用辅助针灸设备如激光或电针仪的情况。

（6）其他与患者状况有关的因素如生物节律、呼吸、体位也应写入报告。

5.3 研究人员

（1）研究人员在研究过程中要对试验以及观察对象的权利、健康与福利负责。

（2）研究所涉及的所有研究人员和卫生工作者都应具有适宜的专长、资格与能力来进行所策划的研究。建议研究工作组既包括针灸医师又包括专业卫生工作者，因为在准备并实施一项可靠的针灸临床研究时，既需要针灸的知识也需要评价针灸临床疗效的特殊领域的知识。

（3）研究组必须明确以下责任：

1）研究中对患者要一直给予适当的照顾；

2）研究工作的道德要求（例如，如果继续其研究工作将对患者造成损害时，需要终止研究方案规定的治疗）；

3）要有针灸知识；

4）研究方法学的评价。

5.4 临床研究的设计与针灸的合理应用

通过临床研究可以使患者了解更多有关治疗的信息，执业医师在选择治疗方法时作出更明确的决定，以及使卫生决策与拨款机构对效用和效－价关系作出适当的决定。

因此，针灸临床研究的目的就在于：

（1）让患者根据以下因素作出决定：

1）疗效（绝对疗效与相对疗效）；

2）安全性；

3）费用；

4）治疗过程中配合常规疗法；

5）文化背景因素以及患者的优先选择。

（2）为针灸师进行良好的临床治疗确立规范，为针灸执业者以及卫生拨款机构双方准备同一备忘录，这样会引导针灸的合理应用。

切实可行的临床研究方法包括：

（1）随机对照临床试验；

（2）样本研究；

（3）回顾研究/病例对照研究；

（4）成果研究；

（5）序列试验设计；

（6）单个病例研究；

（7）临床核查；

（8）针灸的流行病学；

（9）人类学研究；

（10）市场后监测。

临床试验的定义为：以人体为对象的科学实验，通过治疗活动对疗法进行评价。

临床试验的实施取决于研究的基本目的，因此与试验结果直接相关。临床试验的基本组成部分为：

（1）投入，包括入围的患者、从事研究设计及制定疗法的人员、数据收集系统以及治疗活动。

（2）评价机制（设计），如随机对照试验（RCT）、样本研究、病例对照研究以及临床核查等。

（3）研究结果，当研究结果用来衡量研究评价的目的时，通常叫作"结论"，任何时候都要考虑结论的有效性与可靠性。结论有"软"（如生命质量）、"硬"（如实验室检测数据）之分。在进行效－价和效－用研究时需要利用这些资料。

随机对照试验作为临床研究各种方法中的"金标准"，可以用来回答有关临床问题的大多数疑问，然而它并不总是实际可行和效－价相符的。因此，也需要一些虽然不能完全排除治疗的随意性但却实用的解决办法。随机对照试验的误差是开放性的，如患者对治疗方法的优先选择态度可能会对结果产生影响如同某些文化背景所产生的影响一样。临床核查可以使进行中的研究直接鉴定患者状况，而使其很快得到适当的治疗，如有的患者其状况可以用针灸维持，有的患者其慢性病证可以得到控制则无需常规的侵入式治疗，以免造成潜在的损伤。

5.5 随机对照临床试验的设计

针灸的随机临床研究应当由研究者在生物统计学者的参与下进行设计，以保证研究的质量。

（1）病例选择：研究中入围的患者应能代表这类患者群，此研究项目之结果将要用于他们身上。所患病证要明确限定。患者招募的来源及其取舍标准要认真考虑并在研究方案中作出说明。

如果在拟议研究项目时，针灸的使用以传统诊断的知识为基础，那么患者亦应根据传统医学诊断与辨证的标准来选择。这种情况也要在研究方案中仔细说明。

（2）研究规模：研究规模应根据统计学分析的需要而决定。为了提供充分的统计学数据以了解两治疗组之间的临床意义差异，需要足够的样本规模。

（3）研究场所：临床研究必须在能足够保证受试者安全的条件下进行。选供临床研究用的场所必须有充足的设施，包括必需的实验室与设备、足够的办事人员、医务人员以及相关的卫生工作人员来满足研究的需求。应有一定的设施来应付可能出现的紧急情况。

多中心的研究工作是必要的。这就需要有专门的管理系统来确保研究项目，在不同的场所由众多的研究者遵照同一研究方案同时而又适宜地开展进行。对于来自不同场所的研究人员进行培训就是必需的，以使他们在选择患者、终止参与、行政管理、收集资料以及评价评估方面遵循同一的研究方案和同一的方法标准。

（4）双盲技术：双盲技术可以用于随机对照临床试验，这种技术对于患者、研究人员以及试验结果评估人员等都适用。在可能情况下，患者都不应知道他们被分配到了哪一类治疗组别。但要让为患者实施针灸的研究人员也不知道治疗的情况就十分困难了。但必须将试验结果的评估情况对治疗方面保密。结果评估人应对行医者负责，并且也要负责记录从患者处得到的对治疗反应的细节以及治疗的效果。一般认为非双盲技术的治疗者可能会影响到患者的反应。

（5）随机性：在临床试验中，随机性有两层意思。其一，从母群体中进行研究群体的随机取样；其次为随机分配，即将患者以偶然性机制分到任何一个治疗组中。随机对照临床试验是使用随机分配的一种研究方法。使用这种方法要保证组别间的可比性。虽然随机对照临床试验在疗法选择的比较评价时是减少偏见的最有效方法，但在征集患者进行针灸领域的某些研究时却可能并非实际可行，尤其当患者极其喜爱针灸治疗时。换而言之，随机性过程可能会从正负两方面影响到试验结果。

（6）对照组：随机对照临床试验由于可进行比较的目的需要一组或多组对照组。对照组可以是（无先后之区别）：

模拟经皮神经电刺激；

假针灸；

无治疗；

常规标准治疗；

真实针灸。

对照组的选择取决于试验的前提。

（7）交叉研究：交叉研究通常不适合于针灸。在急性的可自我限制的情况下，疾病的自然消减与交叉技术的意思相混淆。在慢性病证时，针灸在治疗结束后仍然在不同的时间（几天或几年）里起作用。如果要采用交叉模型的话，就需要长时间的"清洗"，而这本身就有道德方面的问题。

（8）随机对照临床试验的运用策略：在为随机对照临床试验系统地选择最为适当的对照组方面并无成规。现有的科研依据提示在随机对照临床试验中，比较贴切的对照情况牵涉到单纯内啡呔递质作用，在取穴方面的对照情况不很恰当，而真假针灸的比较则更可能使人误解。反之，针灸治疗自动调解越多，像在治疗非疼痛病证时，在评价其临床疗效时使用真假针灸比较模式可能会越贴切。

5.6 研究方案的形成

研究方案作为一份文件，在阐明试验的背景、原理及目的，并且描述试验的设计、方法以及组织，包括统计学方面考虑的问题以及试验实施与管理的条件。研究方案应当由各学科及各方面的代表共同努力产生，包括受试者（如果可能的话）、卫生工作者、针灸师以及生物统计学者。研究方案应包括以下内容：

（1）临床研究的题目。

（2）临床研究目的、目标的明确声明。

（3）研究策划的正当合理性，以包括现代与传统文献资料全面考虑在内的现存信息为基础。

（4）研究将要进行的场所与设施。

（5）每个研究人员的姓名、地址及资历。

（6）研究的种类（如：对照试验、公开试验），以及试验设计（平行组、随机性方法与步骤）。

（7）受试者的录、弃标准（可以以西医或中医的诊断标准为基础）。

（8）为达到研究目的所需的受试者数目（以统计学方面的考虑为基础）。

（9）主观与客观的临床观察以及实验室检验在研究过程中的记录。

（10）用于研究所选的针灸穴位，选穴的正当理由（从传统与/或现代针灸诊断技术出发），以及临床取穴方法的描述。

（11）研究所用针具与型号。

（12）针刺技术包括进针方向、角度、深度、留针时间、患者体位、行针情况如捻转提插、频率与幅度，其他的辅助行针方法（补法泻法）等，以及针刺得气情况。如果使用电针，要描述电针仪的型号、厂家、电刺激波型、脉冲时间、电压或电流、频率与电刺激的极性等。

（13）不良反应的纪录。

（14）使用的对照组。

（15）治疗日程，治疗时间。

（16）研究中受试者其他可行或不可行的治疗的标准。

（17）记录病情反应的方法，测验方法，测验时间，以及随访步骤。

（18）成果评价的方法（如关于退出研究的患者或参与者的统计学方法与报告）。

（19）需告知受试者的信息。

（20）需告知研究工作人员的信息。

（21）研究完成的时间表。

（22）研究中或研究后如果必须，可超过研究方案所规定的治疗而给予患者医疗服务。

（23）与研究有关的道德方面的考虑与措施。

（24）与有关的管理机构的相关交流情况。

（25）研究方案涉及的文献目录。

5.7 与研究有关的知识

（1）针灸的基本资料有其文化方面的基础，这就形成了任何研究项目所必需的第一步。学习前人所做过的工作是科研过程中固有的部分，而针灸的基本资料可以为发表过的作品提供适当的参考来源。

（2）描述性的研究项目应对所观察到的针灸效果及未加以控制的针灸效果进行以下几方面概述：

● 传统中医及其衍生疗法；

- 每个国家医疗制度的文化背景；
- 操作针灸的技术或过程；
- 结果（客观与主观）。

综述性研究可以作为更详细研究的基础。

（3）随机对照临床研究：与其有关的问题和困难在别处略述。

需要考虑建立新的研究规划。这些规划是以对费用及卫生保健工作操作实施的文化政治背景的现实评估为背景的。这类规划包括：能比较患者接受不同治疗的方法（常规治疗和传统治疗）所取得的结果的实用性研究；能使我们更清楚了解治疗费用及价－效关系的发展性研究。

1）定群研究：定群研究实质上是非对照性前瞻研究，这种研究可以保留详细的数据资料并对其进行分析以评价针灸的效果。定群研究的优势在于可以使研究人员设计连贯紧凑的基本资料，并将其作为开展详细临床试验的基础。然而，时常所见，此类研究的方案设计不当，其数据采集也不全面，不充分。这类研究代表了针灸多方式研究措施的重要的第一步。然而，此类研究评估所产生的结论必须谨慎对待，并尚需其他别的适当的研究来证实。例如，这类研究可以提供信息，说明哪一类患者可能就某种特定状况对针灸反应最好。这就能帮助研究人员制定某项随机临床试验所使用的标准。但是不管定群研究如何精心设置，却不能确凿证实针灸的价值。

2）回顾性研究/病例对照研究：本章所指的回顾性研究是指限于相对数目较少的患者的回顾性观察。

回顾性研究的价值在于它可以为某种特定治疗的效果提供初步的资料。此类研究经常遇到的困难与这样的事实有关，即经常有关的数据不能自始至终地采集到，因而缺少数据来做适当的统计分析。同时，也经常找不到适当的对照组，虽然这种局限性可以通过使用旧有的同类对照物部分地得到补偿。此外，有少数观察会反映出一些有悖于常理的结果而不是可以概括的现象。最常见的回顾性研究是病例对照研究，在此项研究中可以根据研究结果组合患者进行对照。

3）序列试验的设计：序列试验设计没有事先决定试验者的规模，试验是以两组的比较为基础进行的。通常序列试验可以在少量的患者中进行，但必须达到有统计学意义的结果。而且不幸的是序列试验只能在某些情况下使用。

在序列试验中，很难允许有超过一个的可变反应，或很难允许有两种以上的治疗，而且如果试验呈多中心的话，管理上将很复杂。在某些疗法的使用中，序列试验可能要受到限制，即其治疗结果通常不能及时搞清而延误新试验患者的录用。

在常用的序列试验中，对患者进行配对分组，每对中的一人将随机接受所测验的治疗方法，而另一人则接受安慰剂（或替代疗法）。每对患者治疗结果一旦明确，相继就可以认定治疗之成败。而一对中两种疗法都是成功或都是失败的话，两者双双不予统计。通常对于所测疗法成功而安慰剂或替代疗法失败的结果将记＋1分；相反安慰剂或替代疗法成功而所测疗法失败的结果则记－1分。随着试验的进行，分数不断积累。很显然，如所测疗法明显优于安慰剂（或替代疗法），则会积累起一个正数分值；如情况正好相反，就会积累起一个负数分值。临床试验统计时通常使用一个序列统计表。

4）个例试验设计：个例试验设计（单例设计，1 之 n 项试验）是在心理学领域中发展起来的，并于最近用于临床研究。个例设计能够评价各种针灸专有方法用于有各种个体差异的患者时的疗效，个例设计很容易用作考察性研究而且其费用相对较低。各种不同的个例试验设计被推荐使用于临床试验。在本文，特介绍两种简单的试验设计：

a. 是或否试验设计，即 AB 法，是最简单的 1 之 n 项试验。试验中，要首先于治疗前收集基本数据（A）并确定其稳定性。然后医师使用某种特定疗法并对其进行评价。我们推荐使用时间系列分析。反复测验（ABABAB……）可以增加效果的合理性。

b. 另一种变换的设计方式为：不同的疗法从随机的顺序反复使用，然后其数据将以常规统计的方法来分析。

然而，这两种技术显然不适用于有长期或不可逆效果的一些针灸疗法。个例试验设计的结果不容易总结，但这种试验设计在针灸临床研究方面的可用性应受到注意。

5）临床核查：临床核查可以改进患者的处理情况。核查周期是对患者临床处理情况的批评措施的扩展。核查中需要患者全面综合的数据。核查的目的在于通过不断评价治疗方法与治疗结果的关系来为特定患者或特定疾病提供"最好"的治疗。通常是由一组临床医师来讨论这一类信息的，这样就可以使治疗的核查周期、治疗的批评性评估，以及改进过的治疗体系不断地发展起来。临床核查的过程可以为针灸师们创造一个积极的支持性环境。这种环境对于研究的建立发展是必不可缺的，并且能在针灸界开展对于研究文化的评价并形成一个好的针灸临床规范。发展"最好针灸治疗"的过程就促进了其他研究技术所需要的方法措施，如随机临床试验等，并直接起到了有益于患者的作用。

6）针灸的流行病学：在药品的评估领域中，已经认识到从销售前的临床试验（Ⅰ、Ⅱ、Ⅲ期）中所获得的信息是不完善的，这是因为：在销售前阶段，患者的数量还是受限制的；在销售后，药品就会用于各种不同的情况中而且会在复杂的临床情况下与其他药物及疗法共同使用。因而，一种叫作销售后监测（PMs）的机制发展起来，以采集和分析在非试验性背景下所获得的信息。最初销售后监测是设计用于采集有关药品安全性信息的，却逐渐开始涉足药品的疗效了。

"药物流行病学"就是用来说明这个领域的术语。这个词涉及报告系统、统计分析以及必要的药品规定，从而可以获得有关药品效果的信息。

在那些针灸已经得到合法承认或在不远的将来可能得到合法承认的国家，这种方法就可以用于针灸临床研究。这种方法可以称为"针灸流行病学"。而在有些国家，针灸的无规则无管理状态就成为这种方法发展起来的障碍，因为那些使用针灸的人不愿意参加这项活动。所以对于针灸的官方认可就成为发展针灸流行病学的先决条件。

有关针灸的"成果研究"可以说是针灸流行病学的同义词。在有些国家，可以利用其信息技术——那些覆盖卫生保健方方面面的电脑化的卫生信息数据库就是这种研究方法的潜在资源，也可以运用存有个人所有健康信息的医疗卫生卡。成果不仅与安全性有关，而且也与疗效及经济价值有关，那就是价－效关系。定群研究为前瞻说明性研究，也可以用在针灸流行病学的范围内。

7）医学人类学研究：人类学研究要求要对开展针灸疗法的社会和文化环境有所了解。这可能会直接影响到针灸的临床研究，因为这可能会解释为什么有些国家在发展对照临床试验及博得患者对于研究心甘情愿的赞同时有文化方面的困难。这就涉及社会科学工作者们的合作，因而就应该让非政府组织（NGOS）及政府组织了解他们国家卫生保健服务方面的需要及其人民的要求。这种研究在社会经济与社会政治方面的重要性是显而易见的，所以有关针灸医学人类学的研究必须与针灸的临床试验相提并论。

5.8　病例报告方式

病例报告表（CRFs）根据研究方案的规定设计来记录试验过程中每一个试验对象的数据资料，每一个试验患者的病例报告必须是完整的而且要有研究人员及评估人员的签字。试验中所有的经过都必须有文件记录，也应包括不良反应现象。

5.9　数据资料管理

保持纪录及处理资料的目的在于毫无差错地集中研究信息，为以后能分析报道。研究人员及其指导者必须保证采集时的资料是质量最高的，每个试验患者的病例报告表必须是完整的，并经由研究人员及评估人员签字。病例报告表应根据研究方案的规定设计来记录试验过程中每一个试验对象的数据资料。应该有步骤地采集资料以保证其信息的保护、保留与再利用，并保证其易于核实与审查。患者的档案，即患者报告表及其他来源的基本数据必须保存好以备将来查询。患者资料的处理既要保持其机密性又要保障其精确性。患者治疗前的状况、对治疗的反应，包括评估者的观察、患者的感觉以及可能出现的不良效果都需要如实记录成文。应尽全力保证所有记录无差错。

当受试对象随机分组后，所用随机化的步骤必须记录成文。

5.10　道德考察委员会

研究方案的形成应经由道德考察委员会来考虑。这种委员会的建立一般要达到研究机构的水平，当然达到区域或国家水平的委员会也很可取。这种委员会应为独立机构，由医学与非医学界的成员组成，但他们与要考察的试验评价活动无牵连。该委员会将核实参加临床评价的患者权利是否受到了保护以及试验在医学与社会方面都是正当合理的，委员会并且要考虑研究方案是否合适，因为这与患者的选择与保护有关，也与患者对研究的毫无顾虑的赞同等事项有关。然而，这种委员会不应在方法的指导方面起什么促进作用，除非在针灸研究方面相当内行。委员会的工作应在赫尔辛基宣言及所在国或机构制订的有关文件的指导下进行。如果试验治疗组的患者确实显示出了有益的疗效的话，分配到对照组的患者应有接受同样试验治疗方法的可能。

5.11　统计学分析

当临床研究开始设计时，就需要生物统计专业，而且在资料的采集、分析及为最后报告做准备时，此专业人员必须一直参与进行。在所有的临床研究中，对于统计评价的错误使用及对统计测验的滥用都是很常见的，尤其是与"t测验"有关。应使统计分析用于揭示所获资料数据及所研究的临床情况的本质。应时常记住统计学意义是与临床意义不同的，而不要总是与一个简单的"t测验"打交道。应尽量避免二型统计差错，并要取得至少80％的统计率，当然90％的统计率最理想。应通过统计学意义值来说明可信极限。小组型研究的值可以通过元分析来加强。如未能完成研究方案中制定的治疗，应加以记录分析。

要从统计学的角度考虑决定所需患者的数目，以便在研究中取得有意义的结果。所需患者数目取决于对研究中各治疗组之间结果的预期差别。计划在研究结束时所用的统计学分析应提前决定并在研究方案中详细说明。当研究结果最后进行分析时，应以便于临床解释的方式阐明。

5.12 研究的督察

对研究项目采取正式的措施进行系统的督察会对项目的成果十分有益。督察应贯通研究实施的全过程，直到研究结束为止。

因为经常观察到针灸的疗效在疗程结束后仍持续一段时间，所以建议应对受试者进行随访评估，尤其是在探索性的研究方案中。随访的时间可取决于针灸疗效的持续时间，随访时间过长或过短都会曲解其结果。

以下研究项目的因素应该进行检查：研究的目的，研究方案与目的的一致性，研究向预定目标的发展，以及对研究的冲击影响。

研究的结果应对以下各方面进行评定：

（1）患者治疗前的状况；

（2）根据研究人员及评估人员的客观观察与患者的自我评价所描述的病情进展变化情况；

（3）研究过程中可能出现过的不良事件。

5.13 研究报告

研究负责人应当负责作出试验的最终报告，此报告应提供给研究项目的主持资助人、道德考察委员会以及所在地法规认定的任何其他当局机构。最终报告就是在研究项目完成后对其全面的描述，包括研究结果的发表与评价、统计学分析以及道德方面、统计学方面与临床方面的评价。针灸临床研究的结果应及时地予以公开发表，但必须包括所有的不良事件，甚至于未能显示疗效结果的研究也应当发表。因为有选择性的发表（如只讲有利于自己的结果）会导致某种形式的误解错觉，即众所周知的发表倾向性。

5.14 贯彻实施

清晰明确的研究结论并非总能在所有的医学领域里得到实施，针灸也不例外。对临床研究者来说，重要的一点就在于要有明确的意向，即怎样使他们的研究结论（正反两方面的）能在他们自己所处的卫生机构内，进而在世界范围内得到实施传播。

5.15 结 论

在本《指南》中所概括的各种研究方法都能为各种目的所进行的研究提供一些信

息。在所有这些方法中，随机临床试验被认为是最复杂精细的，所以从很多方面来说就成为现代临床研究中临床试验的"金标准"。然而这种手段却有一些明显的局限性。首先，这种方法花钱较多，比较麻烦复杂，而又只能获取增量性的解答。这对整个医学系统（如草药或针灸）的评估来说就是个弊端。另外，随机临床试验，从定义上来说，就排除了患者对治疗方法的首选性可能产生的影响以及医患之间在治疗结果方面的相互作用。这些局限性至少可以部分地用"针灸流行病学"中描述的设计完备的回顾性与前瞻性结果研究来补偿。而设计恰当的前瞻性研究通常更优于回顾性研究。

因而，在针灸研究的范围内，当研究目的在于帮助提高针灸的疗效，如要弄清哪一种配穴处方对治疗某种特定病情最适当时，就需要随机临床试验。相反，当研究目的在于评价针灸的预防价值以及指导患者选择疗法并帮助制订医疗卫生政策时，就需要针灸流行病学（结果研究）。

最后，虽然临床核查以及个例研究（1 之 n 项试验）有一些固有的局限，但这些方法对激发所有针灸研究者与执业者在针灸研究方面的兴趣还是理想的。这种研究兴趣会导致很有价值的初级信息资料，这产生于对古代传统论述所持的逐渐增强的积极批评性态度。

6 本《指南》的使用

本《指南》意在促进针灸界的科研与临床工作者的工作并为那些尽力支持针灸临床研究的人士提供一些参考。本《指南》也可用于科研学术机构，有关的期刊可以评价这方面的报道文章。希望本规范范围足够广泛而能够使各成员的研究机构为满足他们的特定需求对其加以修改。此外，本《指南》对那些能对针灸行业制定法规，并规定针灸治疗适应证的卫生保健当局可能也有用处。

有关 CONSORT 声明及其
流程图、检查清单

大量证据显示随机对照临床试验（randomized controlled trial，RCT）的报告质量不理想。由于报告不透明，读者既不能评判试验结果是否真实可靠，也不能从中提取可用于系统综述的信息。为克服上述问题，提高 RCT 的报告质量，20 世纪 90 年代，由期刊编辑、临床试验专家和方法学专家组成的研究小组拟定并发表了一套临床试验报告的统一标准（consolidated standards of reporting trials，CONSORT）声明。

CONSORT 声明（简称 CONSORT）由对照检查清单和流程图组成，供作者在报告主要针对两组平行设计的 RCT 时使用。CONSORT 的目的是指导作者如何提高其临床试验报告的质量。临床试验的报告需要清晰、完整和透明。读者、审稿人和编辑还可以利用 CONSORT 来帮助评估和解释 RCT 报告。但 CONSORT 不是用于质量评价的工具，其内容更多地着眼于那些与临床试验的内部和外部真实性相关的条目。CONSORT 中的大多数条目也与很多其他设计类型的临床试验相关，如非劣效性试验、等效性试验、析因设计试验、群组试验以及交叉设计试验等。

自 1996 年发表以来，CONSORT 已经得到 400 多种期刊和若干编辑组织如国际医学期刊编辑委员会的拥护。RCT 报告质量的提高与期刊采用 CONSORT 有关。不过，CONSORT 是一项持续性的工作，CONSORT 声明也在定期修订，最近一次即"CONSORT 2010 声明"，这次更新对原版对照检查清单做了文字上的修改，使其更为明晰，并收录了与一些新近才认识到的主题相关的建议，如选择性报告结局产生的偏倚。总之，"CONSORT 2010 声明"、其说明与详述文件，以及相关网站（www.consort-statement.org），对改进随机临床试验报告必将有所裨益。

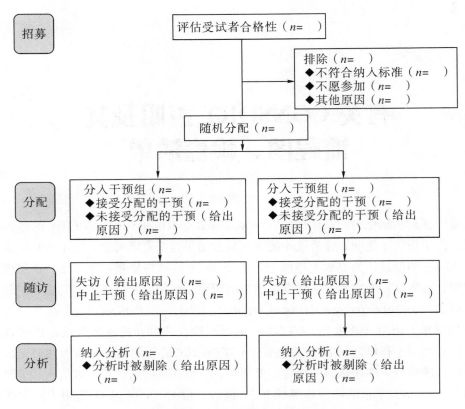

CONSORT 2010 流程图（Flow Diagram）

 随机临床试验应报告的信息：

CONSORT 2010 对照检查清单（Checklist）*

论文章节/主题	条目号	对照检查的条目	报告页码
文题和摘要			
	1a	文题能识别是随机临床试验	
	1b	结构式摘要，包括试验设计、方法、结果、结论几个部分（具体的指导建议参见"CONSORT for abstracts"）	
引言			
背景和目的	2a	科学背景和对试验理由的解释	
	2b	具体目的和假设	

论文章节/主题	条目号	对照检查的条目	报告页码
方法			
试验设计	3a	描述试验设计（诸如平行设计、析因设计），包括受试者分配入各组的比例	
	3b	试验开始后对试验方法所作的重要改变（如合格受试者的挑选标准），并说明原因	
受试者	4a	受试者合格标准	
	4b	资料收集的场所和地点	
干预措施	5	详细描述各组干预措施的细节以使他人能够重复，包括它们实际上是在何时、如何实施的	
结局指标	6a	完整而确切地说明预先设定的主要和次要结局指标，包括它们是在何时、如何测评的	
	6b	试验开始后对结局指标是否有任何更改，并说明原因	
样本量	7a	如何确定样本量	
	7b	必要时，解释中期分析和试验中止原则	
随机方法			
序列的产生	8a	产生随机分配序列的方法	
	8b	随机方法的类型，任何限定的细节（如怎样分区组和各区组样本多少）	
分配隐藏机制	9	用于执行随机分配序列的机制（如按序编码的封藏法），描述干预措施分配之前为隐藏序列号所采取的步骤	
实施	10	谁产生随机分配序列，谁招募受试者，谁给受试者分配干预措施	
盲法	11a	如果实施了盲法，分配干预措施之后对谁设盲（如受试者、医护提供者、结局评估者），以及盲法是如何实施的	
	11b	如有必要，描述干预措施的相似之处	
统计学方法	12a	用于比较各组主要和次要结局指标的统计学方法	
	12b	附加分析的方法，诸如亚组分析和校正分析	
结果			
受试者流程（极力推荐使用流程图）	13a	随机分配到各组的受试者例数，接受已分配治疗的例数，以及纳入主要结局分析的例数	
	13b	随机分组后，各组脱落和被剔除的例数，并说明原因	
招募受试者	14a	招募期和随访时间的长短，并说明具体日期	
	14b	为什么试验中断或停止	

续表

论文章节/主题	条目号	对照检查的条目	报告页码
基线资料	15	用一张表格列出每一组受试者的基线数据，包括人口学资料和临床特征	
纳入分析的例数	16	各组纳入每一种分析的受试者数目（分母），以及是否按最初的分组分析	
结局和估计值	17a	各组每一项主要和次要结局指标的结果，效应估计值及其精确性（如95％可信区间）	
	17b	对于二分类结局，建议同时提供相对效应值和绝对效应值	
辅助分析	18	所做的其他分析的结果，包括亚组分析和校正分析，指出哪些是预先设定的分析，哪些是新尝试的分析	
危害	19	各组出现的所有严重危害或意外效果（具体的指导建议参见"CONSORT for harms"）	
讨论			
局限性	20	试验的局限性，报告潜在偏倚和不精确的原因，以及出现多种分析结果的原因（如果有这种情况的话）	
可推广性	21	试验结果被推广的可能性（外部可靠性，实用性）	
解释	22	与结果相对应的解释，权衡试验结果的利弊，并且考虑其他相关证据	
其他信息			
试验注册	23	临床试验注册号和注册机构名称	
试验方案	24	如果有的话，在哪里可以获取完整的试验方案	
资助	25	资助和其他支持（如提供药品）的来源，提供资助者所起的作用	

＊我们极力推荐结合"CONSORT 2010 说明与详述"阅读本声明，那份文件对全部条目作了详细阐述。我们还推荐必要时阅读关于群组随机试验、非劣效性和等效性试验、非药物治疗、草药干预以及实效性试验的各种 CONSORT 扩展版。其他扩展版即将面世。与本清单有关的各种扩展版及最新参考资料，请见 www.consort-statement.org。

[周庆辉翻译，卞兆祥、刘建平审校. CONSORT 2010 说明与详述：报告平行对照随机临床试验指南的更新. 中西医结合学报，2010，8（8）：701－741]

STRICTA 的意义及标准介绍

为了规范针灸临床试验的报告，2001 年 7 月，由国际知名的 7 个国家的 16 位有经验的针灸师和针灸科研人员在英国 EXETER 大学起草了一份有关针刺临床试验干预措施报告的国际标准—— "Standards for Reporting Interventions in Controlled Trials of Acupuncture（STRICTA）"。目前 STRICTA 已经获得了包括两家 SCI 收录期刊在内的 5 家国际期刊的认可，可以说是目前世界上最权威的针刺临床试验干预措施报告标准，也可能是补充替代医学领域唯一的临床试验报告标准。

STRICTA 建议是为有对照组的针刺临床试验报告干预措施而设定的，其关注点在如何报告针刺干预措施，包括清单和文字说明两个部分。清单包括 6 个条目，是该建议的核心（见附表）。由于其关注点在如何报告针灸干预措施，并非像 CONSORT 那样包括了对临床试验报告从题目、摘要、前言、方法、结果、结论到讨论的全部内容的规范，所以，STRICTA 声称"需要与 CONSORT 配套使用，作为 CONSORT 清单中干预措施报告要求的扩展部分"。

STRICTA 的干预组针刺类型条目中同等地位地体现了对中国传统针灸、现代针灸和西方针灸的关注，但是对于对照干预措施可能比较倾向于假针灸对照。在药物的临床试验中，国际上崇尚采用安慰剂作为对照，用阳性药物/治疗性干预对照被认为论证强度不足。因为阳性药物/治疗性干预的疗效并不稳定，所以以其作为对照依据不能客观地反映干预组治疗的真实效果。在这样的科研模式下，国际针灸临床试验人员也尝试采用被认为属于安慰剂的假针灸法来作为试验对照，而不采用阳性药物/治疗性干预进行对照。20 世纪 80 年代开始，模拟针灸治疗过程而不具备或基本不具备治疗功能的安慰剂针灸方法（sham acupuncture，假针灸）在西方国家出现，并被应用于针灸的临床试验中。但是，关于假针灸的合理性至今一直存在争议。问题的焦点在于作为安慰剂的假针灸必须不具备针灸的特异性疗效，而到目前为止，什么才是针灸的特异性疗效仍然没有答案。一项对针刺镇痛临床试验研究的结果表明，当前该领域中所有的假针灸的方法都无法真正证明其确实属于安慰剂。随着临床试验方法的不断发展，国际临床试验方法学领域已经更多地强调使用实用型随机对照试验（不采用安慰剂对照）来进行针灸的临床疗效评价。STRICTA 的第 6 条详细要求了假针灸的报告方法而不是阳性药物/治疗性干预对照的报告方法，这表明 STRICTA 可能存在对假针灸对照的倾向性。但是，随着临床试验方法的发展和人们对针灸疗法和疗效认识的变化，这种倾向性也许会发生改变。所以与 CONSORT 一样，STRICTA 也会定期更新，有价值的建议将会在新版 STRICTA 中得到体现。

附表　针刺临床试验干预措施报告的标准（**STRICTA**）

条目序号	报告项目（干预措施）	项目详细说明
1	针刺理论依据	针刺种类 针刺治疗（如辨证、脊髓节段、扳机点等）的理论依据，及采用个体化治疗的理论依据 针刺治疗原理的文献依据
2	针刺措施的细节	所用腧穴（单/双侧） 进针数量 进针深度［如针灸针所至的解剖组织层面、毫米（mm）或寸］ 针刺反应（如得气或肌肉抽动） 针刺刺激方式（如手针或电针） 留针时间 针具类型（规格、长度、生产厂家和材质）
3	治疗方案	疗程 治疗频次
4	辅助干预措施	联用的其他干预措施（如灸法、拔罐、草药、锻炼、生活方式干预等）
5	针灸师的资历	接受相关培训的时间 临床实践时间 在试验目标疾病领域的专业技能
6	对照干预措施	对照干预手段的预期作用，及其适宜用来治疗试验目标疾病的依据 如果对受试者实施了盲法，需要报告施盲方法（如有治疗作用的对照干预，有微量治疗作用的刺入性或非刺入性假针灸，或无治疗作用的对照措施） 提供给受试者的治疗方法信息和对照方法信息 对照组干预的细节（包括对上面第 2 条内容的详细描述；如果使用了其他对照措施，则需要补充说明其相应详细实施方法） 选择对照措施的文献依据

［摘自：费宇彤，刘建平. 针刺临床试验中有关治疗措施的报告——STRICTA 标准介绍及评价. 中医杂志，2007，48（11）：983－985］

大数据时代中医针灸临床应用
与科研模式的转变

2019 年 9 月，国际科学技术数据委员会（Committee on Data for Science and Technology，CODATA）在北京召开了以"迈向下一代数据驱动的科学：政策、实践与平台"为主题的学术大会，共有来自六大洲、45 个国家和区域的 300 余名代表参加了此次大会。中国科学院李树深院士在会上指出"人类正在经历一场前所未有的数字化革命，科学数据的丰富度、关联性与开放性，将成为 21 世纪驱动科技创新的核心要素"。作为人口大国和医疗大国，我国医疗数据资源丰富，产能巨大。一段段病历记录，一张张检验报告，一幅幅影像学图片等，不再只是停留在纸面的"资料"，而是变成一条条数据，用好这些数据，将大大提升医疗应用能力。中医的整体观念及辨证施治产生了非常复杂的个体化诊疗，它的发展和推广更加需要大数据来支持。

1 大数据与中医多尺度认知

《计算机科学技术名词（第三版）》将"大数据"定义为：具有数量巨大（无统一标准，一般认为在 T 级或 P 级以上，即 10^{12} 或 10^{15} 以上）、类型多样（既包括数值型数据，也包括文字、图形、图像、音频、视频等非数值型数据）、处理时效短、数据源可靠性保证度低等综合属性的海量数据集合。大数据技术的兴起，使医学思维和论证方法发生了大的变革，从随机样本向全样本转变，从精确性向模糊性转变，从因果关系向相关关系转变，通过大数据分析挖掘出小数据无法提取的有价值信息，促进社会和医学的发展。中医诊疗便像是初级的大数据采集方式，通过望、闻、问、切，全方位观察患者，把看似庞杂零散但实际有所关联的数据汇合在一起，不追求十分精准一致，但综合起来却能产生实际效果。

中医多尺度认知和辨证论治分析是中医特有的方法，几千年来大多数是以经验的方式存在，缺乏循证医学的随机数据来支撑。2017 年国家重点研发计划中实施了"云计算和大数据"重点专项，其中中国中医科学院牵头承担了"大数据驱动的中医智能辅助诊断服务系统"项目，期望采用大数据和人工智能技术，研究一套计算机科学理论来探索中医药认知和感知的统一建模，研究基于多模态深度学习网络建模中医意向思维多尺度认知框架，支持对采集的四诊信息的认知识别；对中医药知识图谱和大量临症经验挖掘分析和推理归纳，挖掘名医名家的辨证论治模式，并探索模式的集成创新，实现基于研究的认知框架和辨证论治分析模式。面向个体患者，通过基于深度学习的相似度度量，推荐合适的辨证论治分析模式和诊治方案。

针灸作为中医学的一个重要分支，近年来已经成为中国的一张靓丽名片，在世界各地"圈粉"无数。该如何推动针灸的传承并发扬，在世界范围内得到更多的认可和运用呢？在 2019 中国针灸学会年会暨 40 周年回顾大会上，与会专家们指出"建立完善的针灸标准化体系，是针灸学科自身发展的需要，也是针灸走向世界的需要"，而大数据的支撑对这一体系的建立具有重要意义。

2　大数据在中医针灸临床的应用

中医针灸是中医学的精粹，它对很多病证的治疗有非常明显的疗效，且具有操作方便、经济安全等优点，但它的实施主要依靠医生的临床经验。由于针灸医生的水平存在差异，疗效也受到较大的影响。为此，通过信息化手段促进针灸经验的共享，提高针灸医生的诊疗水平和患者的针灸疗效显得尤为重要。

2.1　运用大数据优化针灸诊疗水平

为了利用大数据技术建立临床针灸辅助决策支持模型，提高针灸医生的诊疗水平、减少遗漏针灸针等，成都中医药大学医学信息工程学院自主研发了"临床针灸辅助系统"，于 2011 年测试后于多家中医院上线。该系统通过整理分析腰痛、中风、面瘫等多种常见疾病的典型病案，总结针灸治疗操作规范，建立了相应的临床路径，使得输入诊断和辨证分型即可提示建议治疗方案，同时为有经验的针灸医生提供调整和修改的操作界面，便于根据当前收集的数据及个人经验来制订或调整诊疗方案；操作时采用电子码技术管理临床用针，当针灸医生扎针时，针离开特制的电子针盒，系统给出信息显示扎针的数量、穴位定位，起针时若针数不够，发生漏针，针盒便可报警提醒；操作完成后医生将针刺穴位、扎针时间长短、补泻手法、临床操作注意事项等信息输入系统模板，实时记录治疗的操作流程，自动生成电子病历，实现治疗信息的汇总。一段时期之后，通过收集到的临床针灸电子病历数据，实时更新数据库，优化临床针灸辅助决策支持模型，缩短青年针灸医生的成长时间，帮助针灸医生在临床治疗方案制定中实现科学、合理、高效的决策。

近年来随着数据库和人工智能技术的发展，已有较多中医针灸学者利用大数据进行数据挖掘，对大量的、不完全的、有噪声的、模糊的数据进行聚类、关联规则等统计分析，得到了许多中医理论与临床对应、经穴选用等规律，为临床医生的诊疗决策以及临床研究提供了参考。

2.2　运用大数据改善针灸服务模式

2015 年国务院颁布《全国医疗卫生服务体系规划纲要（2015—2020 年）》，指出要积极应用大数据、互联网、物联网、云计算等信息化技术来转变卫生服务模式,提高服务能力,保障人民健康水平。这一举措推动了"互联网＋"正式进入医疗领域,与传统医疗健康服务深度融合,为医疗行业构建崭新的蓝图。中医药是中华民族的瑰宝,我们国家高度重视其发展,特别是党的十八大以来,以习近平同志为核心的党中央把中医药的传承与创新工作摆在更加突出的位置。国务院《关于促进中医药传承创新发展的意见》中明确提出以信息化支撑服务体系建设,实施"互联网＋中医药健康服务"行动,建立以中医电子病历、电子处方等为重点的基础数据库,鼓励依托医疗机构发展互联网中医医院,开发中医智能辅助诊疗系统,推动开展线上线下一体化服务和远程医疗服务。依托现有资源建设国家和省级中医药数据中心。而针灸作为中医学的一个重要分支,是此次政策的重点扶持对象,传统的针灸技术结合现代的大数据与云计算技术,既是一次大胆的改革创新,也是对国粹的经典传承。

为改善针灸服务模式,方便群众就医,提高针灸服务效率,一些学者及管理者提出建立移动针灸医疗平台,将三级医院、二级医院、社区乡镇医院、私立诊所等医疗机构的针灸资源进行整合,通过大数据和云计算,协助患者分析是否适合针灸治疗及初步治疗方案,再通过移动通信技术,为患者提供分诊、导诊、无等待就近接受针灸治疗的全新就诊方式,确保患者的病情第一时间在有资质、适宜的基层医院或大医院得到解决,充分利用基层医疗资源,缓解大医院就诊难等压力。通过对患者的移动针灸医疗平台接受度调查和分析发现,骨关节、肌肉、软组织病证、胃肠病证、肺系病证等使用针灸频率较高,对于这类针灸优势病种,患者对移动针灸医疗平台的发展表示期待,具有较高的接受度,但同时也希望注重平台的信息安全性管理和规范化操作,保障患者权益。

近年来随着可穿戴式医疗产品快速发展并广泛应用于医疗领域,其智能便捷的优势给医护人员和患者带来了良好的体验。现代社会由于工作、生活、娱乐方式的转变,骨骼、肌肉、软组织疼痛和慢性功能性疾病的发病率增高,此类患者对针灸治疗的需求量增加,但由于针灸操作受场地限制,须多次到医疗机构由专业人员操作,增加了人们就医时间、交通等成本,因此基于大数据、云计算、人工智能等技术制订个体化方案的可穿戴式针灸治疗仪应运而生。例如长期从事中医针灸智能化研究的成都中医药大学团队近期提出了一种基于高性能、低功耗、体积小、无线控制、安全性高的便携式可穿戴电针仪设计。该设计硬件系统采用 STM32 芯片产生达到电针要求的 SPWM 波,并由 μC/OSⅢ 系统任务完成数据分析和功能控制,可满足部分患者由针灸医生线上指导,居家就可频繁和长时间治疗疾病的需求。

3 大数据在中医针灸科研的应用

继"观察实验""理论分析""计算模拟"之后,"大数据驱动科学发现"已成为现代科学研究的新范式。如何运用大数据推动中医针灸科学研究进一步发展依然充满了机遇与挑战。

3.1 大数据思维与中医针灸理论的共性

大数据分析的特点与中医核心的整体观念有相似之处。中医整体观念认为人体是一个由多层次结构构成的有机整体，构成人体的各个部分之间相互协调、相互为用、相互影响，并且人体与自然、社会环境也是息息相关的。目前科学研究多采用随机对照设计，由于对随机样本的纳入有严格的纳入标准和排除标准，致使在中医方面对某一疾病分析后得出的结果可能是不完整的、片面单一的，甚至可能因为实验设计和实施中的偏倚而得出错误的结论。而大数据研究由于其数据量庞大、内容涵盖面广，兼具了数据的完整性和多样性。目前在医疗大数据方面，利用蛋白组学、代谢组学、基因组学等手段对某一病证特定组分的共性分析与个体差异研究的理念与中医辨证论治相同，因而近年来利用"组学"手段对中医证候的研究成为热门，为中医辨证提供了客观标准。

大数据思维还注重通过整体分析得出所研究事物内部之间以及与其他事物之间的相关关系，中医理论体系其实就是一种关系体系。人体五脏六腑、经络腧穴、气血精津液之间相互协同、相互制约，例如血的运行，虽由心所主，但还需要肺主气以辅助心运血，肝主藏血以调节循环血量，脾主运化而为血液生化之源并统摄血液运行于脉中，此四脏紧密结合才能维持正常血液循环；另外，五脏之中，一脏有病，可影响他脏，如肝的疏泄功能失常时，常影响到脾的运化功能而出现脘腹胀满、不思饮食、腹痛腹泻等症，也可影响肺气的宣发而见喘咳，还可影响心神而见烦躁不安或抑郁不乐等。自然环境的变化也时刻影响着人的生命活动和病理变化，如春季易感受风邪，夏季易感受暑邪，秋季易感受燥邪，冬季易感受寒邪等。在养生防病中，中医强调要顺应四时气候变化的规律，"法于四时""春夏养阳，秋冬养阴"，以与自然环境保持协调统一，使精神内守、形体强壮。人生活在纷繁复杂的社会环境中，人际关系、文化、政治、经济、宗教等社会因素也影响着人体的生理、心理、病理变化。《医宗必读》中提到"劳心则中虚而筋柔骨脆，劳力则中实而骨劲筋强；膏粱自奉者脏腑恒娇，藜藿苟充者脏腑恒固；曲房广厦者玄府疏而六淫易客，茅茨陋巷者腠理密而外邪难干"，体现了社会因素对人体身心机能的改变。

大数据擅于建立在相关关系分析法的基础上发现事物规律，预测即将发生的大概率事件，从而提前做好准备进行干预。这与中医"治未病"的理念有共通之处，早在《素问·四气调神大论》中便有记载："是故圣人不治已病，治未病，不治已乱，治未乱，此之谓也。夫病已成而后药之，乱已成而后治之，譬犹渴而穿井，斗而铸锥，不亦晚乎！"近年来在"健康中国"战略环境下，中医"治未病"发展势头强劲，在疾病早期症状较少且较轻的阶段，注重及时发现，早期诊断治疗从而达到"未病先防，既病防变"的目的。

3.2 大数据对中医针灸科学研究的启示

大数据时代的到来对中医针灸科学研究的发展起到了较大的推动作用。大数据思维和中医理论的相通之处意味着大数据研究方法适用于现代中医研究，虽然传统的研究方法仍为研究的主体，但结合大数据的研究方法，能够帮助改善目前针灸科学研究中遇到的一些问题，比如不受以往主流的随机对照研究设计的限制，而能看到疾病发生发展的全貌，并通过针灸临床诊疗信息数据化增强了研究的临床真实性，促进研究者进行更贴近临床实际的研究，有效指导临床实践，从而扩大针灸在临床中的应用范围和科学性，使中医针灸学在国际上得到进一步的认可和推广。

在大数据时代，科学研究中获得的数据是庞大且繁杂的，需要专业的数据技术公司或人员进行数据统计分析，这样既可以避免研究者本身的主观性造成的偏倚，还可以充分挖掘数据中的信息。将数据挖掘技术应用于针灸领域，能够挖掘出大量古代、现代文献中的经穴效应特异性规律、腧穴运用规律、刺灸方法的应用规律、腧穴疾病谱、名老中医经验，筛选真实有效的针灸处方和治疗方案，甚至参与针灸临床决策支持系统的构建等。

在现今网络时代强大的云存储、云传输和云计算基础上，临床研究可以采集更大时间跨度、更广地区、更全面的病历信息，它可以包括数字、图像、形态、体感等各类数据，如患者的舌象、脉象、语音、体态、心电监测记录等信息。现有的技术可详细记录并将其数据化。庞大和复杂的数据使研究更客观真实，再经过多层次、多角度的分析即能得出更多具有规律性的、体现相关关系的结果，对临床实践更具有指导意义。

4 结 语

健康医疗大数据应用发展对中医针灸临床应用与科研模式产生了重大影响，有利于提升针灸临床服务效率和科研质量，是针灸发展的历史性机遇之一。中医针灸应在现代科学技术的基础上，借助于新兴网络技术、大数据、云计算来实现跨越式发展，发挥中医针灸防病治病的优势，达到健康惠民的目的。从当前我国医疗大数据的发展来看，已经取得了一些成果，但同时也面临着一些问题和挑战。比如如何将散落的、非标准化的、复杂的医疗大数据集合起来并做到可使用、可计算，如何推动数据资源共享开放，打通不同机构和系统的壁垒，促进数据流转，形成覆盖全面的大数据资源，为大数据分析应用奠定基础等都是我们亟须解决的问题。此外，近年来，数据安全和隐私数据泄露事件频发，因此还需要在国家相关法律法规框架下，充分考虑人民群众和各行业的共同利益与长效发展，建立规范行业数据管理的组织机构和数据管控制度。总之，正如中国科学院院士梅宏在回顾过去几年我国大数据的发展现状与未来趋势时总结所言："进步长足，基础渐厚；喧嚣已逝，理性回归；成果丰硕，短板仍在；势头强劲，前景光明"。

※ 针灸学

参考文献

[1] 余前帆.《计算机科学技术名词》（第三版）正式公布 [J]. 中国科技术语，2019，21（2）：10.

[2] 郑玲微. 大步跨入"大数据"时代 [J]. 信息化建设，2013（1）：11—13.

[3] 温川飙. 轻量化基层中医院 HIS 的研究与应用 [D]. 成都：电子科技大学，2013.

[4] 温川飙，袁秀丽，王俊娟. 临床针灸辅助软硬件一体化系统的设计与开发 [J]. 上海针灸杂志，2012，31（12）：930—931.

[5] 温川飙，贾伟，陈菊. 临床针灸辅助系统成果在基层医院的推广应用研究 [J]. 临床医药文献杂志，2016，3（21）：4239—4330.

[6] 叶桦，高园，胡绿慧. 基于大数据技术的临床针灸辅助决策支持模型研究 [J]. 临床医药文献杂志，2018，5（84）：178.

[7] 李享，寿依夏，任玉兰，等. 古代不同时期针灸治疗眩晕用穴特点的数据挖掘研究 [J]. 中国针灸，2014，34（5）：511—515.

[8] 陈琳，黄云霞，吴巧凤，等. 基于数据挖掘的穴位埋线治疗单纯性肥胖选穴规律分析 [J]. 针灸临床杂志，2017，33（2）：61—65.

[9] 陈伟豪，林淑君，张毅敏，等. 基于数据挖掘技术分析针灸治疗痛经的经穴规律 [J]. 针刺研究，2017，42（5）：467—470.

[10] 王蕾，赵国光. "互联网＋医疗"的困境及政策解析 [J]. 中国医院，2016，20（2）：45—46.

[11] 王雨轩，康赵颖，周文娟，等. "互联网＋"形势下移动针灸医疗平台接受度调查和分析 [J]. 医学信息学杂志，2018，39（11）：54—58.

[12] 王洁. "互联网＋医疗"信息安全问题及对策分析 [J]. 医学信息学杂志，2018，39（3）：44—47.

[13] 冯杰，温川飙，梁繁荣，等. 基于 STM32 的可穿戴式中医电针治疗仪系统设计 [J]. 成都中医药大学学报，2019，42（2）：64—68.

[14] Wang P, Chen Z. Traditional Chinese medicine ZHENG and Omics convergence：a systems approach to post—genomics medicine in a global world [J]. Omics：A Journal of Integrative Biology，2013，17（9）：451—459.

[15] 陈阳，洪方恩.《大数据时代：生活、工作与思维的大变革》提要 [J/OL]. 中国多媒体与网络教学学报（电子版），2016（3）：181—201.

[16] 赵天易，陈波，潘兴芳，等. 大数据时代对中医针灸临床研究的启示 [J]. 中国针灸，2015，35（9）：938—942.

[17] 尤苗苗，陈楚云，李丽霞. 数据挖掘技术在针灸文献研究中的应用 [J]. 环球中

医药，2018，11（4）：635—640.

[18] 李皙子，任玉兰，孙天晓，等. 数据挖掘在针灸研究中的应用现状与展望 [J].
世界中医药，2015，10（4）：499—502.

[19] 余海滨，符宇，李卓，等. 基于临床科研信息共享系统开展中医临床研究的探索
[J]. 中医杂志，2013，54（24）：2092—2094，2109.

（徐旭　文谦　冯睿智）